U0801904

中医肺系病传承创新丛书

血运失常与肺系病

总主编　张　伟
主　编　田　梅

山东科学技术出版社
·济南·

图书在版编目（CIP）数据

血运失常与肺系病 / 田梅主编. -- 济南 : 山东科学技术出版社, 2024. 9. --（中医肺系病传承创新丛书 / 张伟总主编）. -- ISBN 978-7-5723-2248-8

Ⅰ. R259.43; R256.1

中国国家版本馆 CIP 数据核字第 202402GP97 号

血运失常与肺系病

XUEYUNSHICHANG YU FEIXIBING

责任编辑：李文靖
装帧设计：孙 佳

主管单位：山东出版传媒股份有限公司
出 版 者：山东科学技术出版社
地址：济南市市中区舜耕路 517 号
邮编：250003 电话：（0531）82098088
网址：www.lkj.com.cn
电子邮件：sdkj@sdcbcm.com
发 行 者：山东科学技术出版社
地址：济南市市中区舜耕路 517 号
邮编：250003 电话：（0531）82098067
印 刷 者：济南升辉海德印业有限公司
地址：山东省济南市高新区科创路 2007 号院内东车间 3 号
邮编：250104 电话：（0531）88912938

规格：16 开（184 mm × 260 mm）
印张：20.25 **字数：**360 千
版次：2024 年 9 月第 1 版 **印次：**2024 年 9 月第 1 次印刷
定价：72.00 元

中医肺系病传承创新丛书

编 委 会

总主编 张 伟

副主编 （以姓氏笔画为序）

王 妍 王业震 卢绪香 田 梅 朱 雪
刘 学 刘骅漫 何 荣 张心月 阎小燕
韩 健

编 委 （以姓氏笔画为序）

马文雪 马鑫来 王亦凡 王晓冬 牛晓雅
史子松 冯 雨 刘向阳 刘苏琪 孙华茹
孙玥枫 李 睿 李锦涛 杨诗媛 吴 凡
张晓莹 张德鑫 赵海兰 赵嘉睿 徐 悦
景传庆 靳敏燕

本书编委会

总主编 张　伟

主　编 田　梅

副主编 范　锐　何　荣　臧国栋　王业震

编　委 （以姓氏笔画为序）

马鑫来　司新颖　刘向阳　牟洪雨

李博洋　吴　凡

丛书序

《素问·六节脏象论》言："肺者，气之本。"《医经精义》云："肺气如天，居至高布阳气。"肺者，生气之源，主气司呼吸，又处胸中至高之位，乃相傅之官，治节出焉。肺气充沛，宣降调畅，则治节有权，主行水，朝百脉，使全身之气、血、津液各尽其责。然肺为华盖，固护诸脏免受侵袭，又为娇脏，清虚而纤芥不容，是故内外之邪均易犯肺。加之肺与他脏休戚相关，因而肺系病常易牵涉甚广，导致病机繁复，辨析难明。

医之为道，肇起农皇，千载群书，递至今朝。余以其卷帙浩繁，非探幽穷赜，不能道只字。然肺系之病散载各书，鲜有系统论著，学人诚难遍阅，故吾采菁撷华，纂集《中医肺十论》《中医肺十病》《中医肺十法》梓行于世。《中医肺十论》以气、血、阴、阳、经络论肺生理之常，以痰、瘀、虚、毒论肺病理之变。《中医肺十病》本于临床，进与病谋，退与心谋，意在指导省病诊疾、遣方用药。《中医肺十法》将肺之常变与相关疾病有机结合，列以治法次第应之，乃承于《中医肺十论》《中医肺十病》一脉，并为"肺病三十"，然其本意不在出古人范畴。兵无常形，水无常势，岐黄之术贵乎临机应变，故吾博综深思，勒成《张伟中医肺病学》一书，详细论述肺系病之概念范畴、生理病理、辨病辨证、治法方药，提出"医学 4.0 模式"概念，以应时代之变。然治疾除患，俱极精切，纵寝馈其中，亦恐不得穷辨证之精微，究制方之妙旨。况学问之道，贵与年俱进，前书所录，不能尽绝。思之鉴之，吾将殚精医学四十余载所求奥义，汇辑成帙，但求无负先人之意，悉合时地之宜，以垂医统。

张锡纯《医学衷中参西录》有云："夫事贵师古者，非以古人之规矩、准绳限我也……又贵举古人之规矩、准绳而扩充之，变化之，引伸触长之。"世代变迁，疾病谱亦深变，病因病机愈趋繁杂。故本丛书分列三部，始论病因之探究，继论病机之辨析，终论脏腑经络之关联。病因篇就肺系病常见病因分述《风邪与肺系病》《寒邪与肺系病》《毒邪与肺系病》《七情与肺系病》共四部，并进一步总结提炼“致病当量”概念及临床意义。病机篇编撰《气运失常与肺系病》《血运失常与肺系病》《痰湿与肺系病》《内生五邪与肺系病》共四部，基于病机之源流，结合临证之所悟，编次成集。其中，详细阐述了“气运失常”“血运失常”“津液代谢失常”“脏腑功能失常”及“本虚标实”贯穿慢性肺系病始终的理论，衷中参西，与现代医学病名接轨，为当代中医诊疗提供新的病机阐释及临证思路。脏腑与经络篇纳含《心与肺系病》《肝与肺系病》《肾与肺系病》《脾与肺系病》《经络与肺系病》共五部，指出肺部疾患的传变有其独特规律，多与他脏并病或合病，常有心肺气虚、肺脾气虚、肝火犯肺、肺肾阴虚等证型。此外，脾不散精理论、气机升降理论、络病理论等亦对遣方用药有重要指导意义，然其精密纷繁，此处不再添详叙。

呼吸系统疾病作为全球性的常见病、多发病，严重威胁着人民的身体健康，给疾病防治工作带来沉重负担和严峻挑战。调查显示，慢性阻塞性肺疾病目前为全球三大死因之一，我国总患病人数高达1亿人，而肺癌更是位居我国恶性肿瘤发病首位。呼吸系统疾病具有高发病率、高死亡率、高经济负担的特征，而与之相反的低知晓率、低就诊率、低检查率，令人抚膺扼腕。随同生活方式、生态环境的变动，以及人口增长、老龄化等现实问题，间质性肺疾病、慢性阻塞性肺疾病、肺癌等非传染性疾病发病率、死亡率的上升有目共睹，流感等传染性疾病的暴发亦给社会、经济以及人类健康带来巨大威胁。疾病谱因时因势千变万化，中医需要不断注入创新的“源头活水”，博采前贤之义蕴，引而伸之，才能在更多领域取得新突破。当代中医药，以其独特优势和显著疗效受到越来越多的重视和认可，在世界范围内的影响力日益扩大。从《慢性阻塞性肺疾病全球防治创议》等新标准的中医解读，到临床上抗病毒、抗纤维化治疗的成效斐然，岐黄之术，前景似锦。

曹炳章云：“医之治病，虽有成法规矩，成法之中，尤寓变化之巧。规矩之法有尽，而用法变化无穷也。”本丛书上采先贤青简之菁华，下并吾临证之所得，斟酌之，损益之，更兼幸承“齐鲁中医药优势专科肺病集群”捐资，终得今付剞劂。然拘方治病病必殆，浓望毋按图而索骥。管窥之见，详述于下，以俟高明者匡所不逮。倾囊所著，祈之裨于医道同好，更祈裨于国计民生，如是则慰然快哉。

张　伟

前　言

《素问·灵兰秘典论》言："肺者，相傅之官，治节出焉。"肺脏有朝百脉、主治节的生理功能，全身的血液都要通过百脉汇聚于肺，经肺的呼吸进行气体交换，而后输布全身。因此，血液的运行依靠肺的治理与调节。肺气宣降，气机调畅，则血行正常；若肺气虚弱或壅塞，则血液运行失常。血运失常，是中医常见病因病机之一，包括因血液生成不足或耗损过多而致的血虚，以及血液运行失常而出现的血瘀或出血。血液循环不已，流布全身，才能保证人体各脏腑组织生理功能正常。肺从解剖到功能，都与血的运行息息相关。本书详细阐述了血运失常在肺系疾病的病因病机与治疗中的关键作用，为建立较为完备的相关诊疗规范奠定基础。

本书首先系统概述血，从血的生成、运行、功能等各方面进行论述，并介绍血与精、气、津液、神及脏腑的关系。其次，论肺血，此处着重介绍肺血的历史沿革及肺生血理论，不仅从中医角度进行介绍，还从现代医学方面进行阐释，尽可能全面论述"肺血"这一概念。然后，介绍本书另一关键部分——血运失常，继而将肺脏与血运失常的三个方面进行联系并解读，建立肺血瘀证、肺血虚证、肺出血证的诊疗规范。最后，选取肺系常见病、疑难病，结合临床经验，衷中论而参西说，于往训中求新意，从病因病机和治疗等方面详细解析血运失常与肺系病。

近年来，肺系病因其易感性、流行性、严重性而频频引发学界和民众的关注。慢性阻塞性肺疾病成为世界第三大致死疾病，而肺癌则早已位居中国恶性肿瘤发病率和死亡率的首位，再考虑到间质性肺疾病等疑难病较之以往更为常见，肺系病临床诊疗任务之重可见一斑。从中医角度来看，肺不仅是呼吸系统的核心器官，还与心脏、情绪、声音、皮肤等有着密切的关联。保持肺的健康对于维持人体的正常生理功能和情绪稳定至关重要。而肺血与肺脏疾病息息相关，当肺血的充盈和运行出现问题时，可能会引发一系列肺脏疾病。因此，在中医临床实践中，重视肺血的充盈和运行状态，对维护肺脏的正常功能和整体健康非常重要。故笔者将血运失常这一病因病机与肺系疾病进行有机结合，进行一系列系统论述，以期为临床治疗肺系疾病提供思路。

由于时间较紧，编者水平有限，疏漏谬误之处在所难免，敬请各位同道和广大读者批评指正，在此致以诚挚的谢意。

编　者

目　录

第一章

血的概述

第一节 血的基本概念

血，即血液，是循行于脉中富有营养的红色液态物质，是构成人体和维持人体生命活动的基本物质之一。血液是流动在心脏和血管内的不透明红色液体，主要成分为血浆、血细胞，属于结缔组织，即生命系统中的结构层次。血液中含有各种营养成分，如无机盐、氧及细胞代谢产物、激素、酶和抗体等，有营养组织、调节器官活动和防御有害物质的作用。

血作为人体两大生命物质之一，与气一样，具有构成人体及维持人体正常生命活动的作用，如《医宗必读·古今元气不同论》言“气血者，人之所赖以生者也”。对于“血”的解释，《灵枢·决气》曰“中焦受气取汁，变化而赤，是谓血”，中焦脾胃通过运化饮食水谷生成的精微物质，在心“化赤”作用下生成的一种红色液体即“血”，其主要具有滋润濡养的作用。

第二节 血的生成

血是由饮食精微所化生而循行于脉管中的血液。血赖气的推动以供养全身各脏腑组织，维持其正常功能活动。水谷精微和肾精是血液化生的基础物质，在脾胃、心、肺、肾等脏腑的共同作用下，化生为血液。

《灵枢·决气》说："中焦受气取汁，变化而赤，是谓血。"气主要指水谷之气，汁指水谷中的精微物质。张介宾在《类经·精气津液血脉脱则为病》中提出："中焦者，并胃中，出上焦之下。凡水谷之入，必先归胃，故中焦受谷之气，取谷之味，输脾达脏，由黄白而渐变为赤，以奉生身者，是谓之血。"中焦指的是脾胃，中焦受纳、运化饮食水谷，吸收精微物质，包含营气和津液，二者进入脉中，变化而成红色的血液。因此，由水谷之精化生的营气和津液是血液的主要成分。

水谷之精气是血液生成最基本的物质来源。《济阴纲目·调经门》曰"知水谷之精气，是生血之本"，水谷之精气充足是血液得以不断生成的根本。《景岳全书·脏象别论》曰："血者水谷之精也，源源而来，而实生化于脾，总统于心，藏受于肝，宣布于肺，施泄于肾，而灌溉一身。"新的血液能够源源不断地生成，依赖的是脾胃化生饮食物所生成的水谷精微的不断补充。血液在心的统领下，一部分贮藏在肝脏，一部分通过肺的宣发肃降作用运行于全身从而起到荣养的作用。因为生成血液所必需的水谷精微来源于日常的饮食，所以饮食状况会在一定程度上影响血液的生成。《医门法律·虚劳门》曰："盖饮食多自能生血，饮食少则血不生，血不生则阴不足以配阳，势必五脏齐损，越人归重脾胃，旨哉言矣。"饮食充足则水谷精微化生有源，血液得水谷精微的充养可以不断生成，人体内血液含量得以保持相对充沛，脏腑器官等有血所养，从而维持其正常的功能。

血液的生成除了后天水谷之精的充养外，先天之精的化生也尤为重要。《诸病源候论·虚劳病诸候下》曰："肾藏精，精者，血之所成也。"肾所藏之精，亦是血液化生的基本物质。《医碥·杂症》曰："盖言胃中水谷之清气，借脾运化成血，故曰化生于脾。然儿在胎中，未尝饮食，先已有血，可见血为先天之水，不过借后天为长养，非全靠后天也。"血液可以为孕育中的胎儿提供生命活动、生长发育所必须的营养物质，如上所言，血液的生成需要水谷之精的充养，胚胎尚未出生自然没有饮食水谷的摄入，可见胚胎发育所必需的血液并不是来源于后天脾胃运化所生成的水谷精微，而是由来自父母的先天之精化生而成。

营气（荣气）是直接生成血液的物质。《读医随笔·形气类》曰："此一种气，即荣气也，发源于心，取资于脾胃。"营气来源于心，得脾胃运化所生成水谷之精的充养，具有营养作用，同时又被称为"生血之气"。《读医随笔·形气类》曰："夫生血之气，荣气也。荣盛即血盛，荣衰即血衰，相依为命，不可离者也。"因为营气可以直接化生血液，故而营气的旺盛与衰竭必然会影响人体内血液的生成，营气旺盛则血液可以维持充足的状态，反之，若营气虚损则血液也会随之损耗，故而有时也把营气看作血液重要的组成部分。

津液亦是血液生成的重要物质之一。《读医随笔·证治总论》曰："津亦水谷所化，其浊者为血，清者为津，以润脏腑、肌肉，脉络，使气血得以周行通利而不滞者此也。凡气血中，不可无此，无此则槁涩不行矣。"津液由水谷之精化生而成，具有滋润各组织器官的作用，血液得到津液的充盈而充沛，并且可以在脉管内顺利流动。《济阴纲目·调经门》云："津液者，水谷之阴气也，亡之则血失所养矣，故不如前焉。"反之，若津液不足或亡失，血液失养就会出现血液虚损或晦涩难行等病理现象。《脾胃论·脾胃虚则九窍不通论》曰："津液至中宫变化为血也。"由于津液化生血液的主要场所是在中焦脾胃，因而脾胃的功能失养会间接影响血液的生成。《妇人大全良方·调经门》有云："胃气虚，不能消化水谷，使津液不生血气故也。"血液不能生成是由脾胃失养，津液化生乏源，不能充养血脉所致。

血液生成的过程是在各脏腑气化功能协同作用下完成的。《济阴纲目·调经门》曰："知水谷之精气，是生血之本，则知脾胃是生血之源。"化生血液的主要物质来源是水谷精微，水谷精微是脾胃运化饮食水谷所得，在血液生成的过程中，脾胃具有十分重要的作用，故被称为"生血之源"。《诸病源候论·风病诸候》曰："脾胃为水谷之海，水谷之精化为血气，润养身体。脾胃既弱，水谷之精润养不周，致血气偏虚，而为风邪所侵，故半身不随也。"被称为"水谷之海"的脾胃可以将人摄入的饮食水谷运化成充养血液的水谷之精，但若出现脾胃虚损、功能不足的情况，其运化水谷的功能降低而导致水谷之精不足以充养血液，便会影响血液滋养全身的功能，导致各种疾病发生。心主血脉，心脏是化生血液的关键脏腑之一。《类经·四时阴阳外内之应》曰"心生血"，所谓"心生血"更多的是强调心所具有的"化赤"功能。《侣山堂类辩·辩血》云："血乃中焦之汁，流溢于中以为精，奉心化赤而为血。"心脏具有将脾胃运化所得的水谷精微化生成红色血液的功能，在这一过程中"心火"起到了关键的作用。《血证论·阴阳水火气血论》曰："何以言火即化血哉？血色，火赤之色也，火者心之所主，化生血液，以濡周身。"血液的颜色正是"心火"之赤色，水谷精微在心火的蒸腾作用下逐渐变为红色，最终成为具有滋润濡养全身功能的血液。《灵枢·营卫生会》曰："中焦亦并胃中，出上焦之后，此所受气者，泌糟粕，蒸津液，化其精微，上注于肺脉，乃化而为血。”“奉心化赤”实现的前提是肺的宣发及呼吸功能正常。在中焦脾胃处产生的水谷精微要到达心，除了依赖脾的升清作用外，肺的宣发作用也很重要，旧的血液不断代谢、新的血液不断生成的过程依赖于肺通过呼吸作用实现体内清浊之气的交换。《素问·六节脏象论》云：“肝……其充在筋，以生血气。”肝脏具有一定的造血功能。气机升降正常是血液顺利生成的重要保证，肝脏调节全身气机的功能亦是血液生成的重要影响因素。此外，肾在血液生成过程中亦发挥了重要的作用。《诸病源候论·虚劳病诸候下》曰：“肾藏精，精者，血之所成也。”肾所藏之精是生成血液的基本物质之一。肾藏精，精可生髓，髓可化血。《医碥·杂症》曰：“有生之初，胎孕始结，形如露珠，父母之精气也。是水火乃先天之先天，数月形成，而后血气具，是血气为先天之后天。”孕育中的胎儿在母体内生长发育所需的血液不是来源于后天水谷之精，而是由父母的先天之精化生而成，这反映出了先天肾精可以化血的功能。

第三节　血的运行

血液运行于脉中，循环不已，流布全身，其正常运行受多种因素影响，同时也是多个脏腑共同作用的结果。

一、影响血液运行的因素

血的运行有赖于气的推动、温煦和固摄作用。气的推动作用，是血液运行的动力，如《医学正传·气血》说“血非气不运”。气的温煦作用，能维持血液的正常运行，故《正体类要·扑伤之症治验寒药之非》说“气血得温则行，得寒则凝”。气的固摄作用，使血液行于脉中而不溢出脉外。临床治疗血行失常，首当调气，故《温病条辨·治血论》说“故善治血者，不求之有形之血，而求之无形之气”。血行脉中，脉为血府，具有“壅遏营气，令无所避”的功能，脉道的完好无损和通畅无阻也是保证血液正常运行的重要因素。

血的运行还与血液的清浊状态相关。若血液中痰浊较甚，或血液稠浊，可致血行不畅而瘀滞。此外，血的运行尚受邪气的影响。阳邪侵入，或内生火热，可发生阳热亢盛的病机变化，阳盛则逼迫血液妄行，易致血溢出脉外而出血。阴邪侵袭，或寒从中生，可发生阴寒偏盛的病机变化，阴盛则脉道涩滞不利，易使血行迟滞，甚至出现瘀血。

二、影响血液运行的脏腑

血液的正常运行，与心、肺、肝、脾等脏密切相关。

（一）心

心主血脉，心气是推动血液运行的动力，在血液运行中起主导作用。心气充沛，则行血有力。主血脉是心的基本生理功能之一，后世对心主血脉的理解分为两部分，即心主血与心主脉，而心主血又有两层含义，其一是指心气能推动血液的运行，输送营养物质于全身脏腑形体官窍，另一层含义为“心生血”，即心有生血的作用，主司一身血液的生成。

概括历代医家的论述，心在生血方面的主要功能有以下几个方面。

1. 化赤功能

清代张志聪在《侣山堂类辩》中说“血乃中焦之汁，流溢于中以为精，奉心化赤而为血”，具体地明确了“心生血”是参与了“化赤”的过程。清代张璐在《张氏医通·诸血门》中也对此进行了论述：“气不耗，归精于肾而为精；精不泄，归精于肝而化清血；血不泻，归精于心，得离火之化，而为真血，以养脾脏，以司运动，以奉生身，莫贵乎此。”

2. “血精”生血功能

《血证论·脏腑病机论》中说：“心之能事，又主生血，而心窍中数点血液，则又血中之最精微者乃生血之源泉，亦出神之渊海。”“血中之最精微者”（简称为“血精”）为生血源泉这一观点，实是唐宗海之独特见解。

3. 协调他脏生血

心为五脏六腑之大主，除本身具有生血功能以外，还能协调、激发其他脏腑的生血功能，故有“心主血”“诸血者，皆属于心”之说。《血证论》把炙甘草汤作为“补血之大剂”，并认为是体现“中焦受气取汁，变化而赤，是谓血”这一理论的方剂。从五脏角度分析，生姜、大枣、人参、炙甘草，用为中焦取汁；桂枝入心化气变化而赤；兼用清酒以流畅血脉；生地黄、火麻仁补肝益肾以促精化血；麦冬、阿胶补肺生血。该方虽被指为心生血之方，但实际上是促心生血为主，兼调他脏。由此可以看出，心之生血功能弱，则协调、激发他脏生血的功能也相应降低，因此，治疗上应根据情况适当兼顾。

（二）肺

肺朝百脉，主治节，能辅心行血。肺气宣发肃降，调节一身气机，通过气的升降出入运动而推动血液运行至全身。宗气贯心脉而行气血的功能，也体现了肺在血行中的推动作用。

《本草述钩元·芳草部》中将肺、心、脾三者化生血的过程精辟地概括为："肺合于心而气化，为血脉之所由始，肺合于脾而血化，为经脉之所由通。"可见，在血的生成过程中，肺发挥着与脾胃和心同样重要的作用。

1. 肺主气，气生血

早在《黄帝内经》（简称《内经》）中就有"肺生血"的记载，认识到机体的血先在肺内产生，然后经肺脉循行全身，以营养五脏六腑、四肢百骸。如《灵枢·营卫生会》言："人受气于谷，谷入于胃，以传于肺；五脏六腑皆以受气，其清者为营，浊者为卫，营在脉中，卫在脉外。""中焦亦并胃中，出上焦之后，此所受气者，泌糟粕，蒸津液，化其精微，上注于肺脉，乃化而为血，以奉生身，莫贵于此，故独得行于经隧，命曰营气。"《素灵微蕴》言："水谷入胃，脾气消磨，渣滓下传，精微上奉，化为雾气，归之于肺。肺司气而主皮毛，将此雾气，由脏而经，由经而络，由络而播宣皮腠，熏肤充身泽毛，是谓六经之气。雾气降洒，化而为水，津液、精血于是生焉。"从上述原文中可以看出，水谷经脾胃的运化分为精微与糟粕两大部分，在脾升清的作用下，水谷精微上输于肺，在肺中与吸入的清气相合，最终完成血及营气等的化生过程。金代李杲《医学发明·补可去弱人参羊肉之属》云："肺主诸气，气旺则精自生，形自盛，血气以平。故曰阳生则阴长，此之谓也。"血液的生成除了脾胃化生水谷精微、"心生血""肝……其充在筋，以生血气"外，肺亦能由气生血，正如《医家秘奥》所载"中气上升于肺而为气，从肺回下则化为血"。

2. 肺藏津，津生血

津血同源互根，津液是血的重要组成部分。如《灵枢·痈疽》言："津液和调，变化而赤为血。"《灵枢·邪客》言："营气者，泌其津液，注之于脉，化以为血。"可见津液是生成血液的重要物质基础之一，对调节营血的盈亏有重要意义。肺主行水，《医方集解》称"肺为水之上源"。《血证论》中言"肺为华盖，肺中常有津液"，所以除肺气能生血外，肺中所藏津液亦能化赤为血。

3. 肺的宣发、肃降在生血中的作用

肺主气，气生血，但这种化生血液的过程，乃“脉气流经，经气归于肺”“脾气散精，上归于肺”的过程，而这个过程离不开肺的宣发、肃降功能。肺藏津，津亦化血，津液变化为血也有赖于肺气的推动。另外，《本草述钩元·山果部》载：“肺阴下降入心而生血，血脉润则阳中之阴先降。”《本草述钩元·山草部》记载：“盖肺阴下降入心胃，即气之所以化血者。”可见，肺的宣发、肃降在肺血的生成过程中也发挥着重要的作用。

（三）肝

肝主疏泄，调畅气机，是保证血行正常的又一重要环节。肝贮藏血液、调节血量，可根据人体各部位的生理需要，在肝气疏泄功能的协调下，调节脉道中循环的血量，维持血液循环的正常运行。肝具有藏血功能，能够贮藏血液和调节血量，故又有“肝为血海”之称。肝藏血的功能与肝化生血气有着密切的关系，是血气化生的基础和重要保障。

关于血气化生与肝贮藏血液的关系，徐彦纯在《玉机微义》中认为“血受藏于肝”，严用和在《严氏济生方》言“肝为血之库府”，后世还将肝喻为“血库”“血府”“血室”等，这些都是对肝贮藏血液这一生理功能的形象描述。随着中医和现代医学对肝脏功能的认识逐渐深入，已发现肝不仅仅为“血之库府”，更重要的是“肝藏之血”有利于血气化生，为血液营养物质合成交换的物质基础。肝的解剖结构和生理特点可以进一步解释肝的这一功能。其一，肝脏含有丰富的血窦，肝血窦中血流速度缓慢，为血液的物质交换创造时间条件。其二，肝血窦由内皮细胞和星形细胞构成，而内皮细胞具有众多的小孔，血窦间隙粗大，血浆通过足够的空间环境，自由地进入Disse腔内与肝细胞进行物质交换。其三，肝脏的血流量大，经过肝脏的血流量为每分钟1 500 mL，占心排血量的25%～30%，每24小时肝血流量约为200 L。另外，腹腔内消化系统器官及脾脏的静脉血约95%经门静脉流进肝脏，为血中营养物质的合成和交换提供了丰富的血量基础。

“肝贮藏血液”之说，蕴含着充足的血量及充分的时间和空间可以保证血液营养物质的合成储存和代谢交换的意义。因此，“肝藏之血”是血气化生的物质基础。若肝藏血功能失常，营养物质不能合成、储存并根据需要交换至血液，并及时输送至全身，则可出现头晕、心悸、两目干涩或昏花、肢体麻木、失眠多梦、面色苍白、爪甲不荣等肝血虚证。现代临床调查也发现，各种肝病患者常有轻度贫血、血细胞减少，血小板减少，有时出现全血细胞减少、再生障碍性贫血及溶血性贫血等症状。

（四）脾

脾有运化、统血、升清等功能，而脾功能的正常发挥依赖于脾气的作用。脾气，其本质是脾脏中的精气，具有消化饮食水谷、布散精微营养周身、统摄血液涎液、升举官窍、沟通联络脏腑官窍等功能，是脾所有生理功能正常发挥的物质基础及动力根源。

脾气对血液的统摄作用表现在三个方面。

首先是在血液的生成方面，脾气为血液生成提供了必需的水谷精微。《医学心悟·吐血》曰："大凡吐血、咯血，须用四君子之类以收功，盖阴血生于阳气，脾气旺则能生血耳。"阴血化生需要阳气，脾气健旺可以促进血液化生，这正是治疗吐血、咯血等证时最后使用四君子汤之类的汤药收功的原因。《医学心悟·妇人门》曰"若其人脾气虚弱，不能消化饮食，血无从生，更佐以五味异功散"，脾气虚弱，不能消化饮食水谷，血化生无源。再结合《医学心悟·妇人门》所言"脾气壮旺，则饮食之精华生气血而不生带；脾气虚弱则五味之实秀，生带而不生气血"，脾气旺盛则饮食水谷之精会化生成气血而不是带，若脾气虚弱则五谷的精华就会生成带而不是气血。由此可知，血液生成的物质基础是饮食水谷之精微，而这正是脾气消化饮食水谷的产物。

再者，在血液的运行方面，脾气可以看作是血液运行的动力。《医碥·杂症》提出"又云脾统血者，则血随脾气流行之义"，血液随脾气流行于全身。《血证论·唾血》言脾气"上输心肺，下达肝肾，外灌溉四旁，充溢肌肉。血即随之，运行不息"，脾气向上输于心和肺，向下可至肝和肾，向外可以到达四肢肌肉等，而血液跟随脾气而运行全身，循环不息。

在对血液的固摄方面，脾气能固摄血液使其不致溢出。脾气充足，血液有脾气控摄则不会渗出。反之，如果脾气虚弱，就会导致血液妄行。《景岳全书·杂证谟》曰："脾胃气虚而大便下血者，其血不甚鲜红，或紫色，或黑色……盖脾统血，脾气虚则不能收摄。"脾胃之气虚弱而便血，所便之血颜色不会特别鲜红，或紫或黑，而导致这一病症出现的病机就是脾气虚不能收摄血液。

《血证论·唾血》曰："脾能统血，则血自循经，而不妄动。"血液在脾统摄作用下沿着经脉循行于全身，不会出现肆意乱行而溢出的现象，唐容川将此归于脾统血的功能，脾统血就是指脾统摄血液，使其循脉而行不会溢出的功能。古代医家对脾统血即为脾统摄血液的直接论述很少，大多是通过临床诊断或治疗来体现。脾统血功能正常，脾统摄血液循经而行，血液的营养功能得以充分发挥，反之，若脾统血功能异常就会导致多种病症的产生。

心气推动、肺气宣降、肝气疏泄是推动血液运行的重要因素，脾统血、肝藏血则是固摄血液运行的重要因素。心、肺、肝、脾等脏生理功能相互协调、密切配合，共同维持血液的正常运行。其中任何一脏的生理功能失调，都可以引起血行失常的病变。如心气不足，血液运行无力，可形成血瘀；肺气不足，宣降失司，也可导致血瘀；脾气虚弱，统摄无力，可产生多种出血病症；肝失疏泄，肝气上逆可致出血；肝气郁滞不畅则可致血瘀等。

（五）脏气对血液运行双向作用的生理机制

中医学的特点之一是以整体观念为指导思想的五脏系统。五脏之气（简称脏气）在人体生理、病理过程中占主导地位。脏气具有推动与固摄的双向作用，作用于血液运行，则产生行血与摄血的双向效应。脏气对血液运行的双向作用具体体现在以下几方面。

1. 心气的推动与壅遏

心气的这一双向作用，通过“心主血脉”而表现出来，并主要体现在推动方面。心气的推动作用是指心气是血液运行的基本动力。在人的生命过程中，心脏一直保持不停地、有规则地搏动，通过每一次搏动，给血液运行一定的压力，使血液在脉中流动不息。心气对血液运行的壅遏作用，是通过心主脉而实现的。脉有约束营血运行，不使其泛溢妄行的作用。如《灵枢·决气》说“壅遏营气，令无所避，是谓脉”。但脉气通于心，心藏血脉之气，故脉的功能取决于心气。在心气的主导作用下，心与脉相互协调，推动血液运行并壅遏血液，以使心气的推动不致太过。心脏的搏动保持正常，血液运行有一定的方向而不致泛溢。微循环理论发明者修瑞娟曾把微血管称为“第二心脏”，认为微血管的自律运动以不从属于心率的独特频率驱动着微血管内的血流。这就是说微血管的自律运动能协助心脏推动血液循环，同时可以使心脏的搏动保持正常。这就帮助我们加深了对心主血脉的认识。

2. 肝气的疏泄和藏纳

肝气的这一双向作用，是由“肝主疏泄”“肝藏血”来实现的。《素问·五脏生成论》说“故人卧血归于肝，肝受血而能视，足受血而能步，掌受血而能握，指受血而能摄”，王冰注曰“人动则血运于诸经，人静则血归于肝脏”，这就简要说明了肝气具有贮藏血液和调节循环血量的双向作用。

肝气的疏泄能调节全身各部分血液的分布，疏泄有常则气机调畅，血液通达。肝气对血液运行的藏纳作用除指肝能贮存血液外，还包含肝气藏纳血液于血管中流动而不使其外溢的作用。现代医学证实，肝细胞具有调节血液凝血因子的作用，对毛细血管壁也有影响，若肝细胞生成不足，凝血因子减少或毛细血管壁通透性增加都会导致出血。这可以佐证肝气的藏纳有防止出血的作用。

3. 脾气的升发与裹摄

脾气的这一双向作用，是通过“脾主升清”“脾统血”而实现的，并主要表现在统血方面。血液运行的正常有赖脾气的升发输布，脾主升清，以升为健，血随气行，气升则血升，血之运行上下，全赖乎脾，“以其能统主五脏，而为阴之守也。其气上输心肺，下达肝肾，外灌溉四旁，充溢肌肉，所谓居中央，畅四方者如是”，也就是说脾有调节血液循环的作用。血液正常运行于血管之营而不溢于外，这又需要脾气的统摄作用。故《难经·四十二难》云“脾裹血”。结合现代医学观点，脾统血可以包括凝血因子和血小板的功能。而脾能统血，是通过脾滋生旺盛的营卫而保证了血液各种有效成分及血管功能，以及保持人体免疫功能正常，维护血细胞不受免疫反应损伤。所以说脾统血的实质是营卫统血，是通过正常的营卫功能对造血系统和免疫系统的保护作用而实现的。这就是说，脾能统摄血液与脾气化生营卫，营行脉中，卫行脉外，起到摄血护脉的作用有关。

4. 肺气的宣布与朝百脉

肺气的这一双向作用表现在肺主气、主宣降气机，助心行血和朝百脉方面，其中助心行血的作用是主要的。

《素问·灵兰秘典论》说：“肺者相傅之官，治节出焉。”《素问·平人气象论》说：“脏真高于肺，以行荣卫阴阳也。”这就说明了肺有辅心治理调节血液运行的作用，即助心行血。这一作用是肺主气功能的一种表现。在真气生成过程中，肺吸入自然界的清气和脾吸收的水谷之精气结合起来称为“宗气”。宗气积于胸中，有上走息道以助呼吸，贯通心脉推动血液运行的作用。由此可见，肺助心行血的作用是通过宗气来实现的。现代医学认为，肺助心行血功能是通过肺影响血液中某些血管活性物质的水平，使血压升高，推动血液循环来实现的。

《素问·经脉别论》说：“脉气流经，经气归于肺，肺朝百脉，输精于皮毛。”肺朝百脉即肺在呼吸过程中，运行周身的血液都要汇聚到肺，由肺完成吐故纳新，并在肺气作用下，敷布到各脏腑组织中去。也就是说，肺气具有汇聚百脉之血的作用。这样血液运行既靠肺气助心行血而宣布全身，又赖肺气作用而使百脉之血汇聚于肺，从而维护血液的正常运行。

5. 肾气的施泄与封藏

肾气对血液运行的这一双向作用，主要表现在封藏方面。肾者主蛰，为封藏之本。肾气对血液运行的封藏作用是指血液运行除在他脏调节下濡养全身外，余血则在肾气的潜纳下归于血海贮藏。冲为血海而隶属于肾，故冲脉之血的盈满有赖肾气的封藏。故张介宾说：“血即精之属也，但精藏于肾，所蕴不多，而血富于冲，所至皆是。”唐容川也说：“《内经》谓冲为气街，又谓冲为血海……然冲为气街，气根于肾，血海即丹田，肾气之所藏也。”这就表明，血液之所以能下藏于血海而不妄行，实乃肾气的封藏之功。

肾气对血液运行的施泄作用，主要表现在肾气能助心推动血液运行方面。如张介宾说，血液“生化于脾，总统于心，藏受于肝，宣布于肺，施泄于肾，灌溉一身”。此“施泄于肾”，即指血液施注于肾，亦有肾气助心推动血液运行灌溉全身之意。根据生理需要，肾气对血的施泄作用表现在：一是协助心脏推动血液运行，参与濡养全身的循环；二是女子下注于胞中为月经，男子下注于精室化为生殖之精。女子二七，男子二八，肾气盛而冲任通，血海健而能受血。在肾气的潜纳下，血液源源而来致血海盈满。随着肾气封藏和施泄功能逐渐稳定，在女子则月事以时下，在男子则表现为生理性遗精。

第四节　血的生理功能

一、滋润和濡养作用

血具有营养和滋润全身的生理功能。《难经·二十二难》说：“血主濡之。”《素问·五脏生成》说：“肝受血而能视，足受血而能步，掌受血而能握，指受血而能摄。”说明身体各个部分的生理功能无一不是在血液的濡养作用下得以正常发挥的。血的濡养作用，反映在面色、肌肉、皮肤、毛发、感觉和运动等方面。血液充盈，濡养功能正常，则面色红润，肌肉壮实，皮肤和毛发润泽，感觉灵敏，运动自如。如若血虚，或濡养功能减弱，则可出现脏腑功能低下，面色萎黄，肌肉瘦削，皮肤干涩，毛发不荣，肢体麻木或运动无力等。

血的营养作用是由其成分决定的。血循行于脉内，是其发挥营养作用的前提；血沿脉管循行于全身，为全身各脏腑组织的功能活动提供营养。全身各部（内脏、五官、九窍、四肢、百骸）无一不是在血的濡养作用下发挥功能的。如鼻能嗅，眼能视，耳能听，喉能发音，手能摄物等都是在血的濡养作用下完成的。《金匮钩玄·血属阴难成易亏论》言："目得之而能视，耳得之而能听，手得之而能摄，掌得之而能握，足得之而能步，脏得之而能液，腑得之而能气。是以出入升降，濡润宣通者，由此使然也。"

血的濡养作用可以从面色、肌肉、皮肤、毛发等方面反映出来。血的濡养作用正常，则面色红润，肌肉丰满壮实，肌肤和毛发光滑等。当血的濡养作用减弱时，机体除脏腑功能低下外，还可见到面色不华或萎黄，肌肤干燥，肢体或肢端麻木，运动不灵活等临床表现。

血的主要生理功能是滋润、濡养。血液通过人体之经脉可以到达身体各部位，使得全身的脏腑、组织、官窍等都能受血液的滋养。如《景岳全书·杂证谟》所云："而血富于冲，所至皆是。盖其源源而来，生化于脾，总统于心，藏受于肝，宣布于肺，施泄于肾，灌溉一身，无所不及。故凡为七窍之灵，为四肢之用，为筋骨之和柔，为肌肉之丰盛，以至滋脏腑，安神魂，润颜色，充营卫，津液得以通行，二阴得以调畅。凡形质所在，无非血之用也。是以人有此形，惟赖此血。"无论是位于人体内部的脾、心、肝、肺、肾等脏腑，还是位于人体外部的九窍、四肢、皮毛等官窍、组织，凡是具有实质形体的皆受血液的充养和滋润。反之，若血液虚损或亡失，则会导致全身脏腑组织器官等失于荣养而出现功能异常。《难经·十四难》曰："二损损于血脉，血脉虚少，不能荣于五脏六腑。"血脉虚损对五脏六腑具有直接的影响，五脏六腑不得充足的血液荣养就会出现生理功能的异常，甚至导致多种疾病的发生，如心血不足可能导致心悸、肝血不足可能导致女子闭经等。除此之外，血液不足也会导致其他官窍、组织失养而出现形态改变或功能障碍等。如《诸病源候论·虚劳病诸候》云："虚劳之人，精髓萎竭，血气虚弱，不能充盛肌肤，此故羸瘦也。"气血不足，皮肤肌肉等失于滋润荣养而出现萎缩、消瘦。又如《妇人大全良方·调经门》云："血既不能滋养百体，则发落面黄，身羸瘦。"血液虚损，不足以荣养头发、皮肤、肌肉等组织，而导致皮肤萎黄，身体瘦弱。

二、血化神

血是机体精神活动的主要物质基础。《素问·八正神明论》说："血气者，人之神，不可不谨养。"《灵枢·平人绝谷》说："血脉和利，精神乃居。"说明人体的精神活动有赖于血液的营养。血液充盛，则精力充沛，神志清晰，感觉灵敏，思维敏捷。反之，血液亏耗，血行异常，则可出现不同程度的精神情志方面的病症，如神疲，失眠，健忘，多梦，惊悸，烦躁，甚至神志恍惚，谵妄，昏迷等。

《四圣心源·劳伤解》载"血者，神魂之母也"，血液是人体精神活动的物质基础。《四圣心源·妇人解》载"血以濡之，化其神魂"，血液对人体之神具有一定的濡养作用。《血证论·脏腑病机论》曰："心者，君主之官，神明出焉。盖心为火脏，烛照事物，故司神明。神有名而无物，即心中之火气也，然此气非虚悬无着，切而指之，乃心中一点血液，湛然朗润，以含此气，故其气时有精光发见，即为神明。心之能事，又主生血。而心窍中数点血液，则又血中之最精微者，乃生血之源泉，亦出神之渊海。"心为"君主之官"，能够统帅全身各脏腑、组织、官窍的生命活动并主持人体的精神活动，心具有生成血液等功能，但同时心也依赖于血液的滋养，若血液不足则心失所养，其对人体精神活动的控制作用自然降低，从而出现惊悸、恍惚、癫狂等情志异常的表现，由此可知，血液还可以通过心间接影响人的精神活动。总之，血液在人体生命活动中有着极其重要的作用。

三、血与生殖功能关系密切

肾为先天之本，肾主藏精、主生殖，肾精若亏虚，则生殖功能低下，在男子表现为精少不育，女子表现为经少或经闭不孕。肾气具有推动和调控人体生长发育、生殖的功能，若肾气不足，可见发育迟缓、生殖能力低下、遗精、滑精、经少、经闭等。肾阴为具有滋养濡润各脏腑组织、充养脑髓之功；肾阴亏虚则各脏腑组织失于濡养，胞宫失养故经少或经闭甚而不孕。肾阳主温煦、推动、兴奋，推动和调控肾的各种功能活动，肾阳虚衰，机体失却温煦，生殖、气化等功能减退，则性欲冷淡，男子见阳痿早泄、滑精精冷，女子见不孕。

女子以血为先天，故血宜通宜盛。气虚致血液运行无力之血瘀，或气机郁滞致血液运行受阻之血瘀，抑或寒凝致血液凝滞之血瘀，均可导致血液瘀滞，冲任瘀阻。瘀血不去则新血不生，胞宫无新血滋养，则血海不按时满盈，致月经过少、月经有血块、经期延长，甚至不孕。

肾虚与血瘀可单独致病或合而为病，使机体肾精气血化生不足，温煦、濡养之功减退，胞脉、冲任受阻，冲任、胞宫失养，则月事不能以时下，天癸不按时至而无子。

第五节　血的生理特性

一、血属阴难成而易亏

（一）内涵

朱丹溪《金匮钩玄·血属阴难成易亏论》言："《内经》曰：荣者，水谷之精也。和调五脏，洒陈于六腑，乃能入于脉也。源源而来，生化于脾，总统于心，藏于脾肝，宣布于肺，施泄于肾，灌溉一身。目得之而能视，耳得之而能听，手得之而能摄，掌得之而能握，足得之而能步，脏得之而能液，腑得之而能气。是以出入升降濡润宣通者，由此使然也。注之于脉，少则涩，充则实。常以饮食日滋，故能阳生阴长，取汁变化而赤为血也。生化旺，则诸经恃此而长养；衰耗竭，则百脉由此而空虚。可不谨养哉。故曰：血者，神气也。持之则存，失之则亡。是知血盛则形盛，血弱则形衰；神静则阴生，形役则阳亢；阳盛则阴必衰，又何言阳旺而生阴血也。盖谓血气之常，阴从乎阳，随气运行于内，而无阴以羁束，则气何以树立？故其致病也易，而调治也难。以其比阳常亏，而又损之，则阳易亢阴易乏之论，可以见矣。诸经有云：阳道实，阴道虚；阳道常饶，阴道常乏；阳常有余，阴常不足。以人之生也，年至十四而经行，至四十九而经断，可见阴血之难成易亏。知此阴气一亏伤，所变之证，妄行于上则吐衄；衰涸于外则虚劳；妄返于下则便红；稍血热则膀胱癃闭；溺血渗透肠间则为肠风；阴虚阳搏则为崩中；湿蒸热瘀则为滞下；热极腐化则为脓血。火极似水，血色紫黑；热盛于阴，发于疮疡；湿滞于血，则为痛痒瘾疹，皮肤则为冷痹。蓄之在上，则人喜忘；蓄之在下，则为喜狂。堕恐跌仆则瘀恶内凝。若分部位，身半以上，同天之阳；身半以下，同地之阴；此特举其所显之证者。”

朱丹溪《格致余论·阳有余阴不足论》云：“人受天地之气以生，天之阳气为气，地之阴气为血，故气常有余，血常不足。”《局方发挥》又云：“血属阴，易于亏欠。”戴思恭《金匮钩玄》专列《血属阴难成易亏论》名篇，认为“以人之生也，年至十四而经行，至四十九而经断，可见阴血之难成易亏”。吴崑《医方考》云：“气血，人身之二仪也。天地之道，阳常有余，阴常不足，人与天地相似，故阴血难成而易亏。”

气为阳，血属阴。血之化生既赖于水谷精微作为基本物质原料，又赖于脏腑之生化功能，故其难以生成，与气相对而言，则更难以速生。然因脉络破损，血溢脉外，甚则血流不止，出血量大，亦可顷刻血尽身亡，则知阴血于阳气而言，更易亏损。

（二）**治疗法则**

治疗以养血滋阴为原则，首选四物汤，并随症加减。方中当归补血养肝、和血调经为君，熟地黄滋阴补血为臣，白芍养血柔肝和营为佐，川芎活血行气、畅通气血为使。四药合用，补而不滞，滋而不腻，养血活血，可使营血调和。如兼气虚者，加人参、白术、黄芪、陈皮等以补血益气；兼血枯经闭者，加桃仁、红花以养血活血通经。正如《金匮钩玄·血属阴难成易亏论》言：“治血必血属之药，欲求血药，其四物之谓乎。河间谓随证辅佐，谓之六合汤者，详言之矣。余故陈其气味专司之要，不可不察。夫川芎，血中之气药也，通肝经，性味辛散，能行血滞于气也。地黄，血中血药也，通肾经，性味甘寒，能生真阴之虚也。当归，分三治，血中主药，通肾经，性味辛温，全用能活血，各归其经也。芍药，阴分药也，通脾经，性味酸寒，能和血气腹痛也。若求阴药之属，必于此而取则焉。《脾胃论》有云：若善治者，随经损益，损其一二味之所宜为主治可也。此特论血病而求血药之属者也。若气虚血弱，又当从长沙。血虚以人参补之，阳旺则生阴血也。若四物者，独能主血分受伤，为气不虚也。辅佐之属若桃仁、红花、苏子、血竭、牡丹皮者，血滞所宜；蒲黄、阿胶、地榆、百草霜、棕灰者，血崩所宜；乳香、没药、五灵脂、凌霄花者，血痛所宜；苁蓉，锁阳、牛膝、枸杞子、益母草、夏枯草、败龟板者，血虚所宜；乳酪血液之物，血燥所宜；干姜、桂者，血寒所宜；生地黄、苦参，血热所宜；此特取其正治之大略耳。以其触类而长，可谓无穷之应变矣。”

（三）现实意义

在传统的中医理论体系之中，此生理特性主要是从功能的角度反映了五脏六腑对血液生成过程的影响。血主要受到水谷之中精微物质的影响，而水谷中精微物质的吸收主要来自脾胃。脾胃主管人体的消化系统，所以脾胃消化功能不良之人，常常容易出现血虚的症状，即面色发白或萎黄，手足失去血液的温煦变得怕冷、发凉，唇、舌、指甲的颜色变淡，指甲易碎，容易健忘、失眠等。

女子属阴，血常亏，尤其需要保护血液，以延缓衰老。女子月经与月亮同步，大约为 29.5 天，属于阴的范畴。所以，女子会随月亮的变化而周期性地出现排血反应。目受血而能视，耳受血而能听，手受血而灵活，足受血而能步，五脏得血而体内津液旺盛，六腑有血而气充足。一旦人出现了眼花、耳鸣、手不能灵活活动、足的功能受限，或因体内津液亏虚而出现了口干舌燥或耳、鼻、喉、毛孔等孔窍干燥的症状，一定要引起足够的重视，这些往往是衰老的早期表现，尤其是在女性中。这些表现与血液功能的衰弱存在着密切的联系。

在我们的工作和生活中，容易造成血液消耗的因素有过分劳累、劳心，暗耗心血；暴饮暴食，饱饥不调，伤害了脾胃，血生化受阻；女子因火热而月经鲜红，经量过大，或因血瘀而血色暗紫，阻碍了新血的生成。

二、血宜静养，升降有序

《素问·阴阳应象大论》云：“阴静阳躁。”《素问·阴阳别论》亦云：“静者为阴，动者为阳。”张介宾《景岳全书·血证》云：“夫人之所以有生者，气与血耳，气主阳而动，血主阴而静。”程履新《程氏易简方论·血门》云：“血者，阴之位，静而定者其常也。”阳之性动，阴之体静。动者，离经妄行也；静者，静养之谓也。气阳血阴，阴中蕴阳，静中寓动，人体之阴血宜静养而不宜妄动。

宋代严用和《重订严氏济生方》云：“盖心主血，肝藏血，肺主气，血为营，气为卫，相随上下升降，无有休息者也。”李用粹《证治汇补·血症》云：“血走于外，下流为顺，上溢为逆。”林珮琴《类证治裁·血症总论》云：“血下行为顺，其治易；上升为逆，其治难。”费伯雄《医醇賸义·气血亏损治则重在脾胃》云：“血主濡之，主下降，虚则上升，当敛而降之。”营血乃水谷之精气，灌溉五脏六腑、四肢百骸，循环往复，无处不到，且与气并行，升降有序。

三、血以有形阴质为主体

《素问·阴阳应象大论》云：“阳化气，阴成形。”龚廷贤《寿世保元·吐血》云：“血属阴，阴乃阳之守也。阴有质者，则阳气得以倚附焉。”缪希雍《神农本草经疏》云：“盖血为营阴也，有形可见，有色可察，有证可审者也。”何梦瑶《医碥·气》云：“气无形而血有质。气为阳，主护卫于外，故名之曰卫；血为阴，主营运于中，故名之曰营。血阴有质，故其行也，必次第循经而入于脉道之中，充于内而后达于外。”周学海《读医随笔·气血精神论》云：“凡人身筋骨、肌肉、皮肤、毛发有形者，皆血类也。”

血与气，异名同类，实则有别。血乃在心气推动下循行于脉道中之赤色液体，由精气所化生。食物经过脾胃等器官的消化作用后，将精微部分和津液结合吸收，上输到心、肺，经肺的气化作用而变成血。故血属阴为体，气属阳为用。气以无形功能为主体；血则以有形阴质为主体。

血者，人身之液。有血则筋骨、脏腑皆得受其灌溉而成形，无血则形色枯槁而即死矣。凡有形之物，必赖无形之气以为之宰。在气一阴阳学说中，万物气化而成，气聚形成，气消形失。人禀阴阳气血而生，气属于阳，无形而主动、主煦；血属于阴，有形而主静、主濡。气血理论源于《内经》，《素问·调经论》说“人之所有者，血与气耳”。气为血之帅，血为气之母。《不居集》又言：“气即无形之血，血即有形之气。”《内经》论疾病发生之理，是基于阴阳而归结于气血。伤科疾病，不论在脏腑、经络，或在皮肉筋骨，都离不开气血。《医宗必读》曰：“气血者，人之所赖以生者也。”治血必须要理气，使无形之气生有形之血；治气也必须要理血，使有形之血生无形之气。

第二章

血与精、气、津液、神的关系

精、气、血、津液、神之间有着相互依存、相互制约的关系。精、气、血、津液是构成和维持人体生命活动的基本物质，皆归属于“形”的范畴。人体生命活动的主宰及其外在表现，包括意识、思维、情志等精神活动，皆归属于“神”的范畴。形与神相互依存、不可分割，无形则神无以附，无神则形不可活。形神统一是生命存在的根本保证。精、气、血、津液在脏腑功能活动和神的主导下，同样存在着相互依存、相互促进、相互转化的关系。

第一节　血与精

一、“精血”概念的发展与演变

“精血”是中医学认识生命构成中的重要概念。古籍对“精血”多有精辟论述，当代中医界对此亦有所探讨。

（一）古籍中论精、精气及“精血”

1.“精”和“精气”均可用于描述生命形质和功能的组成要素

“精”作为描述生命组成要素的基本概念，在《内经》中有不同含义，有生命之精、生殖之精和营养之精。《素问·金匮真言论》载“夫精者，身之本也”，即言生命之精。《素问·生气通天论》载“阴阳离决，精气乃绝”，此“精”与

"精气"均是对生命形质和功能的本质性描述。《灵枢·决气》载"两神相搏，合而成形，常先身生，是谓精"，即指生殖之精。《素问·上古天真论》则指出"二八，肾气盛，天癸至，精气溢泻，阴阳和，故能有子……七八，肝气衰，筋不能动，天癸竭，精少，肾脏衰，形体皆极"，此"精"与"精气"同义，为维持男女生殖功能的基本物质。《素问·经脉别论》言"食气入胃，散精于肝，淫气于筋"，又言"饮入于胃，游溢精气，上输于脾"，此"精"与"精气"均指营养之精，为水谷之中的精微物质。

从以上分析可以看出，在描述生命的组成要素时，《内经》常将"精"与"精气"作为同义词互用。这其中，生命之精和营养之精多兼具物质和功能属性，而生殖之精则偏重于物质属性。若从概念规范角度来看，"精"较之"精气"更能体现生命组成要素的双重属性。

2."精气"概念亦应用于描述生命的功能活动

在早期医籍中，对"精气"属于"气"的方面（即生命的功能活动）似乎有较多的强调。从整体角度来看，《素问·通评虚实论》有"邪气盛则实，精气夺则虚"的说法，《内经》中还有"正气存内，邪不可干""恬淡虚无，真气从之，精神内守，病安从来"等的表述。《难经·十四难》指出："脉有根本，人有元气，故知不死。"也就是说，"精气"与正气、真气、元气等概念在早期医籍中亦作为对生命整体功能活动的统称，尤指机体的抗病能力。

"精气"用于描述生命功能活动具有统括性。进一步，《内经》中还派生出卫气、营气、宗气等概念。《灵枢·本脏》认为卫气有"温分肉，充皮肤，肥腠理，司开阖"的作用，《灵枢·邪客》分论营气与宗气之功，"营气者，泌其津液，注之于脉，化以为血，以荣四末，内注五脏六腑""宗气积于胸中，出于喉咙，以贯心脉，而行呼吸"，结合《内经》的其他论述，可知卫气、营气、宗气三者虽来源于水谷精微和自然清气，但更具气的功能属性，均属于"精气"的范畴。

再具体从脏腑角度来看，"精气"与"神"关系密切。《素问·宣明五气》载"五精所并：精气并于心则喜，并于肺则悲，并于肝则忧，并于脾则畏，并于肾则恐，是谓五并，虚而相并者也"，此言精（即精气）可通过五脏产生情志的变化，亦主要体现了"精气"的功能属性。

3."精血"可作为描述生命物质属性的基本概念

《内经》并无"精血"的说法，更多的是精（生殖之精）、血、津、液、膏、髓等概念。如《灵枢·本神》言精（生殖之精），“生之来谓之精，两精相搏谓之神”，《灵枢·决气》言血，“中焦受气取汁，变化而赤，是谓血”，《灵枢·五癃津液》言津、液、膏、髓，“津液各走其道，故三焦出气，以温肌肉，充皮肤，为其津；其流而不行者，为液……五谷之津液和合而为膏者，内渗入于骨空，补益脑髓，而下流于阴股”。这些论述表明精（生殖之精）、血、津、液、膏、髓等具有显著的物质属性，由此派生出生殖发育、化气生神、滋润濡养等功能。

按《素问·阴阳应象大论》“阴阳者，血气之男女也”所论，则血和气分别为阴（物质）和阳（功能）的代表。“精”作为上位概念，应有“精气”和“精血”两个下位概念。《内经》对“精”和“精气”的认识如前所述，而“精血”似可作为精（生殖之精）、血、津、液、膏等物质的统称，即“精血”是构成人体形质的基本物质。

（二）“精血”最初为精与血的统称，特别是男女生殖之精的合称

《史记·扁鹊仓公列传》曾载西汉名医淳于意之言“男子以精为主，女子以血为主”。东汉医籍中明确出现了“精血”的提法。《伤寒论·平脉法》论肢体厥冷、宗筋聚缩之“尸厥”，言其病机为“少阴脉不至，肾气微，少精血”，此将少阴脉、肾气与“精血”相关联。《伤寒论》《金匮要略》亦多次并列论及男子亡血、失精与女子梦交、半产、漏下。可推知，仲景“精血”之内涵或为精（生殖之精）、血等物质的统称，或男女生殖之精的合称。

南齐褚澄《褚氏遗书》对精血理论的阐述颇有新见。《褚氏遗书·受形》指出：“男女之合，二情交合，阴血先至，阳精后冲，血开裹精，精入为骨，而男形成矣；阳精先入，阴血后参，精开裹血，血实居本，而女形成矣。”此处所言“阳精”和“阴血”正是生殖之精在男性和女性中的不同称呼。《褚氏遗书》在《平脉》《津润》《问子》诸篇也屡屡论及精血（男精女血），且专列《精血》篇，认为其性质在男女有阴阳之分，由此决定男女在生理、病理及疾病防治方面均有相当大的差异。

《褚氏遗书》不仅将“精血”与生殖之精画上了等号，还强调男子“精未通，而御女以通其精，则五体有不满之处，异日有难状之疾”；女子“合男子多则沥枯虚人，产乳众则血枯杀人”（《褚氏遗书·精血》）。《褚氏遗书·问子》也对父母“精血”之盛衰与后代子嗣之健康的关系进行了较为详细的阐述，男女“阴阳气完实而后交合，则交而孕，孕而育，育而为子，坚壮强寿”；若“阴气早泄，未完而伤，未实而动”，则“交而不孕，孕而不育，育而子脆不寿”。如此看来，《褚氏遗书》对“精血”的重视，与《内经》“以欲竭其精”而致“半百而衰”(《素问·上古天真论》)的观点一脉相承，对后世养生保健思想的发展颇有借鉴价值。正如清代叶其蓁《女科指掌·调经门·女科指掌赋》所言：“精血攸关，褚侍中之《遗书》最善。”

此后，“精血”之词为产育诸书广泛论及。如宋代陈自明《妇人大全良方》引《颅囟经》言：“一月为胎胞，精血凝也。”明代徐春甫《古今医统大全·螽斯广育》言：“夫阴阳生生不息之德……其在于人则根乎精血。”这些论述均认为“精血”是男精女血交合的产物，是胚胎成形的基础。

（三）“精血”进一步被认为是生命活动的物质基础

1. 精血损耗关乎衰老的进展

《内经》认为中年以后“阴气”（形质）消减，机体功能活动开始衰退，“年四十，而阴气自半也，起居衰矣”。到宋元时期，医家开始明确提出衰老发生与“精血”亏耗密切相关。宋代陈直《养老奉亲书·戒忌保护》认为老年人“天癸数穷，则精血耗竭，神气浮弱，返同小儿，全假将护以助衰晚”。元代朱丹溪《格致余论·养老论》指出：“人生至六十、七十以后，精血俱耗，平居无事，已有热证。何者？头昏目眵，肌痒溺数，鼻涕牙落，涎多寐少，足弱耳聩，健忘眩运，肠燥面垢，发脱眼花，久坐兀睡，未风先寒，食则易饥，笑则有泪，但是老境，无不有此。”以上所论“精血”当为“精”与“血”之合称，均属“阴气”的范畴，为维持人体整体生命活动的基本物质，生命进程进入后半期将会出现此类物质的减少、损耗，乃至耗竭，从而引发诸多衰老的表现。《养老奉亲书》《格致余论·养老论》分别为老年医学专著和专篇，文中的“精血”概念已经不再局限于描述生殖之精，而是将“精血”与衰老机制相联系，从而扩展了“精血”概念的应用范围。

2. 精血是构成形质的基本物质

明代张介宾继承《内经》及前人观点，进一步融合易理，对“精血”的认识已超越了生殖之精或天癸的范畴。他认为天癸乃是跨越先天、后天的元阴和元阳（元气）的合称。而“精血”之生随生命而开始，“真阴足而后精血化”，所以“气（指元气）之初生，真阴（指元阴）甚微，及其既盛，精血乃旺”。至天癸俱绝，周身之“精血”仍营运于荣卫之中。此处张介宾不再将“精血”作为生殖之精的代名词，而是将其设定于生命的后天阶段，认为“精血”是维持生命的物质基础。

进一步，张介宾指出，“命门为精血之海”(《景岳全书·传忠录·命门余义》)，“培左肾之元阴，而精血自充”(《景岳全书·新方八阵》)，将“精血”作为元阴（物质属性之精）的基本结构，而与命门之火的真阳（功能属性之精）共同推动人体生长壮老已。

张介宾认为，“精血”不仅与生命形成有关，而且与后天水谷之精共同促成形体生长。如《景岳全书·杂证谟·脾胃》曰：“人之始生，本乎精血之原；人之既生，由乎水谷之养。非精血无以立形体之基，非水谷无以成形体之壮。”《景岳全书·传忠录·阳不足再辨》亦认为“初而生婴孩，继而生精血，再而生子女，及其衰也，精血去而形犹存，以渐而终也”，正可与《素问·上古天真论》“七七，任脉虚，太冲脉衰少，天癸竭，地道不通，故形坏而无子也”之论相对应。也就是说，张介宾并未完全抛弃“精血”的本义，而是将其与形体的生长、壮盛和损耗相联系。

从以上诸论来看，张介宾将“精血”置于整个生命历程来考察，提出形质与“精血”存在宏观与微观的关系，正如《景岳全书·传忠录·治形论》所言“形以阴言，实惟精血二字足以尽之”。

从历代医籍中的“精血”之论来看，从《内经》开始，已对“精”与“精气”的含义有了一定程度的界定和区分，精、血、津、液等基本概念的提出也为引申出“精血”概念奠定了基础。陈直、朱丹溪等医家在男精女血基础上对“精血”内涵加以阐发，使“精血”的重要性扩展至生殖之外的其他方面，强调精血损耗在衰老机制中占据重要地位。张介宾深刻把握生命发生、发展进程中的物质属性，将“精血”看作是形体的微观构成，从而深入《内经》以来“精血”概念的本质。

二、精血同源

精能化血，血能养精，精与血之间具有相互资生和相互转化的关系，称为“精血同源”。《素问·六节脏象论》言“肾者，主蛰，封藏之本，精之处也，其华在发”，即肾精的盛衰影响着毛发的生长与脱落、润泽与枯槁；《诸病源候论》云“冲任之脉……血盛则荣于须发，故须发美”，人体气血功能协调平衡，皮肤、毛窍得以营养滋润，则毛发光泽旺盛。“发为血之余”，而肝藏血，若肝藏血功能失衡，血虚不能滋养毛发孔窍，则会出现毛发枯槁、稀疏；“发为肾之候”，而肾藏精，精血相互化生滋养，精足则血足，精充则血旺，此谓“肝肾同源”，亦称“精血同源”。精血同源主要体现在“精可化血”及“血以养精”。肝肾得养，则精足血旺，上输头面，滋养毛发，使其生长旺盛；若肾精耗伤，肝不藏血，则毛发失其所养，根摇脱落，可见肝肾同源是保证毛发生长旺盛的基础。此外，肾藏精，主生长发育与生殖，与人的内分泌功能密切相关。

精可化血。水谷之精和肾精是血液化生的基础物质。脾运化吸收的水谷之精，其精粹部分化为营气，与津液入于脉中，化赤为血；肾藏精，精髓为化血之源。由于肾为藏精之脏，故肾精化血的意义更为重要。肾之外华为发，肾精化血，荣养头发，故称“发为血之余”。肾精亏耗，可表现血虚病证，同时常见有头发枯槁脱落之候。

血以养精。血液充养脏腑可化生脏腑之精；血液滋养于肾，使肾精充实。故血液充盈则精足，血液虚少则精亏。临床常见肝血不足与肾精亏损相互影响，表现为头晕眼花、耳聋耳鸣的肝肾精血亏虚病证。

“精血同源”是中医学经典概念之一，最早来源于《内经》，主要含义包括“肝肾同源”，肝藏血，肾藏精，二者化源相同，“精”与“血”相互资生、相互补充、相互影响。《素问·阴阳应象大论》载“肾生骨髓，髓生肝”，中医基础理论认为肾为肝之母，且肝藏血，因而“肾生骨髓，髓生肝”事实上提示了肾精通过生髓而生肝血，此外，清代张璐《张氏医通》提出“精不泄，归精于肝而化清血”，提示肾精充足可以滋养化生肝血。反之，血之于肾精也具有支持和化生的作用，隋代巢元方《诸病源候论·虚劳病诸候下》载“肾藏精，精者，血之所成也”，清代周学海《读医随笔·气血精神论》亦载“精者，血之精微所成”。故而可以说血亦可以化精，血旺可以化生补充肾精使其充足，血旺是精充的必要条件之一。

（一）精血“并属于水”

清代何梦瑶《医碥》中言：“精、髓、血、乳、汗、液、津、涕、泪、溺，皆水也，并属于肾。”《内经》中没有直接关于精、血“并属于水”的记载，但间接的论述不少。如《灵枢·口问》载：“人之哀而泣涕出者，何气使然……液道开故泣涕出焉。液者，所以灌精濡空窍者也，故上液之道开则泣，泣不止而液竭，液竭则精不灌，精不灌则目无所见矣，故命曰夺精。”“人之涎下者，何气使然？岐伯曰：饮食者皆入于胃……胃缓则廉泉开，故涎下，补足少阴。”《灵枢·决气》载：“何谓液？岐伯曰：谷入气满，淖泽注于骨，骨属屈伸，泄泽，补益脑髓，皮肤润泽，是谓液。何谓血？岐伯曰：中焦受气取汁，变化而赤，是谓血。”可见，《内经》早就认识到涕、液、涎、精、血等同出一源。这一认识的发生，当主要缘于观察之法。中医历来有“津血同源”“血汗同源”之说，也当是基于对其成分主要是水的观察。清代唐容川指出：“男子以气为主，故血入丹田亦从水化而变为水，以其内为血所化，故非清水，而极浓极稠，是谓之肾精。”也就是说，精、血并属于水，只是颜色和清稠不同而已。

（二）精血“取汁于水谷”

《内经》中已有精血“取汁于水谷”的认识。如《灵枢·决气》曰：“中焦受气取汁，变化而赤，是谓血。”《素问·脏气法时论》云：“五谷为养，五果为助，五畜为益，五菜为充，气味合而服之，以补益精气。”《灵枢·五癃津液别》曰：“五谷之津液和合而为膏者，内渗入于骨空，补益脑髓。”《灵枢·营卫生会》云：“人受气于谷，谷入于胃，以传于肺，五脏六腑皆以受气。”《素问·上古天真论》曰：“肾者主水，受五脏六腑之精而藏之。”后世医家对这一认识进行了发挥，如明代孙一奎《赤水玄珠》说：“夫血者，水谷之精气也，和调五脏，洒陈六腑，男子化而为精，女子上为乳汁，下为经水。”这一认识充分说明先天赖后天以养、以长，体现了水谷、血、精的生成、滋养关系。

（三）精血互化

精血的相互转化在生理状态下是看不到的。所以这一认识的发生主要借病理观察及治疗反证，也不排除五行学说介入的影响。

对精血同亏的病理观察，《内经》有许多记载。如进入老年期，表现出肝肾精血不足的病理现象，《素问·上古天真论》言“七八肝气衰，筋不能动，天癸竭，精少，肾脏衰，形体皆极”。《灵枢·痈疽》云：“骨伤则髓消，不当骨空，不得泄泻；血枯空虚，则筋骨肌肉不相荣，经脉败漏，熏于五脏，脏伤故死矣。”老年耳聋多由肾亏所致，但《内经》认为肝之病变也可引起“目冥耳聋”。目盲常属肝血不足，而“精不灌则目无所见”者亦不少见。此外，“令人善忘，忽忽眩冒而巅疾”“喜忘其前言”，皆为肝肾精血所伤而致的病理过程。

后世医家对此有进一步的认识。如张介宾《景岳全书·小儿补肾论》说：“凡小儿之病最多者，惟惊风之属，而惊风之作则必见反张戴眼、斜视抽搐等证，此其为故，总由筋急而然。盖血不养筋所以筋急，真阴亏损所以血虚，此非水衰之明验乎？”叶天士《临证指南医案》说：“下焦之病，多属精血受伤。”

而五行学说对精血互化理论的影响，有学者认为，《素问·阴阳应象大论》言“肾生骨髓，髓生肝”，肾为肝之母，肝为肾之子，肾通过“髓”生养“肝”而体现母子联系，肝主藏血，所以髓生肝即生肝血。我们认为，五行学说对肝肾同源理论的促进作用不可低估。以母子生养关系而言，肾（水）生肝（木）所归纳的就不仅是肾精对肝血的滋养关系，还应当包括肾阳对肝阳的资助、温煦作用及肾阴对肝阴的濡养、滋润作用。但对精血互化的认识，其发生应主要归于对司外揣内的病理及治疗反证的观察。

三、精血关系失调

精血相互依存，相互转化，密切相关，病机亦可相互影响。临床常见的精与血关系失调如精血不足、血瘀精阻。

（一）精血不足

精血不足指精亏和血虚并见的病机变化。肝肾同源，精血互生，多种疾病伤及肝肾，或肝肾疾病相互影响，皆可形成肝肾精血不足之证。可见面色无华，眩晕耳鸣，神疲健忘，毛发脱落稀疏，腰膝酸软；或男子精少、不育，女子月经失调、经少、不孕等。

（二）血瘀精阻

血瘀精阻指血瘀与精道阻滞并见的病机变化。瘀血内阻，可致精道瘀阻而形成气滞精瘀或血瘀精阻的病机变化，而且二者可互为因果，同时存在。临床除见一般精瘀症状外，前者以情志因素为多，阴部胀痛重坠明显；后者可见血精，阴囊见小核硬节等瘀血表现。

第二节　血与气

血与气是人体的生命物质，在生命活动中有着极其重要的意义，如《素问·调经论》言“人之所有者，血与气耳”。气与血同源于脾胃化生的水谷精微和肾中精气，具有互根互用的关系。二者相对而言，气属阳，无形而主动，具有温煦、推动、固摄、气化等作用；血属阴，有形而主静，具有滋润、濡养等作用。气与血的关系，可以概括为“气为血之帅”“血为气之母”。

中医学认为，气是人体内具有强活力的运动不止的极细微物质，也是构成人体和维持人体生命活动的基本物质之一。气的概念包含了物质与功能两大方面。从物质方面来看，它是构成人体和维持人体生命活动的基本物质。《素问·宝命全形论》曰：“天地合气，命之曰人。”元气、谷气、清气、六淫之气、七情之气等均属此类。气的运动变化是生命的基本特征，《素问·六微旨大论》言“故非出入，则无以生长壮老已；非升降，则无以生长化收藏”。从功能方面来看，又有五脏之气，《灵枢·营卫生会》认为“人受气于谷，谷入于胃，以传于肺，五脏六腑皆以受气”。五脏六腑依赖气的激发温养，反之，五脏又可藏精气，发挥生理功能。血为循行于脉中富有营养的红色液态物质，构成和维持人体生命活动。在气的推动、温煦、固摄下营养全身，气血联系密切，气为血帅，参与血液的化生，推动血液在血脉中正常运行；血为气母，五脏六腑得血液濡养，化生功能之气，血又能载气，发挥正常生理功能。“气主煦之，血主濡之”，气血的强弱盛衰转化，便是人体生长壮老已的过程，而气血失和，则是疾病发生、发展、转归的根本。

一、气血理论溯源

气与血是生命的根本，是人类赖以生存的物质基础。《素问·调经论》云“人之所有者，血与气耳”，又云“五脏之道，皆出于经隧，以行血气，血气不和，百病乃变化而生”。《难经·八难》提出“气者，人之根本也”，《医宗必读》云“气血者，人之所赖以生者也”，充分说明气血是人体生命活动的重要物质基础，气血不和，是导致疾病发生的基础。《难经正义》曰“气中有血，血中有气，气与血不可须臾相离，乃阴阳互根，自然之理也”，指出气与血，一阳一阴，相互依存，相互资生，具有互根互用的关系。气、血在生理上相互为用，在病理上又相互影响。如《素问·调经论》云：“气之所并为血虚，血之所并为气虚。”《本草衍义》曰：“夫人之生以气血为本，人之病未有不先伤其气血者。”《灵枢·邪客》曰：“营气者，泌其津液，注之于脉，化以为血。”说明气在运动变化中能生化为血，即气能生血。《难经·二十四难》曰：“手少阴气绝，则脉不通，脉不通，则血不流。”气的推动作用是血液循环的动力，气不行，则血不行，即气能行血。清代唐容川在《血证论》中指出“气为血之帅，血随之而运行”，充分体现出血的运行需要依靠气的推动。《素问·举痛论》指出：“怒则气逆，甚则呕血及飧泄。”气逆则血乱，气的异常使血不循常道而出现血瘀、出血等，即气能摄血，气有统摄血之作用，气的固摄作用能使血液循其常道而流于脉内。

然血又能化气及载气，《灵枢·营卫生会》中言“营卫者，精气也；血者，神气也。故血之与气，异名同类焉”。血与气同类异名，血能滋养神气，在一定程度上又能化生气，气、血同行于脉中，气附血，血又能载气、藏气，正所谓“载气者，血也”“血为气之宅”“血为气之母”。由此可见，气血不可分离，气血失和是百病发生的基础，故调和气血之间的关系，使其恢复平衡也是治疗疾病的法则之一。清代王清任在《医林改错》中提及“血活而不瘀，气通血活，何患疾病不除”，提出治病的要诀是先辨明气血。

二、气血理论内涵

（一）百病皆生于气

《素问·举痛论》言：“百病皆生于气也。”气机失调是疾病的根本病机，治百病亦以调气为要。气行于脉外，血行于脉中，故外邪侵袭，多先伤其气，后伤其血。对于内伤病而言，内伤七情，劳倦失宜，均直接导致脏腑气血功能失调，而最易先伤其气。“怒则气上，喜则气缓，悲则气消，恐则气下，惊则气乱，思则气结”，情志变化导致气的运行失调，发为疾病。劳倦失宜也是先耗其气，《素问·举痛论》曰“劳则喘息汗出，外内皆越，故气耗矣”。

气属阳，血属阴，阳无形，阴有形。临床上，病在气者，多属功能性疾病，病在血者，则可能会出现器质性疾病。因此，疾病的进展多是由气及血的过程，初病在气，久病入血。

（二）气血传变

外感病以外感邪气为主，以痞证、结胸证、蓄血证为例，从痞证单纯的邪陷气滞，到结胸证气与有形之邪相结，再到蓄血证瘀热互结于血分，这是一个邪气由气入血且邪结逐渐加重的过程。且在病程中，邪气均有郁滞化热的倾向，这也是外感病的特征之一。内伤病以正气损伤为主，气机郁滞，导致血脉瘀滞，此为由气及血。在内伤病中，血病还常及水，血脉瘀滞，血道不通，则水湿津液停滞，成臌成肿，此为“血不利则为水”。水与血作为病理产物，亦可互相转换，交互为病。《血证论》云“水病则累血”“血积既久，亦能化为痰水”。治疗应重视扶正与祛邪的关系，无论是扶正还是祛邪，气机条达是其首要条件。

（三）调气为先，气血同治

无论是外感病还是内伤疾病，调气之法均具有祛热散邪之效。张仲景用桂枝汤、麻黄汤治疗太阳中风、太阳伤寒，亦是取桂枝走脾胃以解肌祛风，麻黄宣肺气以开腠发汗，均是通过调气来散邪。叶天士的卫气营血辨证中，病在卫，则以疏卫为主，宣其阳，开其郁，郁不开，则热难以除，若徒用寒凉，则气机闭塞，热不能祛，反而加重疾病，故治疗的关键在于保持气机宣畅，使热邪外达；病到气才可清气，清气之法，亦不可一味使用寒凉药物，也不可配伍滋腻药物；病入营尤可透热转气，入血就恐耗血动血，直须凉血散血，病邪虽入营血，但治疗也不仅仅治血，必须气血同治。邪入营分，既可导致营热炽盛，也可导致营阴灼伤，治疗应清营热，养营阴，透热转气，透热转气法是以调气之法选以气分药。邪在血，不能一味活血，因此瘀是热邪焦灼血液所致，故不使气机通畅，邪热不散，瘀亦不能祛，应以凉血散血之品治之。可见，外感病在治疗上均是以调气为先，再气血同治。

在内伤疾病中，调气之法还益于扶正。内伤疾病，若用益气之品易壅塞气机，用养阴之药则滋腻碍胃，治疗上可先以开胃行气之品调畅脾胃气机；对于癥瘕类疾病，癥瘕积聚的形成往往与内虚密切相关，只有气机运行畅达，气、血、津液才能正常转化。张介宾《妇人规·癥瘕类》言：“凡今人之病虚者最多，而用补者最少。”张介宾治疗癥瘕积聚不一味活血化瘀，而是养正顾正，自创暖肝煎，从调理肝、脾、肾着手，调气温补，以达止痛之效。现代临床治疗肿瘤疾病，越来越重视调理气机。有医家甚至认为，要将调理气机贯穿在肿瘤治疗的始终，初发者当加大调气之力度，行散为先，只有气机升降出入正常，痰饮、瘀血等病理产物才可能不消自灭，化积聚于无形。

三、气为血之帅

气为血之帅，指气对血有化生、推动、统摄等作用，具体表现为气能生血、气能行血、气能摄血。

（一）气能生血

气能生血，指气参与并促进血液的生成。营气直接参与血液的生成，是血液的主要成分。脾胃、肾、肝、心、肺等脏腑的气化功能促进饮食水谷转化为营气、津液并化赤为血，是血液生成的动力。因此，气充则化生血液的功能强，血液充足；气虚则化生血液的功能弱，易于导致血虚的病变。临床治疗血虚病证，常以补气药配合补血药使用，即是气能生血理论的应用。

（二）气能行血

气能行血，指气具有推动血液在脉中运行的作用。气行则血行，血液必须依赖于气的推动才能运行不息，流布至全身。血液运行主要依赖心气、肺气的推动，以及肝气的疏泄。气充足旺盛，气机调畅，则血液正常运行。气虚则血行迟缓，气滞则血行涩滞，均可导致血瘀病变。气机逆乱，升降出入失常，也会影响血液正常运行，导致血液妄行，出现血随气逆的咳血、吐血，血随气陷的便血、尿血等症状。因此，临床治疗血液运行失常的不同病证，可用补气、行气、降气、升提的药物，即是气能行血理论的应用。

（三）气能摄血

气能摄血，指气具有统摄血液在脉中正常循行而不溢出脉外的作用，主要体现在脾气统血的生理功能之中。脾气健旺，统摄有力，则血液行于脉中而不溢出脉外。若脾气虚弱，统摄无力，血液溢出脉外，则可出现吐血、咳血、尿血、便血、衄血、崩漏等多种出血病证，称为“脾不统血”或“气不摄血”。临床采用补气摄血的方法以达止血的目的，即是气能摄血理论的应用。

四、血为气之母

血为气之母，指血为气的物质基础，血能化气，并作为气运行的载体，具体表现为血能养气、血能载气。

（一）血能养气

血能养气，指血对气具有濡养作用。气的生成离不开血液的化生和濡养。血液循环流布周身，不断地为一身之气提供营养，维持其充足旺盛状态。血足则气旺，血少则气衰。临床上血虚日久的患者，往往兼有气虚表现，治疗宜养血与补气兼顾。

（二）血能载气

血能载气，指血液是气的载体。气存于血中，依附于血液而不致散失，赖血之运载而布于周身。如《张氏医通·诸血门》说："气不得血，则散而无统。"临床上大出血的患者，气无所依附，导致涣散不收、漂浮无根的气脱病变，称为"气随血脱"。治疗应采取益气固脱和止血补血的方法，以达补气、固脱、止血之目的。

总之，血与气，一阴一阳，相互维系，气血平和，则能保证人体生命活动的正常进行；反之，血气不和，则百病乃生。因此，调整气血之间的关系，使其恢复协调状态是治疗疾病的基本法则。

三、气与血关系失调

气与血之间具有相互资生、相互依存和相互为用的关系。故气虚和气运行失常必然影响及血，血虚和血行失常也必然影响及气。故气血关系失调主要有气滞血瘀、气虚血瘀、气不摄血、气随血脱及气血两虚等方面。

（一）气滞血瘀

气滞血瘀指气机郁滞，导致血行障碍；或血行不畅，导致气的运行郁滞，出现气滞和血瘀并存的病机变化。

外伤闪挫，或血瘀及气，而致血瘀气滞；情志抑郁，气机阻滞，而致气滞血瘀。气滞血瘀多与肝失疏泄密切相关，临床上多见胸胁胀满疼痛，日久可形成癥瘕积聚等病证。血瘀气滞多与心血瘀阻而累及肺气宣降有关，心肺血瘀气滞，可见咳喘、心悸、胸痹、唇舌青紫等症状。

气滞可导致血瘀，血瘀必兼气滞，常难以明确区分孰先孰后。临床需注意辨别气滞与血瘀的主次，为治疗提供依据。

（二）气虚血瘀

气虚血瘀指气虚无力推动血行而致血瘀的病机变化。

气虚血瘀见于心气不足，行血无力，表现为惊悸怔忡、喘促、水肿等症状；亦见于年高体弱之人，气虚无力行血，经脉血液瘀滞，肢体失养，多致半身瘫痪、痿废。故气虚血瘀病机在老年病中具有重要意义。

（三）气不摄血

气不摄血指由于气虚，气统摄血液的生理功能减弱，血不循经，溢出脉外，而致各种出血的病机变化。

气不摄血多由久病伤脾，气虚失于统摄血液所致。脾虚气不摄血的病变，主要表现为脾不统血所致的皮下紫癜、咳血、吐血、便血、尿血、崩漏等，以病势较缓，血色淡而质稀，多淋漓不断为特征，兼见面色无华，倦怠乏力，舌淡，脉虚无力等气虚表现。

（四）气随血脱

气随血脱指在大量出血的同时，气也随着血液的流失而急剧散脱，从而形成气血并脱的病机变化。

气随血脱多由各种大失血所致，较常见的有外伤失血、呕血、便血或女性崩漏、产后大出血等。血为气母，血能载气，血脱则气无所依，故气亦随之散脱而亡失。可见精神萎靡，眩晕，面色苍白，冷汗淋漓，四肢厥冷，甚或晕厥，脉芤或微细。

气随血脱为临床危重证候，如能及时救治，则可转危为安，继而表现气血两虚的病机变化。如病情恶化，可出现亡阴亡阳，发展为阴阳离决而死亡。

（五）气血两虚

气血两虚指气虚和血虚同时存在的病机变化。

气血两虚，多因久病消耗，渐致气血两伤；或先有失血，气随血耗；或先因气虚，血液生化障碍而日渐衰少所致。气血两虚，则脏腑经络、形体官窍失之濡养，各种生理功能失常，可出现不荣或不用的病证。临床主要表现为肌体失养及感觉运动失常，如面色淡白或萎黄，少气懒言，疲乏无力，自汗，形体瘦弱，心悸失眠，肌肤干燥，肢体麻木，甚至感觉障碍，肢体痿废不用等。

四、气血合病的辨证论治

气血合病的辨证，应分清虚实。虚证有气血亏虚、气不摄血、气随血脱，实证有气滞血瘀等。

（一）气血亏虚

症状：短气懒言，四肢倦怠，自汗少寐，心悸怔忡，面色苍白或萎黄无华，纳差。舌淡或胖，边有齿痕，苔薄白，脉细弱无力。

病机：多因久病气血耗伤，或慢性失血而致气血双亏，脏腑失养。

治法：补气养血。

方药：八珍汤加减。本方补益气血，主治气血两虚所致的病证。党参、熟地黄甘温补养气血；白术、茯苓健脾助运；当归、白芍养血和营；甘草和中益气；川芎和血调气；加生姜、大枣调和脾胃，促进水谷精微化生血气。

（二）气随血脱

症状：出血量多，面色㿠白，大汗淋漓，四肢厥冷，神情淡漠，甚则昏厥。脉微细欲绝，或见芤脉。

病机：血脱而气无所依，随血欲脱。

治法：补气固脱。

方药：独参汤。人参益气固脱。如四肢厥冷，汗出淋漓，阳气将暴脱者，急用参附汤益气回阳，救逆固脱。

（三）气滞血瘀

症状：胸胁胀满疼痛，或头痛、腹痛，其痛如刺，痛处固定，疼痛持续，或腹部有痞块，刺痛拒按。舌暗红，或有瘀斑，脉细涩。

病机：情志不畅，肝气郁结，气滞血瘀。

治法：理气活血。

方药：血府逐瘀汤加减。本方理气活血通络，主治气滞血瘀而致胸胁疼痛、痛如针刺等症状。赤芍、桃仁、红花活血化瘀；川牛膝祛瘀通脉，并引血下行；柴胡疏肝解郁，升达清阳；桔梗、枳壳开胸行气，气行则血行；生地黄凉血滋阴；当归养血润燥，化瘀而不伤阴血；甘草调和诸药。

第三节　血与津液

一、对“津血同源”理论的认识

（一）从津液和血的来源认识“津血同源”理论

《素问·经脉别论》载：“饮入于胃，游溢精气，上输于脾，脾气散精，上归于肺，通调水道，下输膀胱，水精四布，五经并行。”津液从饮食水谷中获得，经过胃气“受纳腐熟”、小肠“分清别浊”和大肠“主津”等作用的发挥，形成胃、小肠、大肠中的水谷精微和水液，即津液。《灵枢·邪客》曰：“营气者，泌其津液，注之于脉，化以为血。”说明脾气所运化的、从饮食中获得的水谷精微和营气上输于心、肺，在心、肺的共同作用下进入血脉中转化为血液。因此可知，津液和血液都是液态物质，均来源于人们所食的水谷精微，且布散于肌肉的津液可以渗入孙络，化生为血。与此同时，与气相比，津液和血液二者同属于阴，故有“津血同源”之说。

（二）从津液和血的生理功能认识“津血同源”理论

《难经·二十二难》将血液的生理功能概括为“血主濡之”，即血液不断地濡养全身脏腑组织，保证人体生命活动正常进行。津液亦具有滋润濡养之作用，津液可以布散至脏腑组织，使其得以濡养，使人体生理活动正常运行，且人体津液在生理功能上亦具有充养血脉的作用，津液可进入血管，成为血液的主要组成部分，并且可以调节血液浓度，使血液浓度保持在正常范围内。正常情况下，血液行于血脉中，若血脉之外津液较少，则血液可渗出脉外化为津液，以保证津液充足，使津液充分发挥濡养机体脏腑组织的作用，且有利于津液的输布和代谢。因此，血液和津液在生理功能上相辅相成，相互作用，难以分割，共同维系人体正常的生命活动。

（三）从津液和血的病理认识“津血同源”理论

病理上，若患者津液不足，则脉中之血渗出脉外可补充津液，使津液仍可正常发挥作用，若津液匮乏较为严重，人体必然处于津液不足的状态，同时血液也可因补充脉外之津液引起血液质地黏稠即血瘀，或者因补充津液而出现血虚，阴血不足致阳亢而生内热，火热内炙，侵犯血分致血分津液亏少出现血瘀。同理，若患者血液亏损，则脉外津液注入血脉之中可以补充血容量的不足，如果血液丢失过多则脉外之津液大量注入脉中仍无法补足血液则血虚，出现乏力、面色淡白或萎黄、两目干涩、视物模糊不清等症状，同时脉外津液也会处于不足状态，出现口干欲饮、眼睛干涩、皮肤干燥等一派干燥的临床表现。《灵枢·营卫生会》说“夺血者无汗”，《伤寒论》说“亡血家不可发汗”，均较好地说明了血液和津液二者相互化生、相互作用。

二、“津血同源”理论溯源

（一）狭义的“津血同源”理论

古籍记载，狭义的“津血同源”理论主要指津血化生同源，如《灵枢·痈疽》言“中焦出气如露，上注溪谷，而渗孙脉，津液和调，变化而赤为血”，即津和血均源于饮食水谷精微，津液来源于胃受纳的饮食水谷，又由脾的运化、小肠的泌别清浊及大肠主津等作用而形成。血主要来源于脾胃对饮食水谷消化吸收而形成的水谷精微，在心肺作用下进入脉中，与营气相合，变化为血。津、血同属人体的阴液，故谓津血同源。

（二）广义的“津血同源”理论

广义的“津血同源”理论除二者化生同源外，尚包括二者的转化与输布关系密切，参与周身体液调节，以及二者在病理上互相影响，互为病理因素。《灵枢·邪客》言：“营气者，泌其津液，注之于脉，化以为血，以荣四末，内注五脏六腑。”又如《灵枢·决气》曰：“中焦受气取汁，变化而赤，是谓血。”津液渗入孙络，与营气结合，成为血液的组成部分，所谓津能生血。《难经·二十二难》亦曰：“血主濡之。”血液运行脉中，可循行到肌肤及四肢。运行脉中的血液，与营气分离而渗于脉外则化为津液，濡润脏腑组织和官窍，也可弥补脉外津液的不足，所谓血可化津。二者虽输布殊途，但实为同源物质的不同表现及转换方式，在运行输布过程中相辅相成，互相转化。

（三）广义、狭义“津血同源”理论的关系

《伤寒论》有“衄家不可发汗”“亡血家不可发汗”的论述，指出在失血等血液亏耗的情况下，脉中血液转化为津液减少，反而需要脉外津液进入脉中，导致津液亏耗明显，故不能对血亏者使用发汗的治疗方法。而当饮食、外伤、疾病

等各种原因导致津液减少时，脉外津液不足，则脉内血液的津液成分需渗出脉外以补充津液的亏耗，从而出现血虚，或者血液黏滞浓稠，运行不畅而为瘀。此时，不宜使用放血或破血法，以防津血亏耗更甚。二者在病理关系上表现为一损俱损，血能病水，水能病血。瘀血可以是津伤后的病理产物，而津伤者也常有血瘀、血虚的表现，这从另一方面论证了血液与津液并存的关系。

三、“津血同源”的表现形式

血和津液皆为液态物质，与气相对而言，皆属于阴，均由水谷精微所化生，同具营养和滋润的功能，二者之间可以相互资生、相互转化，称为“津血同源”。“津血同源”的表现形式可概括为“血可化津”“津能生血”。

（一）血可化津

血液由营气和津液构成。血行脉中，血中之津液可渗出脉外而为脉外之津液。若失血过多，脉中血少，脉外津液进入脉中以维持血量，可引起脉外津液不足，故失血患者除表现面白、舌淡等血虚症状外，多见口渴、尿少等津液亏虚的症状。因此，对于失血者应慎用发汗等方法治疗，以防进一步耗伤津液。《灵枢·营卫生会》有“夺血者无汗”之说，《伤寒论》也有“衄家不可发汗”和“亡血家不可发汗”的告诫。

（二）津能生血

津液是血液的重要组成部分，脉外之津液进入脉中则化而为血。若大汗、剧烈吐泻，或严重烧伤，脉外津液不足，则血中之津液渗出脉外，以补充脉外津液，从而导致血脉空虚、津枯血燥等病变。因此，对于大汗、剧烈吐泻等津液耗伤者，应慎用破血逐瘀之峻剂，或放血疗法，以防进一步耗伤血液。《灵枢·营卫生会》有“夺汗者无血”之说。

四、津液与血关系失调

血、津液皆为生命物质，在生理上密切相关，故在病理上血瘀、津停二者之间常互为因果，可出现津枯血燥、津亏血瘀、血瘀水停等病机变化。

（一）津枯血燥

津枯血燥，指津液亏乏枯竭，导致血燥虚热内生或血燥生风的病机变化。多由高热或烧伤引起津液损耗，或阴虚痨热，津液暗耗所致。可见鼻咽干燥，肌肉消瘦，皮肤干燥，或肌肤甲错，皮肤瘙痒或皮屑过多，舌红少津等症状。

（二）津亏血瘀

津亏血瘀，指津液耗损，导致血行瘀滞不畅的病机变化。多由高热、烧伤或吐泻、大汗等因素致津液大量亏耗，则血量减少，血液循行涩滞不畅，从而发生血瘀之病变。《读医随笔》说："夫血犹舟也，津液水也。""津液为火灼竭，则血行瘀滞。"说明热灼津亏可导致血瘀。除原有津液不足的表现外，可见面唇、舌质紫绛，或有瘀点、瘀斑，或见斑疹显露等症。

（三）血瘀水停

血瘀水停，指血脉瘀阻导致津液输布障碍而水液停聚的病机变化。血瘀则津液环流不利，津停为水。如心血瘀阻，影响津液输布，可见心悸、气喘，口唇爪甲青紫，舌有瘀点或瘀斑，甚则胁下痞块，下肢、面目浮肿等症状。

第四节　血与神

一、血与神同源同处

（一）血的化生与场所

营、血常并行而论，认为二者是同一种物质，发挥同样的作用。而从《灵枢·邪客》"营气者，泌其津液，注之于脉，化以为血，以荣四末，内注五脏六腑"的论述可知，营、血有本质上的区别，血并不等同于营，而是以营作为前体物质化生而成。从《灵枢·决气》所言"中焦受气取汁，变化而赤，是谓血"和《灵枢·痈疽》所言"中焦出气如露，上注溪谷，而渗孙脉，津液和调，变化而赤为血"可以看出，中焦脾胃化生的水谷精微和津液均可以化而为血。当津液不足时，化血亦不足，出现血脉虚少的情况，故有"夺汗者无血"之说。

营、水谷精微和津液均是化血所需的基础，其中最基本的物质是水谷精微。《素问·痹论》曰："营者，水谷之精气也。"《灵枢·邪客》曰："五谷入于胃也，其糟粕、津液、宗气，分为三隧。"《灵枢·平人绝谷》云："故平人不食饮七日而死者，水谷、精气、津液皆尽故也。"水谷精微既能直接化血，又能生成营、津液进而化血。

《内经》中所述的化血场所不外心与脉。如《素问·阴阳应象大论》曰："南方生热……心生血。"《灵枢·邪客》曰："营气者，泌其津液，注之于脉，化以为血。"《灵枢·营卫生会》曰："中焦亦并胃中……化其精微，上注于肺脉，乃化而为血。""谷入于胃，以传于肺，五脏六腑皆以受气，其清者为营。"营气所生出于肺，盖"肺脉"一说是将营的生成及其化血的过程也并入其中笼统而论，营出于肺，而化血在脉。

（二）神的化源与居处

《灵枢·平人绝谷》曰"故神者，水谷之精气也"，《素问·六节脏象论》曰"五味入口，藏于肠胃，味有所藏，以养五气，气和而生，津液相成，神乃自生"，可知神来源于水谷精微。《灵枢·本神》曰："心藏脉，脉舍神"，《灵枢·大惑论》曰"心者，神之舍也"，可见神之所处为心与脉，与血相同。《素问·灵兰秘典论》曰"心者，君主之官，神明出焉"，意为心中藏有神，是为神所居之处，而并非后世所指"心主神明"。

（三）血与神之间的内在联系

血与神皆由水谷精微化生，同居于心、脉中，二者之间不仅是单向的血对神的濡养关系。关于化血的场所，强调在心、脉，二者皆是蕴神之所，而血化于此，提示神在化血过程中的重要作用。《灵枢·营卫生会》曰"营卫者，精气也，血者，神气也"，与此暗合。此外《素问·五脏生成论》曰"肝受血而能视，足受血而能步，掌受血而能握，指受血而能摄"，说明血之所到即有神居。可见血与神之间相互依存、同源互化，存在"神化于血"和"血以蕴神"的双向关系。

（四）"脉－血－神"相关

"血脉相关"理论发轫于秦汉之初，自"脉"之内涵从经络系统的统称逐步演变为容纳血液的脉管系统后。"血"是构成和维持人体生命活动的基本物质之一，"人有阴阳，即为血气……人生所赖，惟斯而已"。而"脉"作为容纳血液的器官及运行的通道，控制血的正常运行是其主要功能。"壅遏营气，令无所避，是谓脉"，血脉系统是构成人体最重要、最基本的物质结构之一，诚如《灵枢·九针论》所言"人之所以成生者，血脉也"。血于脉中周流全身，运行不辍，濡养四肢百骸，仰赖气血的充盈与脉管的通利，机体的正常运转需要血脉和合共用。以气血调和、脉道通利的血脉系统作为物质基础，方可孕育出人体之"神"，正所谓"血脉和利，精神乃居"。基于血脉系统诞生之"神"又可调控心主血脉、肺助心行血、肝主疏泄等脏腑运行来保证血脉系统的正常运转。

二、血涵神

血具有濡养、化神的生理功能，如《素问·五脏生成》载“肝受血而能视，足受血而能步，掌受血而能握，指受血而能摄”，即眼睛得到血的濡养才能视物，脚得到血的濡养才能走路，手掌得到血的濡养才能握住东西，手指得到血的濡养才能灵巧使用。《灵枢·营卫生会》载：“壮者之气血盛，其肌肉滑，气道通，荣卫之行不失其常，故昼精而夜瞑。”即年轻力壮的人气血盛满，肌肉滑利，气道就通畅，营气和卫气就能正常运行，因此白天能精力充沛，夜里睡眠也安稳。《灵枢·平人绝谷》言：“血脉和利，精神乃居。”即血脉调和通畅，精神才能旺盛。可知，精神得血养方能产生精神活动。上述过程均属于物质与功能之间的转变，本质为阴阳的变化，归属于神，结合血中有神的观点，认为神是血的核心功能，即血涵神。

病理状态下，血不足可见机体功能低下。如《灵枢·营卫生会》载：“老者之气血衰，其肌肉枯，气道涩，五脏之气相搏，其营气衰少而卫气内伐，故昼不精、夜不瞑。”即老年人气血衰弱，肌肉枯槁，其气道就艰涩不通，五脏之气不能相互沟通和协调，营气衰少，卫气内扰，营卫失调，不能以正常规律运行，因此表现为白天精力不充沛，夜里难以入睡。《灵枢·决气》云：“血脱者，色白，夭然不泽，脉脱者，其脉空虚。”即血虚之人，面色苍白而不润泽，脉管空虚下陷。临床上，心肌梗死、缺血性脑卒中急性发作患者出现相应的心、脑功能缺失，经治疗血供恢复，常可伴随心、脑功能的恢复。上述过程均属于物质与功能之间的转变，病理状态下，物质不足导致功能低下，其本质为阴阳变化的缺乏，由于神是阴阳的变化，所以相当于神的缺乏，可见物质、神、功能同步变化，结合血中有神的观点，进一步佐证了神是血的核心功能，即血涵神。

三、血育神

《素问·六节脏象论》云：“津液相成，神乃自生。”即气、血、津液充足，精神自生，直接言明了血生神。《素问·玉版论要》云：“神转不回，回则不转，乃失其机。”即人体中的阴阳气血随着四时的变化而有次序地更迭、运行而不停滞，反映到面色和脉象上就是“有神”；如果阴阳气血不能正常运行而停滞或逆转，反映到面色和脉象上就是“无神”。由此可知，阴阳气血正常运行则神生而有神，阴阳气血异常停滞则神灭而无神，因此认为血生神。

《素问·调经论》云：“神不足者，视其虚络，按而致之，刺而利之，无出其血，无泄其气，以通其经，神气乃平。”即对神不足的病变，应该诊察虚络在何处，先用按摩的方法导引气血，使局部的气血较为充盈，然后再用针刺的方法调和气血，但不要使其出血，也不能使气外泄，只要使经脉的气血运行通畅，则患者的神气协调正常。论述了在病理状态下通过调节气血使神恢复正常，间接说明了血养神。

四、血以蕴神

（一）血清神明

血以蕴神有两种意义，血养神、血载神。正如《灵枢·平人绝谷》言“血脉和利，精神乃居”，神的功能需要血的濡养才能得以发挥。人体血气充盛、血脉调和、血液清纯则能精神得守、神志清晰、精力充沛，是为平人，“平人者，不病也”。神蕴于血中，靠气血运行达于周身。《素问·六微旨大论》云“出入废则神机化灭，升降息则气立孤危……是以升降出入，无器不有”，提示神的运动形式不外乎升降出入，血载神通过气机升降达于四肢百骸。现代医学研究结果亦与“血中蕴神”之说异曲同工。研究发现，甘麦大枣汤及加入不同药物后的各种制剂均能延长小鼠的睡眠时间，其中以加枳实、竹茹疗效最好。枳实、竹茹为化痰之品，可清血中之痰浊污秽，更好地发挥安神作用。实验研究显示，年轻血浆能让老年小鼠的大脑恢复年轻，改善认知能力，提示血充沛清纯可更好地调养神明。

（二）血病神损

血失充盈、血行紊乱、血中成分异常影响载神、养神，导致神机受损。无论脾胃失健、血失化源，还是思虑劳倦、损耗太过，皆可导致血虚，血虚不能承养神，致使神无所依附而浮越于外，血神分离，可见失眠易醒、注意力不集中、健忘，甚者有郑声、独语等神志异常。

血借之于气机周流，载神运行，如气机枢转不利、血行不畅则有碍于神机的布散，血不达则神不至，不至四肢可见肢体活动不利，不至皮肤可见感觉异常，不至头窍可见头晕、头痛或一过性晕厥，不至舌可见言语謇涩。

在环境污染、情志失调、饮食失宜等诸多因素影响下，血浊形成，导致血的承载和养神功能失常，神机升降失常，神明受损失用，可见心神不宁、失眠多梦、健忘、注意力不集中、视物不清等神受扰的表现。血浊日久，浊污积淀脑中，则可见痴呆、语言不利、行动不稳、头痛头昏等神受损的表现。若进一步发展形成血瘀，阻滞脑络，可见猝然昏倒、不省人事、昏不知人、偏身活动不利等神乱的表现。研究表明，血脂升高、血糖升高可以增加血管性痴呆的患病风险，血脂升高、血糖升高为血行失常、血失清纯所致，皆属于血浊的范畴。神失所养、所充，日久必致功能减退、髓海不足、神志不清，逐渐发展至痴呆。

五、神化于血

（一）神宁血安

神与血的作用为神化血，体现为对血补充，助血清纯。血与神同源，血虚时可通过安神进行代偿补益，以满足人体的需求，精神安宁、情志舒畅则能助血液清化。现代医学研究结果亦与此相合。研究发现，安神宁胶囊（以酸枣仁汤为基础）能明显减少小鼠的自主活动，延长小鼠睡眠时间、缩短睡眠潜伏期，并能升高失血性贫血小鼠外周血中红细胞数和血红蛋白含量，证实安神可化血。五参安神合剂能延长小鼠睡眠时间、抗惊厥，显著提高白细胞数，提示安神除能提高红细胞和血红蛋白的含量外，亦能通过升高白细胞数以提高机体免疫能力。音乐疗法可以显著缓解因长期慢性心理应激所导致的血脂代谢紊乱，减少血管壁脂质沉积。长期瑜伽练习能够改善肥胖，促进脂肪分解，降低血脂水平。另有研究发现，益气养血配合疏肝解郁法治疗慢性血小板减少性紫癜的效果明显优于单纯的益气养血法，提示解郁、和缓精神可有生血之效。

（二）神病血伤

1. 神乱血浊

情志失调、精神错乱则血行紊乱、化生异常，易出现血浊等异常状态。人之情志调畅，则百病不生。若忧思过度，嗜欲无穷，浊气涩而不行，蓄积血中，清化为浊，是为血浊，可见血浊的发生与情绪、精神失调密切相关。研究发现，“怒”可以使血脂代谢紊乱，从而影响机体的健康，说明情志受扰、精神错乱可诱发血浊。诸多研究表明，心理应激作用于机体后，通过作用于信号通路进一步引起脂质代谢紊乱、血管壁脂质沉积，说明精神心理因素对血液成分有一定影响，精神紊乱可致血中污浊。研究亦显示，人体甘油三酯与空腹血糖的升高与外界噪声相关，噪声污染扰乱神明，亦致情志不畅，神不清，失于对化血、血行的调控，故促使血浊生成。

2. 神扰血虚

血运行周身，濡养脏腑，并在此过程中参与了精、津液等精微物质的化生。血不断消耗自身而未见虚，是因为其在体内处于消耗和补充的动态平衡之中。血神相附，最早对血进行补充的就是神，若神扰不能充益血，血必从他处寻求救济，长此以往，血损耗大于他处补给时可见血虚之象。故见血虚必有神扰。

六、血神与五脏

（一）血神与心

心主血脉，指心气推动和调控血液在脉道中运行，流注全身，发挥营养和滋润作用。心藏神，指心统帅人体生命活动和主宰意识、思维等精神活动的功能。

心主血脉是基于对古代解剖学的认识、长期生活实践的观察及医疗实践经验的积累，借助直接观察法总结而得。因为血涵神，神是血的核心功能，因此认为心所主血脉中必涵神，契合形神一体观，又因血育神，血是神的物质基础，心通过主血脉可调控神，故言心藏神。由此可见，心藏神是继心主血脉的认识确立后推理而得的。

临床见心神失养，常考虑由心血不足所致，予归脾汤养血安神，方中以人参、黄芪、白术、甘草甘温之品补脾益气以生血，使气旺而血生；当归、龙眼肉甘温补血养心；茯神、酸枣仁、远志宁心安神；木香辛香而散，理气醒脾；生姜、大枣调和脾胃，以资化源，疗效佳。此诊疗过程，基于对血涵神、血育神的认识，故见心神失养需考虑心血不足，治疗以养血为主，认为血得养，一则为神提供物质基础，二则血核心功能得以改善，可使心神得养。

（二）血神与脾

“意”是精神活动的一种表现形式，主要是指意识、回忆，或未成定见的思维，藏于脾，为脾脏神。《素问·宣明五气》云“脾藏意”，即脾脏主管并蕴藏意神。生理状态下，根据《灵枢·本神》中“脾藏营，营舍意”，即脾贮藏营气，意神就寄附在营气之中，可知脾主运化，作为血化生之源，以其所化之血充养意神，以保其健。这正是血育神的具体体现。

病理状态下，如阿尔茨海默病，以智能障碍为主要变化，最能体现脾不藏意的病理改变。临床多以健脾益智法作为组方原则，如健脾益智方，方中以人参、黄芪、白术为君，甘温入脾，大补脾气；辅以何首乌补益肾精，石菖蒲化浊开窍，远志安神兼以化浊，水蛭活血化瘀。亦如健忘之血瘀痹阻证，症见遇事善忘，心悸胸闷，伴言语迟缓，神思欠敏；表现呆钝，面唇暗红，舌质紫暗，见瘀点、瘀斑，脉细涩或结代，考虑营血瘀滞、意神失养，予血府逐瘀汤加减。方中以桃仁破血行滞而润燥；红花、赤芍、川芎活血祛瘀；牛膝活血通经祛瘀，引血下行；生地黄、当归养血益阴，清热活血；桔梗、枳壳，一升一降，宽胸行气；柴胡疏肝解郁，升达清阳；人参、黄芪、白术、甘草补脾益气以生血。上述诊疗过程，基于对血涵神、血育神的认识，故阿尔茨海默病见意神失养需考虑血不足，治疗主要通过健脾养血而使意神得养，健忘之血瘀痹阻证同见意神失养，结合舌脉象，考虑血瘀，由于瘀血不具濡养之性，且瘀血不去，新血不生，二者叠加，共致意神失养，故治疗上，一方面活血祛瘀以助生新，另一方面，补脾生血，双管齐下，使意神得养。

（三）血神与肝

肝体阴而用阳，指肝因藏血属阴而其功能属阳，所以肝血可影响肝的功能。魂属阳神，藏于肝，为肝脏神，如《素问·宣明五气》云“肝藏魂”。生理状态下，根据《灵枢·本神》所言“肝藏血，血舍魂”，即肝贮藏血液，魂神就寄附在肝血之中，可知入眠时血回归于肝，魂随之入肝，血足则寐佳。病理状态下，肝血失常，扰乱肝魂，故见多梦。临床多以酸枣仁汤养血安神，方中重用酸枣仁为君，以其甘酸质润，入心、肝经，养血补肝，宁心安神；茯苓宁心安神，知母苦寒质润，滋阴润燥，清热除烦，二者共为臣药；川芎辛散，调肝血，疏肝气，与大量酸枣仁相伍，辛散与酸收并用，补血与行血结合，具有养血调肝之妙；甘草和中缓急，调和诸药。此诊疗过程，基于对血涵神、血育神的认识，见多梦，知肝魂异常，考虑为肝血失常所致，故治疗以调养肝血为主。

“血者，神气也”，其中涵盖血、神及二者关系。笔者据此扩展了对血的认知，提出血来自神、血中有神的观点。升华、提炼了神的定义，认为神是阴阳的变化，具有通用之性。基于对血的认知和神的解义，从生理、病理角度切入，阐明血与神的关系，即血涵神，神是血的核心功能；血育神，即血是神的物质基础。以临床运用为导向，阐释心主血、脉藏神，脾藏营、营舍意，肝体阴而用阳均是血神关系在生命体中的具体呈现，并提出血、神及二者关系的临床运用思路，可将血视为脏，神视为象，以神为依据做出诊断，以血为靶点展开治疗。

第三章

血与脏腑的关系

第一节　血与心

心位于胸中，两肺之间，横膈之上，外有心包络卫护。形态尖圆，如未开之莲蕊。心在五行属火，为阳中之太阳。心系统包括：心藏神，在志为喜，在体合脉，其华在面，在窍为舌，在液为汗，与夏气相通应。心与小肠通过经络构成表里关系。心主宰人的整个生命活动，故称心为“君主之官”“生之本”“五脏六腑之大主”。

一、心主血脉

心主血脉，指心气推动血液运行于脉中，流注全身，循环不休，发挥营养和濡润作用。

“心主血脉”理论出自《素问·痿论》中的“心主身之血脉”。“心为阳脏而主通明”，心气充沛，以及心阴和心阳的协调推动和调控心脏及脉道的舒缩，使脉道通利，血流通畅。心为五脏六腑之主宰，起主导和推动作用。脉是承载和输送血液的通路，而血是心和脉的重要作用对象。心主血脉应该从心主血和心主脉两个方面进行释义。

心主血，指心气能推动和调控血液运行，输送营养物质于全身脏腑、形体、官窍，其中心的搏动泵血作用尤为重要。《诸病源候论·淋病诸候》言：“心主血，血之行身，通遍经络，循环腑脏。”《读医随笔·温热发斑其人反清》言：“凡人周身百脉之血，发源于心，亦归宿于心，循环不已。”张锡纯在《医学衷中参西录·论心病治法》中进一步强调：“心者，血脉循环之枢机也。”心主血的另一内涵是心的生血作用，即所谓“奉心化赤”。《灵枢·决气》曰“中焦受气取汁，变化而赤，是谓血”，饮食水谷经脾胃运化作用后转化为水谷精微，经心火作用后化为赤色的血液。

心主脉，指心气推动脉道的舒缩，维持脉道通利。《素问·宣明五气论》明确提出了“心主脉”的理论。清代黄元御在《四圣心源》中亦有记载：“脉络者，心火之所生也，心气盛则脉络疏通而条达。”由此可见，脉道的通利得益于心气的充沛，脉道的舒缩与心气的调控作用有密切关系。《素问·脉要精微论》指出：“夫脉者，血之府也。”脉是血的载体，是容纳和运输血液的通道。血液在心脏的支配与主导下，以脉道通利为前提，输注于全身的大小血络，运行不息。《类经》曰：“心生血，血行脉中，故合于脉。”心与脉在生理结构上直接相连，息息相通，即《素问·五脏生成》中所说的“心之合脉也”。

心主血脉理论发展至现代，其内涵包含了“心”“血”“脉”三个方面，三者紧密联系、密切配合，构成了一个以心为主导的相对闭合的系统。

（一）心主血

心主血的基本内涵指心气推动和调控血液运行，输送营养物质于全身各脏腑形体官窍的作用。人体脏腑组织及心脉自身生理功能的正常发挥皆有赖于血液的濡养。血液运行与五脏功能密切相关，其中心的搏动作用尤为重要。心脏的搏动，主要依赖心气的推动和调控，心阳激发心的搏动，心阴抑制心的搏动。心气充沛，心阴与心阳协调，心脏搏动有力，频率适中，节律均匀，血液正常输布全身，发挥濡养作用。若心气不足，心脏搏动无力，或心阴不足，或心阳不足，均可导致血液运行失常。故《素问·五脏生成》说：“诸血者，皆属于心。”

心主血的另一内涵是心生血，即所谓“奉心化赤”，指饮食水谷经脾胃运化而生成的水谷精微，其化为血液需经心火（即心阳）的“化赤”作用。如《灵枢·痈疽》：“中焦出气如露，上注溪谷，而渗孙脉，津液和调，变化而赤为血。”可见，心有总司一身血液的运行及参与血液生成的作用。

（二）心主脉

心主脉，指心气推动和调控心脏的搏动，维持脉道通利的作用。“脉为血之府”，脉是容纳和运输血液的通道。《灵枢·决气》说：“壅遏营气，令无所避，是谓脉。”心气充沛，心阴与心阳协调，心脏有节律地搏动，脉道通利，血运流畅。《素问·六节脏象论》所说“心者……其充在血脉”，即是针对心、脉和血液所构成的一个相对独立的系统而言。

血液的正常运行及其作用的正常发挥，除心气充沛外，还有赖于血液充盈和脉道通利。换言之，血液的正常运行必须以心气充沛、血液充盈、脉道通利为基本条件。其中心气充沛又起着主导作用，故言“心主身之血脉”。心主血脉的功能是否正常，可从心胸部感觉、面色、舌色、脉象反映出来。心主血脉功能正常，则心胸部舒畅，面色红润有光泽，舌质淡红，脉和缓有力。若心气不足，推动血液无力，可见心悸怔忡，胸闷气短，面色无华，舌质淡，脉虚无力；甚则气虚血瘀，导致心脉痹阻，可见心胸部憋闷疼痛，面色紫暗，舌质瘀斑或青紫，脉细涩或结代。心血亏虚，则心悸心烦，面色淡白，舌质淡，脉细弱无力等。

二、血与心的病理表现

（一）心血虚证

心血虚证是指血液亏虚，心失濡养，以心悸、失眠、多梦及血虚症状为主要表现的证候。血虚为中医临床常见病证，多种疾病如心血管病、各类贫血、慢性肝炎等均可表现为心血虚证。

心血虚是中医临床较为常见的证候之一。心血即心脏所主之血，不仅营养人体周身各部，同时也滋养心本脏。因此，中医理论认为，心血虚证的病机主要是血不养心，同时伴有心主血脉功能的低下。

证候表现：心悸，失眠，多梦，健忘，头晕眼花，面色淡白或萎黄，唇舌色淡，脉细无力。

证候分析：本证多因劳神过度，或失血过多，或久病伤及营血引起；也可因脾失健运或肾精亏损，生血之源不足而致。心血虚，心失濡养，心动失常，故见心悸；心神失养，神不守舍，则为失眠、多梦；血虚不能上荣头面，故见头晕眼花、健忘、面色淡白或萎黄、唇舌色淡；血少脉道失充，故脉细无力。

辨证要点：心悸、失眠、多梦与血虚症状共见。

（二）心脉痹阻证

心脉痹阻证是指瘀血、痰浊、阴寒、气滞等因素阻痹心脉，以心悸怔忡、心胸憋闷疼痛为主要表现的证候。

心脉痹阻，一为该证病性的定义，一为该证病因的定义。“痹”为形声字，从疒、从卑，卑有举、予、低下、卑微之义，后世引申为“闭”，为壅滞、阻塞、闭塞不通之义，属于中医学特有的病理概念，即病邪痹阻而经气不利之义，因此，该证的病性应是心脉壅滞、壅塞，即为“心脉痹阻不通之证”。对于病因的判断，本病多见于中老年人或久病体弱者，年高或体弱导致肾气不足，肾阳亏虚，难以鼓舞心气或心阳，推动乏力，血液运行不畅，心脉痹阻。因此，引起心脉闭阻的成因不仅有实邪，心之虚也是重要的因素。

证候表现：心悸怔忡，心胸憋闷疼痛，痛引肩背内臂，时作时止，或以刺痛为主，舌质晦暗，或有青紫斑点，脉细、涩、结、代；或以心胸憋闷为主，体胖痰多，身重困倦，舌苔白腻，脉沉滑或沉涩；或以遇寒痛剧为主，得温痛减，形寒肢冷，舌淡苔白，脉沉迟或沉紧；或以胀痛为主，与情志变化有关，喜太息，舌淡红，脉弦。

证候分析：本证多因正气先虚，心阳不振，运血无力逐渐发展而成。常因气滞、血瘀、痰阻、寒凝等诱发，故其性质多为本虚标实。心阳不振，失于温运，心脉失养，心动失常，故见心悸怔忡；阳气不运，心脉阻滞不通，故心胸憋闷疼痛；手少阴心经之脉横出腋下，循肩背、内臂后缘，故痛引肩背内臂。瘀阻心脉以刺痛为特点，伴见舌质晦暗，或有青紫色斑点，脉细、涩、结、代等瘀血内阻症状。痰阻心脉以憋闷为特点，多伴体胖痰多、身重困倦、苔白腻、脉沉滑或沉涩等痰浊内盛症状。寒凝心脉以痛势剧烈，突然发作，遇寒加剧，得温痛减为特点，伴见形寒肢冷、舌淡或青紫、苔白、脉沉迟或沉紧等寒邪内盛的症状。气滞心脉以胀痛为特点，其发作多与精神因素有关，常伴见胁胀、善太息、脉弦等气机郁滞的症状。

辨证要点：心悸怔忡、心胸憋闷疼痛与血瘀、痰阻、寒凝或气滞症状共见。

（三）心脾两虚证

心脾两虚证是指脾气亏虚，心血不足，以心悸怔忡、失眠多梦、食少、腹胀、便溏及气血两虚症状为主要表现的证候。

证候表现：心悸怔忡，失眠多梦，食欲不振，腹胀便溏，面色萎黄，眩晕耳鸣，神疲乏力，或见各种慢性出血，血色淡，舌淡嫩，脉弱。

证候分析：本证多因饮食不节，损伤脾胃，气血生化不足，心失血养；或久病失调，思虑过度，暗伤心脾；或慢性失血，气血亏耗，导致心脾气血两虚。脾气亏损，气血生化不足，心失所养，心神不安，则心悸怔忡、失眠多梦；气血亏虚，头面失养，故眩晕、面色萎黄；脾气亏虚，运化失职，水谷不化，故食欲不振而食少、腹胀便溏；脾气亏虚，摄血无力，血不归经，则见各种慢性出血、血色淡；神疲乏力，舌质淡嫩，脉弱，均为气血亏虚之症。

辨证要点：心悸怔忡、失眠多梦、食少便溏、慢性出血与气血两虚症状共见。

第二节　血与脾

脾位于腹腔上部，横膈下方，与胃相邻。《素问·太阴阳明论》说："脾与胃以膜相连。"关于脾的形态，《医贯·内经十二官论》说"其色如马肝赤紫，其形如刀镰"；《医学入门·脏腑》说"形扁似马蹄，又如刀镰。"脾在五行属土，为阴中之至阴。脾系统包括：脾藏意，在志为思，在形体为四肢及肌肉，其华在唇，在窍为口，在液为涎，与长夏之气相通应。脾与胃通过经络构成表里关系。人出生后，生命过程的维持及其所需精、气、血、津液等营养物质的生成均依赖于脾胃运化所化生的水谷精微，故称脾胃为"后天之本""气血生化之源"。

一、脾主统血

脾主统血，指脾气有统摄血液运行于脉中而不使其溢出脉外的作用。脾气统摄血液的功能，实际上是气的固摄作用的体现。脾气是一身之气分布于脾的部分。一身之气充足，则脾气充盛；而脾气健运，生气充足，则一身之气自然充足。气足则能摄血，故脾统血与气摄血是统一的。脾气健旺，气生有源，气足而固摄作用强健，血液则能循脉运行而不溢出脉外。若脾失健运，气衰而固摄作用减退，血液失去统摄则溢出脉外而为出血。

《素问·示从容论》言"于此有人，四肢解堕，喘咳血泄……是脾气之外绝，去胃外归阳明也"，指出血泄与脾气外绝有关。《难经·四十二难》云"（脾）主裹血，温五脏"，正式提出了"脾主统血"的理论，认为脾能包裹血液，使其不外溢，于是血循常轨，运行于经脉之中以温养五脏。《古今医案按》亦云："经曰甚则胜而不复也，其脾大虚，安得血不大下乎？且脾裹血，脾虚则血不归经而妄下矣，法当大补脾经为先，次宜补气祛湿，可得渐愈矣。"强调脾裹血即指脾统摄血液行于脉内，脾虚则血不归经。后世医家皆宗此说，清代沈自南在《金匮要略注》中也明确指出“五脏六腑之血，全赖脾气统摄”。

脾气是一身之气分布到脾脏的部分，一身之气充足，则脾气充盛；而脾气健运，则一身之气自然充足。脾统血与气摄血是统一的，气足方能摄血。气与脾的运化功能密切相关。正如《素问·经脉别论》所言“饮入于胃，游溢精气，上输于脾，脾气散精”，饮食中营养物质的吸收全赖脾气的转输和散精功能。《灵枢·决气》曰“中焦受气取汁，变化而赤，是谓血”，说明血主要来自摄入的食物经脾胃消化吸收而生成的水谷精微，即“脾为气血生化之源”。脾生血也可称为脾统血。薛立斋在《女科撮要》中提出：“盖血生于脾土，故云脾统血。凡血病当用苦甘之剂，以助其阳气而生阴血，俱属不足。”其所言之“脾统血”即指脾对血液的统摄作用，也将脾生血称为脾统血。

脾对血的统摄作用，是由脾阳与脾阴共同完成的，脾阴可以保持血液之“形”，摄血向内而不外溢；脾阳可保持血液流动，防止血液凝滞，温通向外而不内滞。正如清代唐宗海在《血证论·脏腑病机论》中所言：“脾统血，血之运行上下，全赖乎脾。脾阳虚则不能统血，脾阴虚又不能滋生血脉。”进而把脾主统血理论在治疗失血及其他血证中的运用由单纯的补脾益气扩展至温脾助阳、健脾养阴，进一步拓宽了脾主统血理论之内涵。

二、血与脾的病理表现

脾不统血证指脾气虚弱，不能统摄血行，以各种慢性出血与气血亏虚症状为主要表现的证候，又称脾不摄血证、气不摄血证。

病理上，脾不统血与气不摄血的机制一致。只是由于脾气的升举特性及其与肌肉的密切联系，习惯把下部和皮下肌肉出血，如便血、尿血、崩漏及肌衄等，称为“脾不统血”。脾不统血由气虚所致，一般出血时间较长，色淡质稀，多见于人体下半部，并有气虚见症，如倦怠乏力，面色萎黄等。治以健脾摄血。

证候表现：各种出血，如呕血、便血、尿血、肌衄、鼻衄、齿衄，女性月经过多、崩漏等，伴见食少，便溏，神疲乏力，气短懒言，面色萎黄，舌淡苔白，脉细弱。

证候分析：本证多由久病伤气，或忧思日久，劳倦过度，损伤脾气，以致统血失职、血溢脉外。脾气亏虚，统血无权，则血溢脉外，而见各种慢性出血。血液溢出胃肠，则见呕血或便血；溢出膀胱，则见尿血；溢出肌肤，则见肌衄；溢出于鼻、齿龈，则为鼻衄、齿衄；脾虚冲任不固，则女性月经过多，甚或崩漏；脾气虚弱，运化失健，则食少，便溏；气虚推动无力，则神疲乏力，气短懒言；脾气亏虚，气血生化不足，加之反复出血，营血愈亏，面、舌、脉失于充养，故面色萎黄，舌淡苔白，脉细弱。

辨证要点：各种出血与脾气虚症状共见。

第三节 血与肝

肝位于腹腔，横膈之下，右胁之内。肝在五行属木，为阴中之少阳。肝系统包括：肝藏魂，在志为怒，在体合筋，其华在爪，在窍为目，在液为泪，与春气相通应。肝与胆通过经络构成表里关系。肝主疏泄而藏血，调和气血，刚柔相济，如《素问·灵兰秘典论》说“肝者，将军之官，谋虑出焉”。肝的疏泄和藏血功能正常，气血充盈，能耐受疲劳，故称肝为“罢极之本”。

一、肝主藏血

肝主藏血，指肝具有贮藏血液、调节血量和防止出血的功能。

（一）贮藏血液

肝藏血，有“血海”之称，其意义概括起来有三个方面。一是濡养肝及其形体官窍。肝内贮藏的血液，即肝血，除濡养肝脏本身外，还输布至其形体官窍，濡养筋、爪、目等，维持其正常的功能。《素问·五脏生成》云：“肝受血而能视，足受血而能步，掌受血而能握，指受血而能摄。”若肝血不足，濡养功能减退，筋、爪、目等常出现异常。如血不荣筋则致肢体麻木、筋脉拘挛、肌肉颤动等；血不养目则见目涩、目花、目珠刺痛等；血不荣爪则见爪甲脆薄、干枯、易于折断等。二是为经血生成之源。女子月经来潮，与冲脉充盛、肝血充足及肝气畅达密切相关。冲脉起于胞中而通于肝。肝血充足、肝气畅达则肝血流注冲脉，冲脉血海充盛则月经按时来潮，故以肝血为经血之源，并将肝与冲脉并称为“血海”。若肝血不足，常致月经量少，甚或闭经。三是化生和濡养肝气。肝内贮藏充足的血液，能够化生和濡养肝气，维护肝气充沛及冲和畅达，使之发挥正常的疏泄功能。若肝血不足，可致肝气虚弱，出现疏泄不及的病证。

（二）调节血量

一般情况下，人体各部分血量是相对恒定的，但又随着机体活动量、情绪、外界气候等因素的变化而变化。如剧烈运动或情绪激动时，外周血流量增加；在安静或休息时，外周血流量则减少。《素问・五脏生成》说："人卧则血归于肝。"唐代王冰注解说："肝藏血，心行之，人动则血运于诸经，人静则血归于肝脏。何者？肝主血海故也。"

肝调节血量的功能，以贮藏血液为前提。只有充足的血量贮备，才能有效地进行调节。而肝血外流诸经和回归肝脏又受肝气疏泄作用的调节。

（三）防止出血

肝为藏血之脏，具有收摄血液、防止出血的功能。《杂病源流犀烛・肝病源流》说，肝"其职主藏血而摄血"。肝防止出血的机制有三个方面。一是肝气能收摄血液。肝气充足，则能固摄肝血而不致出血。二是肝气疏泄，畅达气机，维持血液运行通畅而不出血。若肝气亢逆，疏泄太过，血随气逆，可导致出血。三是肝主凝血。肝之阴气主凝敛，肝阴充足，涵养肝阳，阴阳协调，则能发挥凝血作用而防止出血。

肝藏血功能失职引起的出血，称"肝不藏血"。肝不藏血的病机有三。一是肝气虚弱，收摄无力。如《丹溪心法・头眩》说："吐衄漏崩，肝家不能收摄荣气，使诸血失道妄行。"二是肝火亢盛，灼伤脉络，迫血妄行。三是肝阴不足，不能凝敛血液于肝脏，反而虚火内扰，引起出血。肝不藏血可见吐血、衄血、咯血，或月经先期、崩漏等出血征象。三种情形可从出血的多寡、血出之势及兼症等方面对其病机和证候加以鉴别。其中气虚者宜补肝气，兼补脾气；火旺者宜清肝火、降肝气；阴虚者宜滋阴制阳。

肝主疏泄和藏血功能是相互为用、相辅相成的。肝内贮藏充足的血液，可涵养肝气，维持肝气的冲和调达，以保证其疏泄功能正常发挥；血液藏于肝中，以及肝血输布外周，或下注冲任，形成月经，又需要在肝气疏泄作用调节下完成。

二、血与肝的病理表现

肝血虚证是指肝血不足，机体失养，以眩晕、视力减退、肢体麻木及血虚症状为主要表现的证候。

劳伤、失血等是肝血虚的主要病因，因劳伤、失血等均可导致肝血不足。另外，外伤、房劳、忧思等均可耗伤气血，或导致精亏而致精不生血。

肝血虚证的症状主要有抽搐痉挛、眩晕、多怒、月经不调等，发热、口渴等也可见于肝血虚证中。

肝血虚证的主要治疗药物有当归、川芎、白芍、熟地黄、酸枣仁、龙眼肉等，白术、茯苓、人参、山药、五味子、续断、泽泻、炙甘草等也可治疗肝血虚证。

在肝血虚证的治疗方剂中，六味地黄汤、加味逍遥散、四物汤、八珍汤、归脾汤、补中益气汤均可生血而补肝血，或通过补脾生血，或通过滋肾养精而化血。

肝血虚证可出现在多种疾病中，包括瘰疬、中风、疣、遗尿、牙痛、月经不调等。

证候表现：头晕目眩，视力减退，或夜盲，爪甲不荣，肢体麻木，失眠多梦，女性月经量少、色淡，甚则闭经，面唇淡白，舌淡，脉细。

证候分析：本证多由脾胃虚弱，或肾精亏少，血源不足，或久病耗伤肝血，或失血过多等而形成。肝血不足，头目失养，故头晕目眩，视力减退或夜盲；爪甲失养，则干枯脆薄；筋脉失养，则肢体麻木；肝血不足，神魂不安，故失眠多梦；肝血不足，不能充盈冲任之脉，所以月经量少、色淡，甚则闭经；血虚不能上荣于面、唇、舌，则见面、唇、舌淡白；血虚不能充盈脉道，则脉细。

辨证要点：眩晕、视力减退、肢体麻木与血虚症状共见。

第四节　血与肾

肾左、右各一，位于腰部脊柱两侧。《素问·脉要精微论》说："腰者，肾之府。"肾在五行属水，为阴中之太阴。肾系统包括：肾藏志，在志为恐，在体合骨，其华在发，在窍为耳和二阴，在液为唾，与冬气相通应。肾与膀胱通过经络构成表里关系。肾为先天之本。《灵枢·决气》言："两神相搏，合而成形，常先身生，是谓精。"先天之精，又称"元精"，禀受于父母，藏之于肾，为构成胚胎的基本物质和生命来源。临床与遗传有关的先天疾病，皆责之于肾。

一、肾生血

“肾生血”一词出典于清代沈金鳌的《伤寒论纲目》，“肾血虚”一词首见于清代岭南名医梁玉瑜的《医学答问》，现行中医教材中少有记载。肾主水，主藏精生髓化血，乃生气之源、阴阳之根，为生血之始、行血之初、清血之根，肾脏的生理功能与血液的功能发挥密切相关。肾脏病变可影响血的生成而导致血虚证，反之血液亏损又可因血不养肾而引起肾血虚证。

（一）“肾生血”的理论来源

《伤寒论纲目·热入血室》曰：“肝藏血，肾生血，心主血，脾统血，而其源则汇于冲，冲起肾下，与肾贴近，血之由冲而出者，即如由肾而生，故曰肾生血……血必由源而出，不有源，则无根。”这里的“冲”即指冲脉，冲脉与少阴之大络起于肾下。肾中元精、元气旺盛，则冲脉血海满溢。如《杂病源流犀烛·冲脉病源流》曰：“故冲则独主血海，而其所以主血海，以其为先天精气之主。”以上内容指出，血由冲脉而出，源头在肾，肾为生血之根源。

（二）“肾生血”的生理基础

1. 肾藏精生髓，精化血，髓生血

中医学认为气血根源于肾中元精，肾精能直接化生血液。如《侣山堂类辩·痘论》曰：“肾为水脏，主藏精而化血，又为生气之原。”血也能滋养肾精，故有“精血同源”之说。中医学早在《内经》成书时期即认识到骨髓与血液在生理病理上的密切联系。《灵枢·经脉》云：“精成而脑髓生……血气乃行。”髓满则血液充沛，反之，肾虚髓亏则血枯。现代医学亦发现骨髓内含造血干细胞。《素问·平人气象论》曰：“肾藏骨髓之气也。”肾贮藏髓液于骨内以造血，阐明肾可通过影响骨髓的造血功能从而对血液的生成起到主宰作用。现代医学亦发现肾脏合成的促红细胞生成素、肾上腺皮质激素等具有刺激并调节骨髓生成红细胞的功能。

2. 肾主水，津血互化以生血

《本草问答》曰：“血者，肾中之津液。”人体水液进入胞中化为尿液，注入脉道化为血液，营养全身的脏腑肌腠，因此血液也是肾所主之水的一部分。《罗氏会约医镜·论失血》云：“盖血即水也，肾主水，水化为液、为痰、为唾、为血，皆属阴也。”肾通过参与津液代谢过程，摄取其中的精微物质，为血液化生的原材料。《诸病源候论·膀胱病候》云：“五谷五味之津液悉归于膀胱，气化分入血脉。”津液出于中焦，归于膀胱，经肾阳气化分泌津中之清者渗入脉中，不断化血并维持血量充沛。《灵枢·决气》云：“谷入气满，淖泽注于骨，骨属屈伸，泄泽补益脑髓，皮肤润泽，是谓液。”津液注入骨内化为膏、为髓，并在骨中化成血液。若津液亏虚则将导致“肾脏燥凉，髓枯血少”。

3. 肾乃生气之源，气能生血、行血

肾为生气之源，肾中元气由肾精所化，主持诸气，为“水火之根，气血之母”，总司全身气机和气化。肾脏也有助于肺部吸入清气以保持吸气深度。现代医学证实肾脏可通过促红细胞生成素影响呼吸，从而影响一身之气的生成与运行。《医林改错》曰：“元气既虚……血管无气，必停留而瘀。”肾中元气的规律施行保障一身血液的循环流动。若元气温煦、推动功能下降，运血无力则血液循环受阻，停滞成瘀并阻碍新血的生成。营气隶属于气，布散运行根于下焦元气，行于脉中，乃血液化生之重要来源。《类经·痈疽》注曰“中焦出气如露，营气也”，营气“上注溪谷，而渗孙脉”，与津液一起化血。

4. 肾为阴阳之根，阴阳调和以生血

血的生化以肾阳为本。肾阳资助肝阳，推动肝木化生清血。肾精元阴“命门之真阴”是血液生成过程中“变化而赤”最根本的物质基础。“肾水之阴，即营血之母”，现代医学亦认为红细胞中的血红蛋白为血液中的染色剂。红细胞来源于造血干细胞，由肾中阴精所化生，并适时施泄于血脉之中，将脉中血液“化赤”呈红色。肾为木脏之母，肝藏阴血，有赖于肾水的资助。《素灵微蕴·吐血解》曰：“肾水温升，则化肝血。”肝阴得肾中真阴之气资助方可正常发挥肝生血气的功能。肝阳亦赖肾阳的温煦涵养，肝木得荣，可防肝脉寒滞无以化血。《素问悬解》曰“肾气温升，化生肝木”，木温则血和。

二、血与肾的病理表现

（一）肾虚引起血病

肾虚是中医常见的病理状态，主要表现为肾气不足、肾阳虚弱。肾主水，水液代谢异常会导致水液内停，形成水肿、尿少等症状。同时，肾虚也会影响精血的生成和运行，导致贫血等血液病变。

（二）血瘀导致肾病

血瘀是中医常见的病理状态，主要表现为气血不畅、瘀滞阻塞。肾脏为先天之本，若肾气亏虚、肾阳不足，易导致瘀血生成。血瘀会影响气血运行，导致肾脏气血不畅，形成肾结石等疾病。《金匮要略》指出："血瘀者，肾之病也"。因此，血瘀会加重肾脏负担，形成肾病，进而影响血液循环。

（三）肾病与血病相互影响

肾与血的病理变化往往相互影响，形成恶性循环。肾虚导致水液代谢紊乱，不仅影响血液循环，还可能导致血瘀的形成；血瘀又会加重肾脏的负担，使肾气进一步虚弱，形成恶性循环。

（四）中医治疗肾与血的病理变化

中医治疗肾与血的病理变化，需综合考虑肾气、肾阳、血液循环等因素，调理阴阳平衡，促进气血畅通。中医药在调理肾与血病理方面有着独特优势，通过中药调理、针灸、推拿等疗法，可以有效改善肾与血的病理变化，恢复人体的健康平衡。

因此，肾与血在中医理论中有着密切的联系，其病理变化常常相互影响。通过深入研究肾与血的病理变化及相互关系，可以为中医治疗提供更多的理论支持和临床经验。

第五节　血与肺

肺位于胸腔，左、右各一，覆盖于心之上。肺有分叶，"虚如蜂窠"。肺经肺系（指气管、支气管等）与喉、鼻相连，故称喉为肺之门户，鼻为肺之外窍。肺在五行属金，为阳中之少阴。肺系统包括：肺藏魄，在志为悲（忧），在体合皮，其华在毛，在窍为鼻，在液为涕，与自然界秋气相通应。肺与大肠构成表里关系。肺具有治理调节全身气、血、津液的作用，概括为"肺主治节"，如《素问·灵兰秘典论》说"肺者，相傅之官，治节出焉"。

一、肺朝百脉

朝，朝会、朝向。肺朝百脉，指全身的血液都要通过经脉而汇聚于肺，经肺的呼吸进行气体交换，而后输布于全身，即肺气助心行血的生理功能。

全身血脉统属于心，心气是行血的基本动力。肺吸入自然界之清气与脾胃运化生成的水谷精气在胸中结合，生成宗气，而宗气具有“贯心脉”以推动血液运行的作用。因此，血液运行又依赖肺气助心行血的作用。肺气充沛，宗气旺盛，气机调畅，则血行正常。若肺气虚弱或壅塞，不能助心行血，则可导致心血运行不畅，甚至血脉瘀滞，出现心悸胸闷、唇青舌紫等症状；反之，心气虚衰或心阳不振，心血运行不畅，也能影响肺气的宣降，出现呼吸困难、气喘等症状。

肺对气、血、津液的治理和调节作用，称为“肺主治节”，具体表现在四个方面。一是治理调节呼吸运动，使之保持呼吸节律有条不紊。二是治理调节全身气机，随着肺一呼一吸的运动，调节全身气机的升降出入。三是肺朝百脉，治理调节血液的运行。四是肺主通调水道，治理调节津液的代谢。可以说，肺主治节是对肺的主要生理功能的高度概括。

二、肺为血脏与肺为气血生化之源

在历代医家的论著中，提及肺血及其生理功能者较少。明代张介宾在《景岳全书》中载：“五脏皆有气血，而其纲领则在肺出血也。”通过梳理各家医籍文献，并结合长期的临床观察，笔者认为，肺脏除了多气，亦为血脏，在一身血液的生成、运行中发挥着重要的生理作用。

（一）肺生血

《本草述钩元·芳草部》提出“肺合于心而气化，为血脉之所由始；肺合于脾而血化，为经脉之所由通”，描述了在血的生成过程中心、肺、脾三脏相辅相成的关系。可见，在血的生成过程中肺发挥着与脾胃、心等同样重要的作用。

1. 肺主气，气生血

早在《内经》中就有对“肺生血”的记载，认识到机体的血先在肺内产生，然后经肺脉循行全身，以营养五脏六腑、四肢百骸、形体官窍。如《灵枢·营卫生会》中所载：“中焦亦并胃中，出上焦之后，此所受气者，泌糟粕，蒸津液，化其精微，上注于肺脉，乃化而为血，以奉生身，莫贵于此，故独得行于经隧，命曰营气。”

“人受气于谷，谷入于胃，以传于肺，五脏六腑皆以受气，其清者为营。”水谷经脾胃的运化分为精微与糟粕两大部分，在脾升清的作用下，水谷精微上输于肺，在肺中与吸入的清气相合，最终完成血及营气等精微物质的化生过程。

2. 肺藏津，津生血

《灵枢·痈疽》载："中焦出气如露，上注溪谷，而渗孙脉，津液和调，变化而赤为血。"《灵枢·邪客》曰："营气者，泌其津液，注之于脉，化以为血。"可见津血同源互根，津液是生成血液的重要物质基础之一，是血的重要组成部分，对营血的盈亏具有重要的调节意义。肺主行水，"肺为水之上源"，清代唐容川《血证论》中载"肺为华盖，肺中常有津液"，肺中所藏津液亦可化而为血。因此，除肺气能生血外，肺中所藏的津液亦能化赤为血，使血液充盈。

3. 肺的宣发、肃降在血液生成中的作用

肺主气，气生血，但血液化生乃"脉气流经，经气归于肺""脾气散精，上归于肺"的过程，而此过程离不开肺宣发、肃降的调节。肺藏津，津亦可化血，但津液化赤为血的过程亦需赖于肺之宣发、肃降。"肺中之清气，因脾胃谷气所注，还下其浊于胃，以致津液变化为血，营卫通而糟粕以次传下者，此天气下为雨也""肺阴下降入心而生血，血脉润则阳中之阴先降"，均描述了肺的宣发、肃降在血液生成中的调节作用。

4. 肺阳在生血中的作用

肺阳是肺气中具有温煦、宣发、推动、兴奋作用的部分，是客观存在的。肺阳的生理功能除温煦、防御、宣发、推动和调控及遣魄随神往来外，尚有生血的作用。《医家秘奥》曰："宗气即膻中之阳，此阳属肺……此气降下，即为阴血，所谓金能生水是也。"因此认为，肺阳所衍生的宗气下降于肾即可化为阴血。

（二）肺主气，肺行血

血的运行，依赖于气的推动，而肺主一身之气，故血液的运行又依赖于肺气的推动和调控。肺气充盛，则可推动血液运行至全身。《类经》中载："经脉流通，必由于气，气主于肺，故为百脉之朝会。"可见肺对血液的运行发挥着重要的调控作用。

1. 肺主气

肺有节律地一呼一吸，吐故纳新，促进气的生成，同时对全身之气的升降出入也起着重要的调节作用，全身气机调畅，从而促进血液的运行。

2. 宗气助心行血

肺脏推动和调控血液运行，亦可通过宗气来实现，宗气由肺脏吸入的自然清气与中焦的水谷之精气化合而成，宗气的多少决定着一身之气的盛衰。宗气聚于胸中，上走息道，以推动肺的呼吸，也可贯注心脉以助心行血，推动全身血液的运行。故肺气充沛，宣发、肃降功能正常，宗气旺盛，气机调畅，则推动全身血液循脉正常运行，以发挥滋润濡养之功。

（三）肺与脉关系密切

《素问·脉要精微论》载："夫脉者，血之府也。"脉是运行血液的通道，主司输送血气，使其流行于全身发挥滋润、濡养之功，如李时珍《濒湖脉学》中称脉为"血之隧道"。肺与脉之间有密切的关系，主要体现在以下两个方面。

1. 肺朝百脉

肺朝百脉是指全身的血液都通过百脉流经于肺，经肺的呼吸进行体内外清浊之气的交换，然后再通过肺气的宣发肃降作用将富有清气的血液通过百脉输送到全身。"肺朝百脉"首见于《内经》。《素问·经脉别论》云："食气入胃，浊气归心，淫精于脉，脉气流经，经气归于肺，肺朝百脉，输精于皮毛，毛脉合精，行气于府，府精神明，留于四脏，气归于权衡，权衡以平，气口成寸，以决死生。"说明肺与百脉之间关系密切。

2. 诊脉独取寸口

《素问·五脏别论》提出了"诊脉独取寸口"之说。寸口属于手太阴肺经，且是肺经之太渊、经渠穴所在之处。肺主气而朝百脉，为十二经脉气血运行之始终，全身经络的气血都要朝汇于肺；肺经起于中焦脾胃，脾胃为五脏六腑精气的源泉，所以全身脏腑经脉气血的情况可以从寸口上体现出来。故陈修园认为"两手六部，皆为肺脉，肺为脏腑之华盖，凡一切脏腑病，其气必上熏于肺，而应之于脉"。"寸口属肺经，为百脉之所会"，这是肺与脉关系的最好体现。

（四）从气血关系反证肺为多血之脏

历代医家均认为"肺主气""肺者，气之本""诸气者皆属于肺""肺为气之主"。而气血关系密切，"气为血之帅，血为气之母"，正如《医论三十篇》云"气阳而血阴，血不独生，赖气以生之，气无所附，赖血以附之"。《不居集》言："一身气血，不能相离，气中有血，血中有气，气血相依，循环不已。"血无气无以行，气无血无以用，如张聿青云："人身气血周流贯通，本无一息之停。气中有血，血所以丽气也，血中有气，气所以统血也。"可见肺脏主气的功能与肺藏血是相辅相成、相互为用的，肺血是肺气功能活动的物质基础，肺脏多气，必然多血，以涵肺气，使气有所主，故肺应为多血之脏。

（五）现代解剖学可为肺为血脏之佐证

现代医学通过实验证实，肺具有贮血的功能，肺部的血管系统中含有750～1 000 mL血液，所以肺脏为多血之脏。由于肺血管和肺组织的顺应性大，并且存在腔内负压的影响，所以肺循环不仅血容量多，并且变动范围也大。肺血管和左心房内的血液是左心室的贮血库，对左心室能够有效射血起到重要的保证作用。现代解剖学发现，肺部有两套血液循环系统：一套是肺脏的功能血管，即循环于心肺之间的肺动脉、肺静脉；另一套则是肺脏的营养支持血管，即发自胸主动脉的支气管动、静脉。而且运行于各脏器的血液必汇集后流经肺脏，转化为含氧丰富的动脉血再输送到全身各处，这与中医肺生血、朝百脉的观点相符。另外，肺内存在通气血流比，正常人的比值为0.84左右，也说明流经肺部的血液要多于肺部交换的气体，更加证实肺为多血之脏。

综上所述，肺脏不仅是气脏，亦是血脏。肺对全身血液的生成和运行有着极为重要的作用。肺既主气，亦可生血、行血，而气、血关系密切。肺气在血液的生成及运行过程中发挥着重要作用，所以，我们认为肺和脾一样，亦为气血生化之源。

三、血与肺的病理表现

（一）肺病导致血病

肺为外界与人体内部的重要交换门户，易受外邪侵袭。肺病如感冒、肺炎等会导致气机不畅，气机不畅则会影响气血运行，导致气血不足、气血运行不畅，出现贫血、血瘀等血液病变。

（二）血病导致肺病

血病如血瘀、血热等也会影响肺的功能。血热病变会导致气机不畅，气机不畅则会影响肺气的升降，引起咳嗽、气喘等肺病。血瘀则会影响气血的运行，导致肺气郁滞，出现胸闷、气短等症状。

（三）肺与血相互影响

肺与血的病理变化往往相互影响，形成恶性循环。肺病导致气血不畅，影响血液循环，进而加重血病；血病又会影响气血的运行，引发肺病。肺与血相互影响，关系密切，需要综合治疗。

（四）中医治疗肺与血的病理变化

中医治疗肺与血的病理变化，需综合考虑肺气、血液循环等因素，调理阴阳平衡，促进气血畅通。中医药在调理肺与血病理方面有独特优势，通过中药调理、针灸、推拿等疗法，可以有效改善肺与血的病理变化，恢复人体的健康平衡。

因此，肺与血在中医理论中有着密切的联系，其病理变化常常相互影响。通过深入研究肺与血的病理，可以为中医治疗提供更多的理论支持和临床经验。

第四章

肺血的概述

第一节　历代医家对肺血的论述

一、《内经》时期

“肺血”一词，在《内经》中没有提到，但《内经》中有“白血”一词，和肺血之义可能较为相近。《素问·至真要大论》载：“阳明司天，清复内余，则咳衄嗌塞、心膈中热，咳不止而白血出者死。”何谓白血？历代医家众说纷纭，衍生之治法也是各种各样。唐代王冰注释《内经》之著作《重广补注黄帝内经素问》中第一次对白血一词做出释义“白血，谓咳出浅红色血，似肉似肺者”，虽未直接讲明白血即为肺血，但指出白血形质似是肺脏来源。王冰的解释有一定道理，后世医家在其基础上又有一些发挥，如明代医家吴崑将白血直接解释为肺血，并对其形色做了推测性描述。吴崑在《素问吴注·至真要大论七十四》中说：“白血，肺血，其色淡而白也。”可以看出，吴崑将“白”作形容词解。清代高士宗《黄帝素问直解·卷之八·至真要大论第七十四篇》言：“白血，肺脏之血也，若咳不止，而白血出，则肺气并伤，故死。”又如张志聪《黄帝内经素问集注·卷八·至真要大论篇第七十四》谓：“白血出者，血出于肺也。”可以看出，明清时期医家将白血称为肺血。

有古代学者提出“白”“魄”是互通互用的。“五神脏”理论认为肺藏魄。杨上善《黄帝内经太素·调阴阳》言：“魄，肺之神也。肺主皮毛腠理，人之汗者，皆是肺之魄神所营，因名魄汗。”此处“魄汗”之“魄”指代肺，提示汗与肺之紧密关系。《素问·生气通天论》曰：“魄汗未尽，形弱而气烁，穴俞以闭，发为风疟。”其中“魄”字，丹波元简注释“魄、白，古通”。故白血之“白”也可能并非指血的颜色，乃是“魄”之通假，白血即“魄血”，是为肺经之血。

如上所述，《内经》时期可能已经有了肺血概念的雏形，只不过没有用“肺血”，而是用了“白血”二字。

二、宋金元时期

“肺血”一词，较早出现在宋代窦材的《扁鹊心书》中，主要是指咽喉部的脓血。该书卷《喉痹》中说：“一人患喉痹，六脉细，余为灸关元二百壮，六脉渐生。一医曰：此乃热证，复以火攻，是抱薪救火也。遂进凉药一剂，六脉复沉，咽中更肿。医计穷，用尖刀于肿处刺之，出血一升而愈。盖此证忌用凉药，痰见寒则凝，故用刀出其肺血，而肿亦随消也。”可见，此处所谓“肺血”即指咽喉部的脓血。

宋代陈自明《妇人大全良方》中出现过“脾肺血虚”，可认为是较早用肺血来指称肺脏之血的著作，也是较早提出肺血虚的著作。陈自明在解释一妇人病的病机时说：“大便坚涩，内热日瘦，脾肺血虚也。遂以补中益气，加炒黑吴茱萸三分，数剂，佐以六味丸，诸症顿退。乃用归脾汤、逍遥散，间服而愈。”

元代宫廷医家许国祯在《御药院方·卷八·治杂病门·止血散》中提出：“（止血散）治阳风下血，或在便前，或在便后。在便前者，其血近，肾肝血也；在便后者，心肺血也，其血远，此药并主之。”

三、明清时期

明清时期，“肺血”一词出现的频率较前有明显增加。明代孙一奎《赤水玄珠·第二十一卷·阴肿》中记载“一妇阴中肿闷，小便涩滞，两胁作肿，内热晡热，月经不调，时或寒热。此因肝经郁怒，元气下陷，湿热壅滞。朝用归脾汤加柴胡、升麻，解郁结，补脾气，升元气；夕用加味逍遥散，清肝火，生肺血，除湿热。各数剂，诸症悉愈”，明确指出夕用加味逍遥散以生肺血。李时珍《本草纲目》说“黄芪之补肺气，阿胶之补肺血”，秦景明《症因脉治·咳嗽》中载“血虚咳嗽之治，血虚补血。海藏四物汤、归芎地黄汤、天地煎”，明确指出肺血虚可导致咳嗽，治疗时应用补肺血的方药。《症因脉治·卷二·咳嗽总论·内伤咳嗽·肺经咳嗽》中载“黄芩一物汤，治火伤肺之血而嗽者”，此处肺血指肺经血分而言。李中梓《本草通玄·卷上·草部·白及》中载“凡吐血者，以水盆盛之，浮者，肺血也，羊肺蘸白及末食之；沉者，肝血也，羊肝蘸食；半沉半浮者，心脾之血也，羊心、羊脾蘸食”，此处肺血指出血来自肺部者，即咳血。

清代唐容川《血证论·卷六·咳嗽》说“血者火化之阴汁，津者气化之水液，二者本相济相养。水不济火，则血伤。血不养气，则水竭。水竭则津不润肺，血伤则火来克金”，指出津液和肺血有密切关系。谢玉琼《麻科活人全书·卷之三·吐利并作下滞里急后重脱肛第七十一》载“枯黄芩泻肺火，以凉肺血”，此处肺血指肺经血分，与肺经气分相对而言。其他如《辨证奇闻》《续名医类案》等也提到了肺血及其相应的病症。

明清时期，尤其是清代，肺脏之血这一肺血内涵出现的频率历代最高。因此，可以认为肺血概念基本定型是在明清时期。但总体看来，“肺血”一词仍是历来讨论较少的。

第二节　肺血的含义

一、历代医籍对肺血含义的记载

历代对肺血的论述较少，且内涵不尽相同，有些较相似，有些则差别较大，常见观点如下。

（一）肺血指肺出血，多为肺络损伤之后导致肺脏出血，最后从口而出者

《医方论·卷二·理血之剂·槐花散》：“至内伤之血，则由肺经气管而出，自是两途。故胃血易治，肺血难治。”《本草易读·卷三·白及二十四》：“（白及）苦，辛，微寒，性涩。止肺血，填肺损。”

（二）肺血指因肺脏功能失常导致的吐血、唾血、便血等出血

《御药院方·卷八·治杂病门·止血散》：“（止血散）治阳风下血，或在便前，或在便后。在便前者，其血近，肾肝血也；在便后者，心肺血也，其血远，此药并主之。”此处所载之“肺血”，指便血而言。《本草通玄·卷上·草部·白及》载：

“凡吐血者，以水盆盛之，浮者，肺血也，羊肺蘸白及末食之；沉者，肝血也，羊肝蘸食；半沉半浮者，心脾之血也，羊心、羊脾蘸食。”《验方新编·卷三·劳症诸方·吐血治法》：“血吐在水内，浮者肺血也……脾肺之血，系属气虚，以补气益脾为主。”均指肺脏功能失常所导致的各种出血。

（三）肺血指肺脏之血，有滋润营养肺脏的作用

《赤水玄珠·第二十一卷·阴肿》：“一妇阴中肿闷，小便涩滞，两胁作肿，内热晡热，月经不调，时或寒热。此因肝经郁怒，元气下陷，湿热壅滞。朝用归脾汤加柴胡、升麻，解郁结，补脾气，升元气；夕用加味逍遥散，清肝火，生肺血，除湿热。各数剂，诸症悉愈。”《本草纲目·序例·十剂》：“黄芪之补肺气，阿胶之补肺血。”均指肺脏之血。

（四）肺血指肺经血分，与肺经气分相对而言

《麻科活人全书·卷之三·吐利并作下滞里急后重脱肛第七十一》：“枯黄芩泻肺火，以凉肺血。”《洞天奥旨·卷九·肺风疮齇鼻疮》：“肺风、齇鼻疮，生于鼻面之间，乃肺经之病也。夫肺开窍于鼻，肺气不清，而鼻乃受害矣，鼻既受害，遂沿及于面。世人不知肺经有病，或冷水洗面，使热血凝滞，因结于面而生疮矣。治之法必须清肺气，而兼消其风，活肺血而再祛其火，然后用搽药外治，未有不速痊者也。”《症因脉治·卷二·咳嗽总论·内伤咳嗽·肺经咳嗽》：“黄芩一物汤，治火伤肺之血而嗽者。”均指肺经血分而言。

（五）肺血指咽喉部脓血

《扁鹊心书·喉痹》：“一人患喉痹，六脉细，余为灸关元二百壮，六脉渐生。一医曰：此乃热证，复以火攻，是抱薪救火也。遂进凉药一剂，六脉复沉，咽中更肿。医计穷，用尖刀于肿处刺之，出血一升而愈。盖此证忌用凉药，痰见寒则凝，故用刀出其肺血，而肿亦随消也。”可见，此处所谓“肺血”即指咽喉部的脓血。

二、中医学中的肺血

肺血是中医肺脏象相关的重要名词之一，但何谓肺血，长期以来，人们对其并没有真正认识清楚。如肺血与肺阴、肺津等的概念是同一的，还是有区别的？其关系如何？肺血概念内涵不清，与其他名词间逻辑混乱，这不仅影响肺脏象概念体系的完善，也影响肺血理论及其病证、治疗等相关理论的发展和完善。因此，明确肺血概念的内涵，不仅是完善理论的需要，也是临床实际的需要。

在中医理论中，与肺脏象相关的肺血的基本含义和主体含义是：肺血即肺脏之血，是指藏于肺中，具有营养和滋润作用的红色液体，是构成肺和维持肺功能活动的基本物质之一，与肺气相对而言。肺血的概念是基于中医理论对人体生理与病理的研究得出的，并在临床实践中得到广泛应用。

肺作为五脏之一，具有主气上行的功能，掌控呼吸和呼吸道的开放与闭合。而肺血是肺脏的一部分，与肺的功能密切相关。中医认为，肺的主要功能是主持呼吸和气机的升降，但这些功能离不开肺血的参与和支持。肺血的生成、充盈和运行状态直接影响肺脏的功能，进而影响整个人体的生命活动。

肺血的生成主要依赖于脾胃的消化吸收、肝脏的气血生成和肺脏自身的气化功能。食物在脾胃的消化吸收过程中，营养物质被转化为气血，其中的一部分会输送到肺脏供给肺血。肝脏在气化血的过程中将营养物质和气化而来的气血供给肺脏，滋养肺血。肺脏作为气化的主要场所，通过气化作用将气血转化为肺血。遗传也是影响肺血生成的一个重要因素。中医理论认为，父母的精气、精血对于后代的气血生成和质量有重要影响。若父母本身的气血有虚弱或亏损，后代的肺血也会受到影响，可能出现肺血不足的情况。肺血的充盈和运行状态与肺的功能紧密相关。中医认为，肺主气机，主持呼吸和精气的升发，将精气输送到全身各个器官和组织。肺血的充盈与运行是肺气上升的重要能量之一，它与肺精的生成、贮藏和调理密切相关。肺血充盈和运行正常与否，直接影响肺气的升发和全身气血的运行。若肺血不足，肺气的上升和升发能力也会受到限制，导致气机不畅，出现气短、喘息、声音低微等症状。肺血的运行还与人体的气血循环系统密切相关，如果肺血运行不畅，可能导致气血循环障碍，进而影响全身器官和组织的供血和滋养。肺血的充盈和运行状态受到多种因素的影响，情志因素是其中之一。中医理论认为，情志对人体的气血运行有着直接的调节作用。不良的情志会引起气血运行不畅，从而影响肺血的正常充盈和运行。此外，外邪入侵、饮食不当等也会导致肺血不足或运行异常。

肺血和肺脏疾病息息相关。当肺血的充盈和运行出现问题时，可能会引发一系列肺脏疾病。肺血不足或运行不畅可能导致肺气的上升和升发能力受限，从而出现气短、喘息、声音低微等呼吸困难的症状。同时，肺血不足也会影响肺脏的气化功能，导致肺脏气血亏虚，出现面色苍白、气短乏力等症状。相反，如果肺血过盛或运行异常，可能导致上呼吸道出血、咳血等症状。

肺血作为肺脏的特有功能，是肺气升发和全身气血运行的重要支持之一。肺血的充盈和运行状态直接影响肺气的升发和全身气血的运行。多种因素，包括脾胃的消化吸收、肝脏的气血生成、肺脏的气化功能、情志等都会影响肺血的生成和运行。肺血不足或运行异常可能导致一系列肺脏疾病。因此，在中医临床实践中，重视肺血的充盈和运行状态对维护肺脏的正常功能和整体健康非常重要。

三、现代医学中的肺血

在现代医学中，肺血的概念是指血液在肺脏中循环的一部分，即肺循环系统。肺循环与体循环共同构成了循环系统的两个主要部分，它们相互配合，确保氧气与营养物质的供应，以及二氧化碳和代谢废物的排泄。

肺循环的起点是由全身组织返回的含有二氧化碳的静脉血液。这部分血液进入右心房，随后通过右心室被推送到肺动脉。肺动脉将血液传送到肺部，经过肺毛细血管网络，与肺泡进行气体交换。在这个过程中，血液中的二氧化碳被替换成氧气，同时肺泡中的氧气被吸收到血液中。富含氧气的血液随后通过肺静脉回流到左心房，再通过左心室被推送到全身动脉系统，向全身组织供给氧气和营养物质。

肺循环所特有的功能包括以下方面。①气体交换：肺循环通过肺泡与毛细血管之间的气体交换，实现了氧气的摄取和二氧化碳的排泄。血液中的二氧化碳在肺泡内被释放到肺部，随后被呼出体外。同时，氧气从肺泡经过肺毛细血管进入血液中，然后被输送到全身各个组织。②调节酸碱平衡：肺循环通过调节二氧化碳的排泄，从而影响体液的酸碱平衡。二氧化碳是酸性物质，当体液中二氧化碳含量过高时，肺循环会增加呼吸的频率和深度，加速二氧化碳的排出，从而维持酸碱平衡。③激素代谢：肺脏还具有一定的内分泌功能，它能够转化和处理一些活性激素。例如，肺血管紧张素转换酶（angiotensin-converting enzyme，ACE）能够将肺血管紧张素 I 转化为活性形式的肺血管紧张素 II，后者对血管收缩和体液平衡具有重要的调节作用。④免疫功能：肺组织中有丰富的免疫细胞免疫因子，如淋巴细胞、巨噬细胞等。肺循环通过输送免疫细胞和免疫因子，发挥免疫防御作用，帮助清除病原体和抵御感染。

肺循环与体循环密切联系，二者相互依赖、相互影响。肺循环提供了氧合血液，为全身组织提供氧气和营养，同时帮助清除细胞代谢产生的二氧化碳和废物。

体循环则将富氧的血液输送至各个组织，为细胞的正常代谢和功能提供支持。另外，肺循环在调节全身血流动力学方面也起到重要作用，如调控血容量和肺血管阻力，维持正常的循环状态。

需要注意的是，现代医学对肺血的概念主要侧重于肺循环系统的功能和病理生理特点，与中医的气血观念有所不同。在中医学中，肺血与气有着密切的关系，气血的运行状况直接影响肺脏的功能。中医学强调气血的协调流通，认为气血充盈是维持肺脏功能的重要因素。而现代医学虽然没有明确将肺血与气提到同样的高度，但肺循环对气体交换的重要作用与中医学对肺气的重视有相似之处。

总之，现代医学中的肺循环系统是负责气体交换、调节酸碱平衡、激素代谢和免疫防御的重要循环系统之一。它与体循环相互协作，确保氧气和营养物质的供应，以及二氧化碳和废物的排泄。了解肺循环的结构和功能对于理解肺脏的生理病理过程及相关疾病的诊断和治疗具有重要意义。

第三节　历代少提肺血的原因

“人之一身，不外气血耶。”从五脏气血阴阳理论来看，五脏皆有气血阴阳，肺脏亦不例外，肺之气血阴阳，亦是肺脏发挥生理功能的物质基础和动力来源，所以肺血应当存在。然而纵览古典医著及当今文献，不难发现，对于肺生理功能和病理病证的描述，多集中于肺气、肺阴、肺津等方面，而对肺血则很少论及。古人为什么少提肺血？这是个值得思考的问题。经过查阅古籍和现代文献，我们认为其原因如下。①中医理论的发展：中医理论在不同的历史时期有不同的重点和研究方向。在古代的中医理论中，对于肺的研究主要集中在其功能与气的关系上，而对于肺血的研究相对较少。这可能是因为当时的医学观念和研究方法限制了对肺血的深入探讨。②临床实践的局限性：在古代的临床实践中，医者主要通过望、闻、问、切等方法来判断病情和制订治疗方案。对于肺血的观察和评估相对困难，因此在临床实践中对肺血的重视程度较低。③肺血与心的密切关系：在中医理论中，肺血和心的关系密切，二者相互依存，相辅相成。因此，有时候肺血的问题可能会被归类为心血的问题，而没有单独提及肺血。④文献记载的局限性：中医经典文献中对于肺血的记载相对较少。虽然有一些经典著作中提到了肺血的相关内容，但对于肺血的详细解释和论述相对较少。

需要注意的是，尽管历代对于肺血的研究和论述相对较少，但这并不意味着肺血在中医理论中不重要。肺血与心的关系密切，对于维持人体的正常生理功能和预防疾病起着重要作用。现代中医理论和临床实践对肺血的研究和应用逐渐增多，对肺血的重视程度也在提高。展开来看，历代少提肺血还与以下原因有关。

一、从生理功能看，历代医家更多强调肺主气、主津液的功能

中医理论中较少提及肺血的生理病理，因为历代医家在习惯思维中更多地强调肺主气、肺主津液的生理功能。

（一）更多强调肺主气的功能

肺脏是中医五脏中的一个重要器官，被认为是人体的主要气机之所在。在中医理论中，肺主气的功能被赋予了广泛而重要的意义。

从古至今，历代医家更多地强调肺主气的生理功能，将肺的呼吸功能放在首位。《内经》对肺与气的关系早已明确论述。《素问·五脏生成》言：“诸气者，皆属于肺。”《素问·六节脏象论》言：“肺者，气之本，魄之处也，其华在毛，其充在皮，为阳中之太阴，通于秋气。”《素问·五脏生成》言：“肺之合皮也，其荣毛也，其主心也……肺欲辛……白当肺、辛……诸脉者皆属于目，诸髓者皆属于脑，诸筋者皆屑于节，诸血者皆属于心，诸气者皆属于肺。”宋代王怀隐《太平圣惠方·卷第六·治肺气不足诸方》言：“夫脏腑之精，皆上注于肺，肺主于气。”《仁斋直指方论·咳嗽》：“肺为气之主，肾为气之藏。”明代龚廷贤《寿世保元·卷四·补益》言：“夫气乃肺之主。”《类经·卷三·脏象》载：“诸气皆主于肺，故曰气之本。”清代叶天士《温热论·第一节辨证纲领》言：“肺主气属卫。”可见，在肺的生理功能中，历代都更多地强调其主气的功能。

肺主气的功能主要体现在以下几个方面。①呼吸调节和气机运行：肺是人体呼吸的关键器官，主管呼吸过程中气的运行，调控吸入的新鲜空气和呼出的废气。《内经》中说“肺藏气”，表示肺的功能是储存和运输气。肺的呼吸作用主要包括吸气、呼气、悲喜、清浊、出入、升降等。肺气的升降作用直接影响气机的畅通与否，同时也与胸腹肌肉的收缩及松弛有关。②控制水液代谢：肺脏在中医理论中与水液关系密切。肺主宣发，对水液的分布和排泄起到重要的调节作用。肺气畅通，则体液代谢调节正常；肺气郁滞，则会导致体液停留，出现水液代谢紊

乱。③与皮肤和毛发有关：肺与皮毛有密切的关系，肺主毛发。中医认为肺脏的健康与皮肤和毛发的健康密切相关。肺气的升降功能直接影响皮肤的血液循环、温度调节及汗液的排出。肺脏的功能失调会导致皮肤干燥、毛发无光泽等问题。④免疫调节：肺脏具有辅助免疫系统的功能。肺气的运行与免疫功能紧密相关，肺气畅通可以帮助维持人体的免疫力，提高抵抗力，抵御外邪侵袭。⑤情绪调节：《素问·四气调神大论》中描述了五脏与情志的关系，其中肺与悲喜情绪相关。肺主悲痛，过度悲伤会影响肺气的升降和运行，从而影响整个气机的平衡。另外，肺脏也与喜悦情绪相关，平和愉悦的情绪可以帮助促进肺气的运行和健康。

要保持肺主气的功能正常，我们可以采取一些具体的调节方法。①呼吸调节：通过深呼吸、缓慢呼吸、禅坐等方法，有助于调节肺气的运行，保持气机的畅通。②饮食调养：在中医学中，肺与味道关联密切，适当食用一些润肺的食物，如梨、蜂蜜、糯米等，有助于保护肺气。③情绪调节：适当调节情绪，保持心情愉悦，并避免过度悲伤或过度喜悦，有助于维持肺气的平衡。④运动锻炼：适度地进行有氧运动，如散步、慢跑、太极拳等，能够增强呼吸功能，帮助肺气运行。

因此，肺主气是中医理论中的重要概念，肺的功能涉及呼吸调节、水液代谢、皮肤毛发状态、免疫调节及情绪调节等多个方面。通过调节呼吸、饮食、情绪和运动等，我们可以维护肺主气的功能，促进身体的健康平衡。

（二）更多强调肺通调水道、主行水、主津液的功能

肺脏在中医理论中具有通调水道、主行水、主津液的重要功能，与水液代谢密切相关。

历代医家对肺通调水道、主行水、主津液的功能论述较多，早在《内经》中即描述了肺通调水道的过程。《素问·经脉别论》曰："饮入于胃，游溢精气，上输于脾。脾气散精，上归于肺，通调水道，下输膀胱。水精四布，五经并行，合于四时，五脏阴阳，揆度以为常也。"说明肺的宣发肃降对体内水液的输布、运行、排泄起着疏通和调节作用，又因肺为华盖，清代汪昂《医方集解》称"肺为水之上源"。张志聪《素问灵枢合注·经脉别论》云："肺应天而主气，故能通调水道而下输膀胱，所谓地气升为云，天气降而为雨也。"

①肺主水液代谢。肺脏通过呼吸，将外界的水气吸入体内，经过肺气的转化和搬运，将水液分布于全身各个组织器官。同时，肺脏也通过排泄功能将不需要的水液排出体外，维持体内水液平衡。肺的气机调节直接影响体液的分布和排泄，

当肺的功能畅通无阻时，水液代谢正常；而如果肺气郁滞，则会出现体液的停滞和水液代谢紊乱等问题。②肺主通调水道。肺脏是人体水液通道的重要组成部分，通过呼吸运动，肺气推动体内水液的流动。肺脏与膀胱之间有密切的关系，通过肺气的推动，与膀胱互相贯通，调节水液的运行和排泄。③肺主津液。津液是人体的重要物质。肺与津液的关系密切，肺主津液，保持体内津液的正常分布和代谢，肺脏对津液的吸收和分配起着重要的调节作用。肺气的升降功能直接影响津液的生成和运输，使体内津液保持平衡。

为了保持肺通调水道、主行水、主津液的功能正常，我们可以采取一些具体方法。①注意饮食调节：合理饮水，摄入适量的水分，保持体内水液平衡。适当食用一些润肺的食物，如梨、蜂蜜、糯米等，有助于调节水液代谢。②呼吸调节：通过深呼吸、缓慢呼吸、禅坐等方法，有助于调节肺气的运行，保持气机的畅通，推动水液的运行。③情绪调节：中医认为情绪与水液密切相关，适当调节情绪，保持心情愉悦，并避免过度悲伤或过度喜悦，有助于维持肺气的平衡，促进水液代谢。④运动锻炼：适度地进行有氧运动，如散步、慢跑、太极拳等，能够增强呼吸功能，帮助肺气运行，同时也有助于水液的循环运行。

肺脏通过呼吸调节、水液代谢和津液分布，保持体内水液的平衡和正常的生理功能。通过饮食调节、呼吸调节、情绪调节和运动锻炼，我们可以维护肺通调水道、主行水、主津液的功能，促进身体的健康平衡。

由此可见，古人少提肺血，是因为在人们的习惯思维中更多地将肺主气司呼吸及肺主津液的功能放在首位，而“血”对于肺脏而言，只能退居其次。

二、受中医解剖和文献记载的影响，古人认为“肺为少血之脏”

（一）古代对肺的解剖认识

《内经》中记载肺为白色。如《灵枢·顺气一日分为四时》载“肺为牝脏，其色白”。《医贯·内经十二官论》载“喉下为肺，两叶白莹”，“白莹”二字，指出了肉眼所见的肺的颜色。白莹是指颜色白而有光彩，这一颜色明显偏淡，之所以淡，一方面自然是肺脏血少的原因，因为血为红色，血少者当然应为浅红色或白色，这正如血虚者往往面色无华、唇舌色淡一样，肺脏本身可能先天“血虚”，所以呈现出浅淡的“白莹”之色；另一方面可能是相对于人体内其他脏器的颜色为淡而言，将“白莹”和“如缟映绀”的肝或“马肝赤紫”的脾相比，颜色明显偏淡。肝和脾二脏，前者被称为“血海”，后者被称为“气血生化之源”，都是多血之脏，颜色皆较深，可能古人认为颜色深的脏多血，颜色浅的脏少血。由此推论色浅的肺必然不会是多血之脏。

在中医学中，肺被视为重要脏器之一，是呼吸系统的核心器官，不仅负责呼吸，还与心脏密切相关，并在中医理论中与情绪、声音、皮肤等方面有着重要的关联。

从解剖学角度来看，肺位于胸腔内，是呼吸系统的主要组成部分。人体的两个肺位于胸腔的两侧，与心脏相邻。肺的主要功能是吸入氧气并排出二氧化碳，从而维持人体的氧气供应和代谢平衡。肺还具有过滤空气、保护呼吸道、调节体温和湿度等功能。

中医将肺与金相对应，认为肺主宰呼吸，掌管气机，调节水液代谢，与皮肤、毛发、声音、鼻腔等有关。肺的功能主要包括呼吸、气机运行、水液代谢和防御作用。

首先，肺的主要功能是呼吸。中医认为肺主宰呼吸，掌管气机。肺通过吸入新鲜空气，将氧气输送到全身各个组织和器官，同时排出体内的二氧化碳，维持气体交换的平衡。呼吸的畅通与否直接影响人体的生命活动。其次，肺的气机运行与水液代谢密切相关。中医认为肺主宰气机，调节水液代谢。肺的气机运行顺畅可以促进水液代谢，保持体内的水液平衡。肺气的升降运动也与尿液的排泄有关。此外，肺还具有防御作用。中医认为肺主宰皮肤、毛发和鼻腔。肺的气机运行顺畅可以保证皮肤和毛发的健康，同时也可以增强鼻腔的抵抗力，防御外邪入侵。肺与心密切相关，二者共同构成了中医学中的“心肺”系统。中医认为肺主宰气机，心主宰血液循环。肺的气机运行顺畅可以促进心血循环的正常运行，同时心血的充盈也能够影响肺的气机运行。因此，心肺的协调与平衡对人体的健康至关重要。此外，中医还将肺与情绪和声音联系在一起。肺主宰气机，气机的畅通与否与情绪的稳定和声音的发出密切相关。肺气的升降运动可以调节情绪的平衡，也可以影响声音的清晰和响亮。

总体而言，中医对肺的解剖认识强调了肺的重要性和多方面的功能。肺不仅是呼吸系统的核心器官，还与心脏、情绪、声音、皮肤等有着密切的关联。保持肺的健康对于维持人体的正常生理功能和情绪平衡至关重要。

（二）古代文献记载

肺为少血之脏可能还与“太阴常多气少血”一说有关。此说见于《素问·血气形志》："夫人之常数，太阳常多血少气，少阳常少血多气，阳明常多气多血，少阴常少血多气，厥阴常多血少气，太阴常多气少血，此天之常数。"这里的太阴，在有的书籍中被直接解释为肺脏。《重庆堂随笔》载："然肺为多气少血之脏，故一切血药概不欲用，以羊肺为主，诸味之润者佐之，人所易能也。"《丹台玉案·诸血门》："盖肺脏以气为主，本多气而少血，是以所出者亦少也。"由以上文献则很容易得出肺脏少血的结论。

古代文献对肺解剖的记载可以追溯到《内经》和《难经》等经典著作中。在这些古代文献中，对肺解剖的记载主要强调了肺的位置、形态、功能和与其他脏腑的关系。

首先，古代文献对肺的位置进行了描述。《素问·痿论》中有关于肺的记载"肺者，脏之长也，为心之盖也"，说明肺位于人体的上部。《灵枢·九针论》载"肺者，五脏六腑之盖也"，《素问·病能论》说"肺者，脏之盖也"。这些记载揭示了肺的位置较高，位于胸腔的上部，与其他脏腑有一定的空隙。其次，古代文献中对肺的形态进行了描述，《医宗必读》中载"肺叶白莹……虚如蜂窠，下无透窍。吸之则满，呼之则虚"，《素问·六节脏象论》说"肺者，气之本"，说明肺具有容纳气体的能力。

古代文献对肺的功能进行了详细的描述。《素问·五脏生成》曰"诸气者，皆属于肺"，指出了肺主气，包括主呼吸之气和主一身之气两个方面。《素问·经脉别论》中记载"饮入于胃，游溢精气，上输于脾，脾气散精，上归于肺，通调水道，下输膀胱，水精四布，五经并行"，提出肺具有通调水道的功能，在调节和维持人体水液代谢平衡方面发挥着重要作用。《素问·灵兰秘典论》曰"肺者，相傅之官，治节出焉"，说明了肺主治节。《素问·经脉别论》记载"脉气流经，经气归于肺，肺朝百脉，输精于皮毛，毛脉合精，行气于腑，腑精神明，留于四脏，气归于权衡。权衡以平，气口成寸，以决死生"，指出肺具有朝百脉之功能。这些记载揭示了肺在人体的生理功能中具有重要的地位。

综上所述，古代文献对肺解剖的记载主要强调了肺的位置、形态、功能和与其他脏腑的关系。肺被认为是位于上部的器官，具有容纳气体和调节水液代谢的功能。肺在气机运行、五脏六腑协调等方面起着重要的作用。这些记载为中医对肺的认识提供了重要的理论基础，对临床诊断和治疗具有重要的指导意义。同时，这些记载也为现代医学对肺的解剖和功能研究提供了一定的启示，有助于深入理解肺的生理和病理机制。

如上所述，古人认为，肺既然不是多血之脏，再多提肺血就与肺的实际情况不相符了，所以就没有实在意义。这可能是历代少提肺血的原因之一。

三、在功能上，肺血处于隐性状态

肺血隐性状态是中医学对肺脏功能的一种描述。这种描述强调了肺脏在生理状态下的某种特性，即肺脏中的血液功能相对隐蔽，不像其他脏腑那样突出。下面将从肺脏的血液循环、气血关系和肺脏疾病等方面展开论述。

首先，肺脏的血液循环是肺血隐性状态的重要体现之一。肺脏是人体循环系统中的重要器官之一，负责将氧气通过呼吸运送至血液，同时将二氧化碳排出体外。肺脏的血液循环主要是通过肺动脉和肺静脉完成的。肺动脉将含有二氧化碳的静脉血输送到肺脏，经过气体交换后，肺静脉将含有氧气的血液输送回心脏。相比于其他脏腑，肺脏的血液循环相对较为隐蔽，没有明显的血管分布，这也是肺血隐性状态的一个重要特征。

其次，肺脏的气血关系也是肺血隐性状态的体现。在中医学中，气和血是人体内的两种重要物质，气主运动，血主养生。肺脏作为气的主要器官，主要负责气的运行和呼吸功能。而血液则主要由心脏负责循环输送。肺脏与血液的关系相对隐蔽，肺脏的气机运行和血液循环相互依存，但肺脏的气机运行更加突出。这种气血关系的特点也是肺血隐性状态的一个重要方面。

此外，肺脏在疾病中的表现也反映了肺血隐性状态。在中医理论中，肺脏与呼吸系统疾病密切相关，如感冒、咳嗽、哮喘等。这些疾病的症状主要表现为呼吸困难、咳嗽、气喘等。与其他脏腑疾病相比，肺脏疾病的症状相对较为明显，但肺脏的血液循环状况却相对较为隐蔽。这也可以解释为什么肺脏在疾病中的表现更多地与气机运行相关，而血液循环的状况相对较少被关注。

五脏生理功能的维持均需要精、气、血、津液的供养，但由于五脏功能有别，故对精、气、血、津液等物质的需求存在差异，从量上说有多少的区别，从功能表现上有显性和隐性的区别。对于肺而言，肺脏生理功能的维持以气、津两种物质状态为主，故表现为显性；相反，维持肺脏的功能需求量少的物质则处于隐性状态，肺对血这种物质需求量少，所以在功能表现上为隐性。既然为隐性，肺血及其功能就表现不明显，所以少提肺血。

第四节　肺生血的现代研究

中医学关于肺为血脏与肺为气血生化之源的论述在本书第三章第五节“血与肺”中已有详细论述。在现代医学中，肺被认为是血小板的产生场所之一。血小板是一种血液细胞，起着止血和血管修复的重要作用。传统上，骨髓被认为是血小板的主要产生场所，但近年来的研究表明，肺脏也具有一定的血小板生成能力。

笔者于 2013 年首次明确提出肺生血，肺对一身血液的生成、运行有着不可替代的作用。2017 年 3 月，《自然》杂志发表了颠覆教科书认识的一项研究：肺不仅是呼吸器官，还参与人体的造血过程，是造血器官。来自加利福尼亚大学旧金山分校的科学家们发现，肺有造血功能，而它生产血细胞的能力还不低——在小鼠模型中，由肺制造的血小板数量超过了血小板总体数量的一半。这一点在先前从未被发现过。“这项发现毫无疑问说明了肺的复杂作用——它们不止用来呼吸，还是生成血液关键组成部分的重要参与者”，该项论文的负责人、加利福尼亚大学旧金山分校的 Mark Looney 教授说，“我们在小鼠中观察到的结果，强烈表明肺在人类的血液生成中也起着关键性的作用”。

这项突破性研究背后的最大功臣是一种叫作“双光子活体成像”的技术，Looney 教授正是其共同发明人之一。这种成像技术使研究人员能够完成极为精细的观察，从而在活体小鼠的肺部微小血管中看到单个细胞的行为。最初，研究人员想利用这项技术了解免疫系统与血小板之间的相互作用。为此，他们选取了一种经过基因改造的小鼠品系，这些小鼠体内的血小板会发出明亮的绿色荧光。然而，显微镜下的一幕让所有人都惊呆了：研究人员发现大量的巨核细胞聚集在小鼠肺部的血管中。而教科书上认为，巨核细胞主要在骨髓中，负责生成血小板。肺是一个复杂的器官，除了呼吸作用外，它还承担着其他重要的生理功能。

肺脏的血小板生成能力是通过肺内的血管内皮细胞来实现的。血管内皮细胞是血管壁上的一种细胞，它具有多种功能，包括调节血管张力、参与炎症反应等。有研究发现，肺脏的血管内皮细胞中含有巨核细胞，它们是血小板的前体细胞。这些巨核细胞在肺脏内形成和成熟，然后释放到血液中，最终转变为成熟的血小板。

肺脏作为血小板的产生场所，其机制和骨髓相比可能存在一些差异。目前的研究结果显示，肺脏的血小板生成主要受到血小板生成素的调控。血小板生成素是一种由肝脏和肾脏产生的激素，通过促进巨核细胞的分化和成熟来增加血小板的生成。此外，其他因素如细胞因子、生长因子等也可能参与肺脏的血小板生成过程。

肺脏作为血小板的产生场所，在某些疾病中可能发挥着重要的作用。例如，肺动脉高压是一种严重的心血管疾病，其特点是肺动脉内的压力升高。研究发现，在肺动脉高压患者中，肺脏的血小板生成能力明显增加，这可能与疾病的发展和血液循环的改变有关。此外，肺脏的血小板生成能力也可能在其他疾病中发挥作用，如肺部感染、肺癌等。

虽然肺脏作为血小板产生场所的概念在现代医学中已经被提出，但仍有许多问题需要进一步研究和探索。例如，肺脏的血小板生成能力与骨髓的血小板生成能力之间的关系如何，以及肺脏的血小板生成能力在不同生理和病理状态下的变化等。此外，肺脏血小板生成的具体机制和调控网络也需要进一步研究。对这一新领域的深入了解，将有助于我们更好地理解肺脏的生理功能和疾病机制，为相关疾病的预防和治疗提供新的思路和方法。

“当我们看到生活在肺部的一大堆巨核细胞时，我们就知道，应当沿着这个方向研究下去”，该项论文的共同第一作者 Emma Lefrancais 博士说道。

于是，研究人员开始用这项突破性的双光子活体成像技术继续观察小鼠肺部。很快，他们得到了更多的数据。据统计，这些巨核细胞能以每小时生成 1 000 万个血小板的速度进行工作，这表明小鼠体内超过一半的血小板都是在肺部而不是在骨髓中生成的！此外，研究人员也在肺血管中找到了诸多不同种类的巨核细胞祖细胞与血液干细胞。它们一直静静地躺在那里，被人类忽视了上百年。

这些在肺血管中的巨核细胞与血液干细胞引人好奇——它们是如何来到肺部的？它们会不会在肺部与骨髓之间来回移动？为了回答这些问题，研究人员做了一系列肺移植实验。

首先，研究人员从将普通小鼠的肺部移植到了巨核细胞会发出绿色荧光的小鼠体内，并发现那些本没有荧光细胞的肺部内也慢慢出现了绿色荧光。这表明这些能生产血小板的巨核细胞来自骨髓。

“想到这些细胞从骨髓跋山涉水来到肺部生产血小板，就觉得不可思议”，该项论文的另一名共同第一作者 Guadalupe Ortiz-Muñoz 博士说道，“肺部有可能是生产血小板理想的‘生物反应堆’。也许是因为肺部血流的机械力，或者是因为其他什么我们还不清楚的分子信号”。

在另一项实验中，研究人员将带有荧光巨核细胞祖细胞的肺移植到了血小板计数较低的突变小鼠体内。移植后，小鼠体内爆发了一波绿色荧光，并将血小板计数迅速拉回正常水平，并维持了数月之久。这远远超过了单个巨核细胞或血小板的寿命。因此，这些结果表明，进入突变小鼠体内的那些荧光巨核细胞祖细胞在它们体内得到了激活，从而能生产健康的巨核细胞，重塑血小板的生产。

在最后一项实验中，研究人员将健康且带有荧光细胞的肺移植到了骨髓受损、缺乏正常血液干细胞的突变小鼠体内。分析表明，那些来自移植肺部的荧光细胞迁移回了受损的骨髓，并在那里定居。更夸张的是，它们不仅生成血小板，还能生成各种类型的血细胞，甚至包括了中性粒细胞、B 细胞与 T 细胞等免疫细胞。这些研究结果表明，肺部是大量血液祖细胞与干细胞的居住地。在有需要时，这些细胞能够重塑受损骨髓的能力，制造血液的不同成分。

“据我们所知，这是首个描述肺部血液祖细胞的研究，它或许与数百万患有血小板减少症的人息息相关”，Looney 教授说道，“我们见到，许多造血干细胞并不是待在一处，而是随着血流周游全身。也许在不同器官中研究干细胞，会成为未来的一部分”。

《自然》杂志的这一观点，与我们团队 2013 年提出的“肺生血”“肺为血脏”观点不谋而合，直观地印证了“肺生血”“肺为血脏”的科学性及先进性，改变了既往单纯的“肺主气”“肺为气之主”的传统认识，为肺系疾病的论治提供了新的思路和方法。

第五节　肺血的生理功能

由于历代医家对肺血提及较少，因此对于肺血的功能更是论之甚少。而肺血作为肺脏的一种基本物质，必然有其相应功能。肺血作为一身之血的一部分，自然具有血的一般功能。对于血的主要功能，正如《景岳全书·血证》所说“故凡为七窍之灵，为四肢之用，为筋骨之和柔，为肌肉之丰盛，以至滋脏腑，安神魂，润颜色，充营卫，津液得以通行，二阴得以调畅，凡形质所在，无非血之用也”，即血可以营养和滋润全身各处。另外，肺血也是机体精神活动的物质基础之一，肺血充盛，人体精神活动才能正常，如《灵枢·平人绝谷》说“血脉和利，精神乃居”。对于肺血而言，其所能营养和滋润的不仅是肺，还有与肺相联系的体、华、窍等，因肺藏魄，所以肺血可能也濡养神。

一、滋润濡养作用

（一）滋润濡养本脏

《难经·二十二难》曰“血主濡之”，这是对血的营养和滋润作用的简要概括。全身各部分（内脏、五官、九窍、四肢、百骸）无一不在血的濡养作用下发挥其生理作用，故《金匮钩玄》中记载血“目得之而能视，耳得之而能听，手得之而能摄，掌得之而能握，足得之而能步，脏得之而能液，腑得之而能气。是以出入升降、濡润宣通者，由此使然也”。一方面，肺血是肺功能活动的物质基础，正是有了肺血的滋润濡养，肺气才能正常发挥其出入升降的生理功能。肺主宣发，肺气向上的升宣使肺发挥排出体内浊气、输布水谷精微外达皮毛、宣发卫气而调节腠理开阖等功能；肺主肃降，肺气向下的通降使肺发挥吸入自然界的清气、向下布散水谷精微、肃清呼吸道的异物等功能。“血为气之母”，肺气的宣发和肃降必须依附于肺血而存在。如果肺气无所依附，则将浮散无根而发生气脱，正如《医学真传·气血》所说“气非血不和，血非气不运”。另一方面，肺血是全身血液循环的重要部分。血液循环的正常运行不仅依赖于心的生理功能正常，而且还在于肺、肝、脾等脏生理功能的协调平衡。《素问·灵兰秘典论》说：“肺者，相傅之官，治节出焉。”因此，肺血充盈，则肺能辅助心脏推动和调节血液的运行。

（二）滋润濡养其他组织

对于肺血而言，所能营养和滋润的不仅是肺脏，还有与之相联系的体、华、窍等。肺外合皮毛，开窍于鼻，通过肺的宣发和肃降，将肺血向上、向外布散于全身皮毛肌腠以滋润濡养之，使之红润光泽。

二、神志活动的物质基础

血液在中医学中被视为人体的重要物质基础之一，与神志活动密切相关。中医学认为，血液是由脾胃消化吸收的精华所形成，它在体内流动不息，为身体各个组织和器官提供养分和氧气。血液的运行畅通与否，直接影响人体的神志活动。

血液是神志活动的物质基础。《灵枢·营卫生会》云“血者，神气也”，血液供给充足，则人体神志活动正常。《灵枢·平人绝谷》亦说：“血脉和利，精神乃居。”《灵枢·本神》云：“生之来，谓之精……并精而出入者谓之魄。”魄者，五神之一，指与生俱来的、人固有的本能意识、感觉和动作，在人的精神意识和思维活动中占有重要地位。《中西汇通医经精义》说：“人身血肉块然，阴之质也，有是质，即有宰是质者，秉阴精之至灵，此之谓魄。”《素问·六节脏象论》言：“肺者，气之本，魄之处也。”《素问·宣明五气》云：“肺藏魄。”《中藏经·论肺脏虚实寒热生死逆顺脉证之法第二十八》载：“肺者，魄之舍。”魄既以精为物质基础，又藏之于肺，为肺血所濡养。肺血充盛，肺藏舍有度，则魄强，精足魄旺而安；如果肺血亏虚，肺藏舍失用，魄失所养，则“百合病恍惚不宁，魄受扰也，魇魇中恶，魄气所掩也”。正如《高注金匮要略·五脏风寒积聚病脉证治第十一》所载：“肺主阳气，气中阴精为魄，气血两充，则魂魄各安其宅……反此，则魂魄不安。”

在中医学中，血液的运行主要依赖心的作用。心被视为“君主”，主管血液的运行和循环。心的功能主要包括推动血液循环和控制血液的运行速度。如果心功能不好，血液的运行就会受到阻碍，导致脑部供氧不足，从而影响神志活动。例如，心血不足、心阳不足等病证都会导致神志不清、记忆力减退等症状。此外，中医学还强调心与脾的相互关系对神志活动的影响。脾主运化水谷精微，化生血液。脾胃功能良好，能够消化吸收营养物质，为血液提供充足的养分。如果脾胃功能不好，消化吸收不良，就会导致血液质量不佳，影响神志活动。例如，脾胃虚弱、运化失常等病证都会导致神志不清、思维迟钝等症状。此外，中医学还强调肝血的重要性。肝主疏泄，调畅血液的运行。肝血充盈，能够保证血液的顺畅运行，维持神志活动的正常。如果肝血不足，肝气郁结，就会导致血液运行不畅，影响神志活动。例如，肝血不足、肝郁气滞等病证都会导致头晕目眩、失眠健忘等症状。中医学还强调情志对血液运行的影响。情志活动过度或不畅会导致气机郁滞，影响血液运行。例如，长期的忧思忧虑、愤怒激动等情绪会导致肝气郁结，影响血液运行；而喜悦愉快的情绪则能够促进血液的畅通运行，维持神志活动的正常。

综上所述，血液作为神志活动的物质基础，在中医学中具有重要的地位。中医学强调通过调整心、脾、肝等脏腑的功能来保证血液的正常运行，从而维持神志活动的正常。因此，在日常生活中，我们应该注重保持良好的心态，避免过度的情绪波动；同时，合理饮食，保持脾胃功能良好，为血液提供充足的营养；此外，适度的运动和放松也有助于促进血液运行，维持神志活动的正常。

第六节　肺血与他脏的关系

五脏相关，肺血与心、肝、脾（胃）、肾之间亦有着密切的关系。

一、肺血与肾精

肺血与肾精的关系可以从多个角度来理解。首先，我们可以从五脏六腑的相互关系来理解肺血与肾精的关系。中医认为，五脏六腑是人体内脏器官的集合，相互联系，相互依存。其中，肺属于金脏，而肾属于水脏。按照五行相生原理，金能生水，水能生木，木能生火，火能生土，土能生金。这种相生关系也反映了肺血与肾精的相互影响。肺血的充盈与运行畅通，有赖于肾精的滋养和调节；而肾精的生成和调节，则需要肺血的气化和输送。因此，肺血与肾精的关系可以说是相辅相成、相互依存的。其次，从功能角度来看，肺血与肾精在人体的生理活动中起着重要的作用。肺主气，气化水液，与脾胃共同参与水液的代谢。肺的气化作用使得水液得以运行，而肾的精气是水液的根本。肺血的充盈与运行畅通可以保证气血的正常运行，维持人体的正常生理功能。而肾精的充足与调节，可以保证人体的生长发育、繁衍后代、免疫力等方面的功能正常。因此，肺血与肾精的协调与平衡对于维持人体的健康至关重要。此外，肺血与肾精的关系还可以从病理角度来理解。中医认为，肺血不足或肾精亏损都会导致身体的健康出现问题。肺血不足会导致气血不足，出现气短、乏力、面色苍白等症状；肾精亏损则会导致腰膝酸软、耳鸣、遗精等症状。因此，调养肺血和肾精对于维护身体健康至关重要。

在中医临床实践中，针对肺血与肾精的调养，可以采取一些中药治疗的方法。例如，对于肺血不足的情况，可以选用补血益气的中药，如当归、黄芪等；对于肾精亏损的情况，可以选用滋补肾精的中药，如何首乌、枸杞子等。此外，还可以通过调整饮食结构、合理运动等方式来调养肺血与肾精。

《素问·上古天真论》中说："肾者主水，受五脏六腑之精而藏之。"肾藏精，精血同源，精和血之间存在着相互资生和相互转化的关系。血能生精，如《诸病源候论》说"肾藏精，精者，血之所成也"；而精又是化生血液的物质之一，如《张氏医通》说"（肾）精不泄，归精于肝而化清血"。《侣山堂类辩》则更明确地指出"肾为水脏，主藏精而化血"，《医方类聚·血病门》也指出"精为血之本"，说明肾所藏之精是化生血液的重要物质。《类经》云"精足则血足"，故肾精充盛，血有所充，则肺血充盛。另外，肾能藏精生髓，髓则贮存于骨内，现代医学认为骨髓是重要的造血器官，这与中医学精血互生理论非常一致。

总之，肺血与肾精在中医学中有着密切的关系。肺血与肾精相互依存，相互影响，对于维护身体健康至关重要。在中医临床实践中，通过中药治疗、饮食调整等方法可以调养肺血与肾精，提高身体的健康水平。

二、肺血与脾胃

肺属于金脏，脾属于土脏，按照五行相生的原理，土能生金，这种相生关系也反映了肺血与脾胃的相互影响。

血液的生成有赖于脾胃所化生的水谷精微。血主要由营气和津液组成，营气和津液都来自摄入的饮食经脾胃的消化吸收而生成的水谷精微，所以，中医认为脾胃为后天之本，气血生化之源。《景岳全书》曰："血者，水谷之精也，源源而来，生化于脾。""生血之源，源在胃也。"《明医指掌》云："血者，水谷之精也，生化于脾。"脾胃功能正常，气血生化有源，则肺血充盛，肺脏可得到滋润和濡养，维持肺脏正常生血、行血的生理功能。结合现代医学理论，脾胃的运化首先为造血提供了原材料。只有脾胃运化水谷精微功能旺盛，机体的消化吸收功能才能健全，造血原料才能供应丰盈，为化生精、气、血、津液提供足够的养料，从而使脏腑、经络、四肢百骸、筋肉皮毛等组织得到充分的营养，为进行正常的生理活动提供可靠的保证。

首先，从五脏六腑的相互关系来理解肺血与脾胃的关系。中医认为，五脏六腑之间相互联系，相互依存。肺主气，脾主运化，二者在水液代谢中有着密切的关系。肺的气化作用使得水液得以运行，而脾的运化作用则是水液代谢的关键。肺血的充盈与运行畅通有赖于脾胃的运化和调节，而脾胃的运化和调节则需要肺血的气化和输送。因此，肺血与脾胃的关系可以说是相辅相成、相互依存的。其次，从功能角度来看，肺血与脾胃在人体的生理活动中有重要作用。肺主气，气化水液，与脾胃共同参与水液的代谢。肺的气化作用使得水液得以运行，而脾的运化作用是水液代谢的关键。肺血的充盈与运行畅通可以保证气血正常运行，维持人体的正常生理功能。而脾胃的运化和调节可以保证人体对食物的消化吸收和营养的利用。因此，肺血与脾胃的协调与平衡对于维持人体的健康至关重要。此外，肺血与脾胃的关系还可以从病理角度来理解。中医认为，肺血不足或脾胃功能失调都会导致身体的健康出现问题。肺血不足会导致气血不足，出现气短、乏力、面色苍白等症状；脾胃功能失调则会导致消化不良、腹胀、食欲不振等症状。因此，调养肺血和脾胃对于维护身体健康至关重要。

在中医临床实践中，针对肺血与脾胃的调养，可以采取一些中药治疗的方法。例如，对于肺血不足的情况，可以选用补血益气的中药，如当归、黄芪等；对于脾胃功能失调的情况，可以选用健脾益胃的中药，如白术、党参等。此外，还可以通过调整饮食结构、合理运动等方式来调养肺血与脾胃。

总之，肺血与脾胃在中医学中有着密切的关系。肺血与脾胃相互依存，相互影响，对于维护身体健康至关重要。在中医临床实践中，通过中药治疗、饮食调整等方法，可以调养肺血与脾胃，提高身体的健康水平。通过维持肺血与脾胃的协调与平衡，可以保证人体的正常生理功能，预防和治疗疾病。

三、肺血与心

中医认为，肺主气，心主血，二者在人体的生理活动中密切相关，相互依存，相辅相成。

肺、心同居上焦，在血的生成、运行方面共同发挥作用。《灵枢·营卫生会》曰：“中焦亦并胃中，出上焦之后，此所受气者，泌糟粕，蒸津液，化其精微，上注于肺脉，乃化而为血，以奉生身，莫贵于此，故独得行于经隧。”说明肺在全身血液的生成、运行中发挥着重要作用。《素问·阴阳应象大论》中“心生血”，

《灵枢·决气》中“中焦受气取汁，变化而赤，是谓血”，《素问·痿论》中“心主身之血脉”，说明心总司一身血液的生成和运行。《血证论》载：“火者，心之所主，化生血液，以濡养周身。”《本草述钩元·芳草部》中将肺、心、脾三者化生血的过程精辟地概括为“肺合于心而气化，为血脉之所由始；肺合于脾而血化，为经脉之所由通”。

首先，从五脏六腑的相互关系来理解肺血与心的关系。肺主气，心主血，二者在气血运行中有着密切的关系。肺的气化作用使得气得以运行，而心的主血作用是气血运行的关键。肺血的充盈与运行畅通，有赖于心的主血作用；而心的主血作用，需要肺血的气化和输送。因此，肺血与心的关系可以说是相辅相成、相互依存的。其次，从功能角度来看，肺血与心在人体的生理活动中起着重要的作用。肺主气，气化水液，与心共同参与气血的代谢。肺的气化作用使得气得以运行，而心的主血作用则是气血运行的关键。肺血的充盈与运行畅通，可以保证气血的正常运行，维持人体的正常生理功能。心的主血作用可以保证气血的正常供应，维持人体各个组织器官的正常功能。因此，肺血与心的协调平衡对于维持人体的健康至关重要。此外，肺血与心的关系还可以从病理角度来理解。中医认为，肺血不足或心血不足都会导致身体的健康出现问题。肺血不足会导致气血不足，出现气短、乏力、面色苍白等症状；心血不足则会导致气血运行不畅，出现心悸、失眠、记忆力减退等症状。因此，调养肺血和心血对于维护身体健康至关重要。

在中医临床实践中，针对肺血与心的调养，可以采取一些中药治疗的方法。例如，对于肺血不足的情况，可以选用补血益气的中药，如当归、黄芪等；对于心血不足的情况，可以选用补血养心的中药，如丹参、山药等。此外，还可以通过调整饮食结构、合理运动等方式来调养肺血和心血。

总之，肺血与心在中医学中有着密切的联系。肺血与心相互依存，相互影响，对于维护身体健康至关重要。在中医临床实践中，通过中药治疗、饮食调整等方法，可以调养肺血和心血，提高身体的健康水平。通过维持肺血与心的协调与平衡，可以保证人体的正常生理功能，预防和治疗疾病。

第七节　肺血与肺阴、肺津、肺精的区别与联系

肺阴是肺阴气与肺津的合称，是指肺气中具有凉润、宁静、沉降、抑制作用的部分，以及分布于肺具有滋润和濡养作用的物质。肺精主要由肺的津液和由脾转输至肺的水谷之精的轻清部分组成。肺津是一身津液分布于肺的部分。它们与肺血既有区别又有联系。肺精与肺津、肺血同类，都属人体内的液态精华物质，但在来源、分布、功能等方面皆有一定的区别。

一、肺血与肺阴

在中医基础理论中，肺阴与肺血是紧密相连的，它们之间存在着密切的相互作用关系。肺阴和肺血的平衡是维持身体健康的重要因素之一。

肺血与肺阴是不同的概念。肺脏之血是构成肺和维持肺功能的基本物质之一，具有营养和滋润作用，它的这种属性，如果用阴阳来概括的话，属阴。但是，它不能称为肺阴，因为肺阴实际上是肺阴气与肺津的合称，是指肺气中具有凉润、宁静、沉降、抑制作用的部分，以及分布于肺具有滋润和濡养作用的物质。因此，不能将肺阴和肺血相混，不能用肺阴来代替肺血。在临床表现上，肺血虚没有明显的寒热、动静的变化，它与肺阴虚常出现虚热、虚性亢奋是不同的。在治疗上，肺血虚则应补肺血，可用阿胶之类；肺阴虚则应补肺阴，宜用沙参、麦冬之属。可见，二者不仅在内涵上有区别，在临床上也有明显区别。因此，将肺血和肺阴等同，互相指代，是不符合实际的。

肺阴是指肺脏的润滑保护功能，它与肺的清肃和气化功能密切相关。在《灵枢·本神》中，肺阴被描述为气化之精微，司呼吸之宗，以及肃容养神之道。而肺血则是肺脏中的营养物质，它与肺的气化功能密切相关，营养肺组织，并以此为基础供应全身的气血。肺阴和肺血之间存在着相互依存的关系。肺阴的生成离不开肺血的滋养，而肺血的运行也需要肺阴的充盈。肺血不足，会导致肺阴不充足，肺阴虚弱则会影响肺的气化功能，进而出现呼吸困难、声音低沉等症状。如果肺阴不足，则会使得肺脏无法充分运行和利用肺血，从而影响体内气血的供应，出现气血不足的情况。此外，肺阴和肺血的失调也会影响其他脏腑器官的功能。

中医理论中有“肺主皮毛”的说法，肺脏与皮肤关系密切。肺阴和肺血的平衡不仅对肺脏本身有重要影响，而且影响皮肤的养护和保湿功能。肺阴不足会导致皮肤干燥、脱皮等症状；而肺血不足会影响肌肤的营养供应，使皮肤暗淡无光。此外，肺阴和肺血的平衡还与情绪和心理状态密切相关。中医理论中有“肺主情志”的说法，即情绪的变化与肺密切相关。肺阴和肺血的失调常常导致情绪波动、焦虑、烦躁等症状。

综上所述，肺血与肺阴关系密切，二者相互依存、相互影响。肺阴的充盈离不开肺血的营养供应，而肺血的运行也需要肺阴的滋养。它们的平衡与协调是维持身体健康的重要因素之一。当肺血与肺阴失调时，会导致呼吸困难、皮肤干燥、情绪不稳等一系列问题。因此，保持肺血和肺阴的平衡对于维护身体健康至关重要。

二、肺血与肺津

肺血和肺津是中医理论中与肺脏密切相关的两个概念。它们之间存在着紧密的相互作用关系，对于维持人体健康至关重要。

肺血属于血的范畴，具有血的一般特征，是具有营养和滋润作用的红色液体。肺血不足可称为肺血虚，出现以失于濡养为主的一系列症状，如面色苍白无华或萎黄、唇舌爪甲淡白、咳嗽气喘等，血虚应补血，可用阿胶之类补肺血的药物来治疗。肺津属于津液的范畴，因而具有津液的一般特征：有形可见，需依赖气的推动才能运行；肺津的主要成分是水，其中含有一些营养物质，具有滋润濡养的功能。肺的津液不足称为肺津虚，可出现以干燥失润为主的一系列症状，如咽干、鼻干、皮毛干、干咳等症。由于肺与大肠相表里，所以肺津不足还可出现大肠不润的症状，如便秘难解。津亏当补津，常选用玉竹、百合、贝母等生津润燥之品。可见，肺血和肺津不仅在内涵上有区别，在临床上也有明显区别，不能互相指代。

肺血是指肺脏中的营养物质，它与肺的气化功能密切相关，为全身供应气血提供基础。肺津是指肺脏的润滑保护功能，具有养阴润燥的作用。肺津的生成和运行离不开肺血的滋养，而肺血的运行也需要肺津的充盈。肺血和肺津相互依存，共同维系肺脏的健康。肺主气血运行，肺血的充盈和运行受肺津的滋养。当肺津不足时，会导致肺血不足，进而影响肺脏的气化功能，出现喘息、咳嗽等症状。

相反，如果肺血不足，则会影响肺津的生成和运行，导致肺脏的润肃功能下降，从而出现干咳、咽干等症状。肺血和肺津的相互关系还与体液运行有关。肺脏主要负责体液的运行和肌肤的润养。肺津的生成和分布与肺血的循环密切相关，肺血的充盈和运行直接影响肺津的分布和保持。当肺血不足时，肺津的供应也会受到影响，导致肌肤干燥、皮肤失去弹性等问题。而肺津的不足也会影响肺血的运行，使肺脏的气化和供血功能受到限制，从而影响全身的健康。此外，肺血和肺津的失衡还会对人的情绪和心理状态产生影响，肺血和肺津的平衡与调节对于情绪的稳定有重要作用。当肺血或肺津不足时，会导致情绪波动、焦虑不安等症状。

综上所述，肺血和肺津之间存在着密切的关系，二者相互依存、相互影响。肺津的生成和运行离不开肺血的滋养，肺血的充盈和运行也需要肺津的保持。肺血和肺津的平衡是维持肺脏功能和整体健康的重要因素。当肺血和肺津失调时，会出现呼吸困难、咳嗽、干咳等症状，也会影响肌肤的养护和保湿功能，甚至影响情绪和心理状态。因此，维持肺血和肺津的平衡对于维护整体健康至关重要。

三、肺血与肺精

肺血和肺精作为肺脏功能的重要组成部分，它们之间存在着紧密的关系，对于维持人体的生命活动至关重要。

肺精与肺血同类，都属人体内的精华物质，在中医文献中少提肺精，肺精是一身之精分藏于肺的部分，是由肺的津液和由脾转输至肺的水谷之精的轻清部分组成的精华物质，是肺脏的物质基础。肺精是化生肺气的物质基础，肺精和肺血一样具有濡养皮毛肌腠的作用，《素问·经脉别论》有“肺朝百脉，输精于皮毛”之说，张介宾《类经·脏象类·食饮之气归输脏腑》言“皮毛为肺之合，故肺精输焉”。故肺精足，皮毛肌腠得养，则红润光泽；肺精不足，皮毛肌腠不得其养，则皮肉消瘦。

肺精是指肺脏中的精气，它与生命的形成和繁衍息息相关。肺血和肺精作为肺脏功能的重要组成，二者相互交融、相互依存，共同维持人体的正常生理功能。肺脏是精气的贮藏之地，肺精的生成和充盈离不开肺血的滋养。肺精的生成主要依赖肺脏中的经络运行和气化功能。当肺血不足时，肺精的生成和贮藏会受到影响，导致生命活动的繁衍和形成受到限制。相反，如果肺精不足，则会影响肺血的滋养和运行，进而影响肺脏的气化功能。肺血和肺精的相互关系还与阴阳平衡有关，肺脏在体内具有平衡阴阳的作用。肺血的充盈和运行与肺精的生成和贮藏密切相关。当肺血不足时，会导致阴血偏虚，进而影响肺精的体液供应和调理功能。而肺精的不足也会影响肺血的运行，使肺脏的调理功能受到限制，阳气的表现受到影响。此外，肺血和肺精失衡还会对人体的免疫功能产生影响。中医认为，肺主卫外，具有防御外邪的作用。肺血和肺精的平衡与调节对于免疫功能的正常发挥具有重要作用。当肺血和肺精失调时，会导致人体的抵抗力下降，容易受到外邪侵袭，出现呼吸道感染、免疫功能低下等症状。

综上所述，肺血和肺精之间存在着密切的关系，二者相互依存、相互影响。肺精的生成和贮藏离不开肺血的滋养，肺血的充盈和运行也需要肺精的调理和体液供应。肺血和肺精的平衡是维持肺脏功能和整体健康的重要因素。当肺血和肺精失调时，会出现呼吸不畅、生命活动受限等症状，也会影响免疫功能的正常发挥。因此，维持肺血和肺精的平衡对于维护整体健康至关重要。

第五章

血运失常

第一节　血瘀

血瘀是指血液循行迟缓，运行不畅，甚则血液停滞的病机变化。其形成原因主要有以下五个方面：气滞血行不畅而瘀阻；气虚无力推动血行而迟缓；久病入络；感受寒热外邪，寒凝、热灼致血行不畅；痰浊阻于脉道，气血瘀阻不通。由于血瘀部位不同，或瘀阻于脏腑、经络、形体、官窍的某一局部，或为全身性病变，从而产生不同的临床表现。血瘀常见唇舌紫暗及舌有瘀点、瘀斑，皮肤赤丝红缕或青紫，肌肤甲错，面色黧黑等。

血瘀属于病机学的概念，而瘀血属于病因学的概念。二者都属于血的病理变化，但含义不尽相同，却又有着密切的关系。讨论“血瘀”与“瘀血”，必然要涉及“瘀”，但历代医家对“瘀”“血瘀”“瘀血”的认识并不一致。一种观点是认为“瘀”“血瘀”“瘀血”三者仅仅是提法不同，并无本质差异；另一种观点却认为“瘀”“血瘀”“瘀血”既然提法不同，其含义也就不相同。

一、瘀的含义

瘀，亦常作淤。瘀之本义指血积不行。如《说文解字》释“瘀，积血也”，《辞海》谓“瘀，积血。即瘀血。指体内血液滞于一定处所”。淤，本指水中沉淀的泥沙，但又有滞塞、不流通的含义，《辞源》说“淤，积血之病也”。血之滞塞，又称“淤血”。中医学中“瘀”的含义有以下四方面。

一是血结不行为瘀。血行于脉中，本当流通无滞，但若因各种致病因素的影响导致血液积结不行，或血液溢出脉管之外，未能排出体外，是为瘀。

二是血行不畅为瘀。血当畅行，但在各种致病因素的作用下，血液不能畅行脉络，即血流受阻，血行迟滞，亦为瘀。此时之瘀乃指血液循行迟缓和不流畅的一种病理状态。

三是离经之血即为瘀。血既离经，已于机体无益而反有害。《血证论》说："世谓血块为瘀，清血非瘀；黑色为瘀，鲜血非瘀；此论不确。盖血初离经，清血也，鲜血也，然既是离经之血，虽清血鲜血，亦是瘀血。"

此外，在现代中医学研究过程中，人们对"瘀"又赋以新的含义。如《血瘀证与活血化瘀研究》中指出，在"瘀"这一概念中，除包括血的"瘀"或"瘀血"之外，当包括气的"瘀"，即"气瘀"或"气滞"。《气血论》也指出："淤，非专指血瘀而言。凡有形之邪，阻塞络脉所致的证候，统可称为淤证。"此时，瘀（或淤）的含义颇广，但总以滞而不畅为根本环节。

二、血行不畅为血瘀

血瘀是指血液运行迟缓和不流畅的一种病理状态，是血液循行受到阻碍所致。此时，瘀之义同"淤"，有"滞塞，不流通"之义。血瘀滞塞，不流通，即血行受阻，循行迟滞。生理状态下，血液循行于脉中，畅达周身，发挥其滋养荣润之职，如《血证论》说"平人之血，畅行脉络，充达肌肤，流通无滞，是谓循经，谓循其经常之道也"。《诸病源候论》说："血之在身，随气而行，常无停积。"血之运行，听命于气，故曰"气为血之帅"。因此，气分受病，气机不畅，或气虚推动无力，是导致血瘀的重要机制，故有气滞血瘀、气虚血瘀的说法。此外，邪气直犯经脉，影响血的循行，也是血瘀的常见致病因素。如《灵枢·痈疽》说："寒邪客于经络之中，则血泣，血泣则不通。"《素问·举痛论》说："经脉流行不止，环周不休，寒气入经而稽迟，泣而不行。"凡此都说明，气病或邪气影响可以导致血行不畅而为血瘀。《丹溪心法·六郁》中所论述的"血郁"，更是指血行不畅，即血瘀病变。

血瘀为病广泛，血不畅为瘀。血循经脉周行全身，若血瘀不行，则为害广泛，内而脏腑，外而肌肤，上至巅顶，旁及四肢，皆可因血瘀不行而为病。瘀滞经脉，瘀阻气血，瘀遏清窍，瘀着脏腑，为病多端，难以尽述。

三、瘀血为血积不动

历代医家对瘀血的认识与解释大致可分为以下几方面。一是《证治准绳》《皇汉医学》等认为，污秽之血为瘀血；二是《临证指南医案》《医林改错》等认为，久病入络即瘀血；三是《血证论》认为，离经之血为瘀血。较为通行的观点认为，血液瘀滞体内，包括溢出脉外而尚积存于组织间隙的，或因血液运行受阻而滞留于脉内及瘀积于器官内的，已失其正常营养作用的血统称为瘀血。

瘀血的种类繁多。历代医学著作中对瘀血的称谓颇多，如滞血、留血、闭血、蓄血、宿血、干血、死血、败血、恶血、贼血等。其名称虽多，但从不同的角度反映出瘀血的机制及病情有轻重，病程有新久，危害有微甚。其中滞血、留血、闭血等名称的含义与瘀血相近，皆指血液瘀积不行，留滞不动；蓄血常指积于中、下二焦之瘀血；宿血、干血、老血、死血言其瘀积已久，病程较长，难以尽快消散，已失去生机；败血言体内瘀血败坏，对人体危害较大；而恶血、贼血更是形容其对人体具有的严重危害性。

瘀血有特征。一是有形。血瘀积之后，更是有形可征，如腹中积块、瘿瘤、皮下结节、包块，肿大坚硬。二是有色。瘀血紫暗，或发黑，又可见肌肤、颜面、唇舌、大便颜色变化，以及肌肤甲错。三是有症。如局部刺痛，固着不移，入夜加重，或狂乱谵语等。

四、血瘀与瘀血是重要的致病因素

血瘀与瘀血虽然含义有别，但都是血液的病理变化，具有血行不畅、运行迟缓、经脉不利的相同之处。同时，都是临床上常见的致病因素。

血瘀日甚，气血不畅，终成瘀血。血瘀不得畅行，或因于气，或因于邪。但血既不能畅达，则经脉失于疏通，气机因之不利，气血失于调达和畅，终则必会导致血结不行，积而成为瘀血。如积证初起，可因情志不畅，气机不利，腹中气聚，时结时散，终而血行不畅，瘀血内结，则腹内积块，从无到有，由小渐大，由软而渐至坚硬不移。再如，风寒湿侵入人体，导致气血不畅，经脉失和，发为风寒湿痹，以筋骨肌肉疼痛、重着，关节屈伸不便为主；但日久必然导致瘀血内结，以致关节肿大畸形、皮下结节，成为久痹、尪痹。

瘀血内结，妨碍气机，阻滞经脉。瘀血为有形之邪，留于体内，必然影响气机的调畅，阻滞经脉流通畅达，导致血行不畅。因此，瘀血病情重必然同时伴有血瘀的不利变化。

五、病证类别

（一）气虚血瘀

气虚血瘀，是气虚运血无力，血行瘀滞而表现的证候。常由病久气虚，渐致瘀血内停而引起。临床表现为面色淡白或晦滞，身倦乏力，气少懒言，疼痛如刺，常见于胸胁，痛处不移，拒按，舌淡暗或有紫斑，脉沉涩。气虚血瘀证虚中夹实，以气虚和血瘀的证候表现为辨证要点。面色淡白，身倦乏力，气少懒言，为气虚之证。气虚运血无力，血行缓慢，终致瘀阻络脉，故面色晦滞。血行瘀阻，不通则痛，故疼痛如刺，拒按不移，临床以心、肝病变为多见，故疼痛常出现在胸胁部位。气虚舌淡，血瘀舌紫暗，沉脉主里，涩脉主瘀，是为气虚血瘀证的常见舌脉。

（二）气滞血瘀

气滞血瘀，是指气滞和血瘀同时存在的病理状态。其病变机制是：一般多先出现气运行不畅，然后引起血液运行瘀滞，是先有气滞，由气滞而致血瘀，也可由离经之血等瘀血阻滞，影响气的运行，这就先有瘀血，由瘀血致气滞，也可因闪挫等损伤致气滞与血瘀同时形成。

气滞血瘀证，是气机郁滞而致血行瘀阻所出现的证候，多由情志不舒，或外邪侵袭引起肝气久郁不解所致。主要临床表现为胸胁胀闷，走窜疼痛，急躁易怒，胁下痞块，刺痛拒按，女性可见经闭或痛经，经色紫暗有块，舌质紫暗或见瘀斑，脉涩。

本证以情志不舒，同时伴有胸胁胀闷、刺痛，女子月经不调为诊断要点。肝主疏泄而藏血，具有条达气机、调节情志的功能，情志不遂或外邪侵袭肝脉则肝气郁滞，肝疏泄失职，故情绪抑郁或急躁，胸胁胀闷，走窜疼痛。气为血帅，肝郁气滞，日久不解，必致瘀血内停，故渐成胁下痞块，刺痛拒按。肝主藏血，为女性经血之源，肝血瘀滞，积于血海，阻碍经血下行，经血不畅则致经闭、痛经。舌质紫暗或有瘀斑，脉涩，均为瘀血内停之症状。

（三）血瘀不孕

血瘀不孕是不孕证型之一。多因经期产后余血未净，或情志内伤而气血运行不畅，或感受寒邪，血受寒凝，血瘀气滞，内阻冲任胞脉，经水失调，精难纳入，难于受孕成胎。症见经期错后，经行不畅，血块较多，腹痛拒按。情志所伤者，兼见胸胁胀满，烦躁易怒，乳房胀痛，宜行气理血；因感受寒邪者，兼见手足不温，小腹凉痛，治宜温经散寒。

（四）血瘀痛经

血瘀痛经是痛经证型之一。多因经期产后余血未尽，继受寒凉，或情志所伤，致血寒而凝，或气滞血瘀，瘀血内阻冲任胞脉，不通则痛。症见经前或经行之时小腹刺痛拒按，经血量少、有块，血块下后痛减。治宜活血祛瘀。

（五）血瘀经闭

血瘀经闭是经闭证型之一。多因气滞、寒凝，瘀血阻滞冲任胞脉，积之而成经闭。症见经闭不行，小腹疼痛拒按。治宜活血祛瘀，行气止痛。偏于气滞者，重用乌药、延胡索、枳壳、香附；偏于寒凝者，加肉桂、炮姜。

（六）血瘀痿证

因瘀血所致的痿证称血瘀痿证。由产后恶露未尽，或跌仆损伤，瘀血不消所致。症见四肢痿软，不能运动，兼见疼痛，脉涩等。治宜活血行瘀。

（七）血瘀崩漏

血瘀崩漏是崩漏证型之一。多因经期产后余血未净，或因情志所伤，肝郁气滞而瘀，或因寒邪侵袭，寒积胞中，经脉瘀血停滞于内，瘀血不去，新血难安，血不归经而发为崩漏。症见经血淋漓不断或骤然下血量多，或经闭数月后又忽然暴下，色紫暗有块，小腹疼痛拒按，血块排出后痛减。治宜活血行瘀。药用当归、川芎、三七、没药、五灵脂、丹皮炭、炒丹参、炒艾叶、阿胶、乌贼骨、龙骨、牡蛎。

第二节　出血

凡血液不循常道，或上溢于口鼻诸窍，或下泄于前后二阴，或渗出于肌肤所形成的一类出血性疾患，统称为出血。在古代医籍中，亦称“血病”或“失血”。其病机属实者多由于火热伤络，属虚者多由于气不摄血。

出血的范围相当广泛，凡以出血为主要临床表现的内科病症均属本证的范围。

中医学中常见的鼻衄、齿衄、咳血、吐血、便血、尿血、紫斑等血证；现代医学中多种急、慢性疾病所引起的出血，包括多系统疾病有出血症状者，以及造血系统病变所引起的出血性疾病都属于出血范畴。

一、历史沿革

早在《内经》时期中医学对血的生理及病理就有较深入的认识，对各种出血均已论及。有关篇章对血溢、血泄、衄血、咳血、呕血、尿血、便血等病证做了记载，并对引起出血的原因及部分血证的预后有所论述。东汉张仲景《金匮要略·惊悸吐衄下血胸满瘀血病脉证治》首先对吐血、衄血、便血进行辨证论治，将数种血证列为一个篇章，并记载了泻心汤、柏叶汤、黄土汤等方剂，沿用至今。隋代巢元方《诸病源候论·血病诸候》将血证称为血病，对各种血证的病因病机做了较详细的论述。唐代孙思邈《备急千金要方》收载了一些较好的治疗血证的方剂，至今仍广泛应用的犀角地黄汤即首载于该书。宋代的《太平圣惠方》《圣济总录》等对各类血证在简要论述的基础上，分门别类汇集了众多的治疗方剂，大大丰富了血证的治疗方法。宋代严用和《严氏济生方·失血论治》认为失血可由多种原因导致，“所致之由，因大虚损，或饮酒过度，或强食过饱，或饮啖辛热，或忧思恚怒”；论及血证的病机，则强调因于热者多，谓“夫血之妄行也，未有不因热之所发。盖血得热则淖溢，血气俱热，血随气上，乃吐衄也”。金代刘完素《素问玄机原病式·热类》亦认为失血主要由热盛所致，谓“血溢者，上出也。心养于血，故热甚则血有余而妄行”“血泄，热客下焦，而大小便血也”。元代朱丹溪对于阴虚导致的出血有新的阐发，在《平治荟萃·血属阴难成易亏论》中说“阴气一亏伤，所变之证，妄行于上则吐衄，衰涸于外则虚劳，妄返于下则便红”，在《丹溪心法·吐血》中说“诸见血，身热脉大者难治，是火邪胜也。身凉脉静者易治，是正气复也”，对血证预后均有指导意义。明代虞抟《医学正传》率先将各种出血病证归纳在一起，并以“血证”之名概之，认为热盛所致血证者为多，谓“诸见血为热证”。自此之后，血证之名即为许多医家所采用。明代李梴《医学入门》对于血证的善后十分强调脾胃的重要性，谓“血病每以胃药收功，胃气一复，其血自止”。明代张介宾《景岳全书·血证》对血证的内容做了比较系统的归纳，将引起出血的病机提纲挈领地概括为“火盛”及“气虚”两个方面。明代赵献可所著《医贯》重视气血的关系，明确提出“血脱必先益气”，治血必先理气，血脱必先益气，“有形之血，不能速生，无形之气，所当急固”，对血证的治疗有一定的指导意义。清代唐容川的《血证论》是论述血证的专书，对各种血证的病因病机、辨证论治均有精辟论述，他提出的止血、消瘀、宁血、补虚的“治血四法”是通治血证之大纲。

二、出血的病因病机

引起血证的原因较多，但不外乎外感、内伤两大类。外感以风热燥邪为主；内伤多与酒热辛肥、抑郁忧思、体虚久病等有关。血证病机可分为虚、实两大类。虚证主要是气虚不能摄血和阴虚火旺灼伤血络，血溢脉外而出血；实证主要是气火亢盛，血热妄行而致出血。此外，出血后的“留瘀”也使血脉瘀阻、血行不畅、血不循经，成为出血不止或反复出血的原因之一。

（一）风热燥邪，侵犯脏腑

风热燥邪，侵犯于肺，或肺经素有燥热，复感外邪，邪热熏蒸，灼伤肺络，而致咳血；若肺热上炎清窍则为鼻衄；若邪热犯于下焦，损伤血络，则见尿血；若邪热犯于中焦，与肠中湿毒夹杂为患，损伤肠道，则见便血；若邪热侵入营血，迫血妄行，血溢脉外，渗于肌肤之间，则可见皮肤紫斑，重者上下出血。外感风热燥邪，多为急性病出血的原因，亦可为慢性病出血的诱因。

（二）饮食辛热，血脉受损

饮酒过多，或嗜食辛辣厚味，导致湿热内蕴，阳明热盛，热灼胃络，血溢胃中，随胃气上逆，则见吐血；随粪便而下，或热郁肠道，灼伤肠络，则见便血；循经上炎，则见齿衄、鼻衄；热注膀胱，则致尿血；热入营血，则致皮肤紫斑。

（三）情志过极，气乱血溢

郁怒忧思、情志过极，则气机逆乱，迫血妄行，溢于脉外，而成血证。若郁怒伤肝，气郁化火，横逆犯胃，损伤胃络，则吐血、便血；若肝火循经犯肺，木火刑金，肺络损伤，则咳血、鼻衄；若情志不遂，心火亢盛，耗伤肾阴，热移膀胱，热灼血络，则尿血；若思虑伤脾，脾不统血，还可发吐血、便血、尿血、紫斑。

（四）体虚久病，统血无权

劳倦纵欲太过，或久病体虚，导致心、脾、肾气阴不足，血不循经而致出血。

若损伤于气，则气虚不能摄血，以致血液外溢而见衄血、吐血、便血、紫斑；若损伤于阴，则阴虚火旺，迫血妄行，致衄血、尿血、紫斑；若久病入络，使血脉瘀阻、血行不畅、血不循经也致出血。

关于血证的病因病机，还需重视三个关系。一是气、火与血的关系。《景岳全书·血证》载："血动之由，惟火惟气耳。故察火者，但察其有火无火，察气者，但察其气虚气实。""动者多由于火，火盛则迫血妄行，损者多由于气，气伤则血无以存。"二是血证的虚实及其转化关系。实热证是血证的基本证候，阴虚证多由实热证演变而成，而气虚证多属变证，三者有时还可错杂并见。三是血证与脏腑之间的病理关系。出血的部位与形式可提示病变的脏腑，但一种血证既可以是本脏腑病变产生的结果（如燥热伤肺的咳血、胃热炽盛的吐血等），也可以是其他脏腑病变损伤本脏腑而产生的出血（如木火刑金的咳血、肝火犯胃的吐血等）。

三、诊断与鉴别诊断

（一）诊断

1. 诊断依据

血证具有明显的证候特征，即出血，表现为血液或从口、鼻，或从尿道、肛门，或从肌肤而外溢，具体应根据出血的不同临床表现进行诊断。

（1）鼻衄　凡血自鼻道外溢而非因外伤、倒经所致者，均可诊断为鼻衄。

（2）齿衄　血自齿龈或齿缝外溢，且排除外伤所致者，即可诊断为齿衄。

（3）咳血　血由肺、气道而来，经咳嗽而出，或觉喉痒胸闷，一咯即出，血色鲜红，或夹泡沫，或痰血相兼，痰中带血。多有慢性咳嗽、痰喘、肺痨等病史。

（4）吐血　发病急骤，吐血前多有恶心、胃脘不适、头晕等症。血随呕吐而出，常伴有食物残渣等胃内容物。血色多为咖啡色或紫暗色，也可为鲜红色。大便呈暗红色或黑如柏油。有胃痛、胁痛、黄疸、癥积等病史。

（5）便血　大便色鲜红、暗红或紫暗，甚至黑如柏油样，次数增多。有胃肠病或肝病病史。便血有远近之别，远血病位在胃（胃、十二指肠），血与粪便相混，血色如黑漆色或暗紫色；近血来自肠道（结肠、直肠、肛门），血便分开或便外裹血，血色多鲜红或暗红。

（6）尿血　小便中混有血液或夹有血丝，排尿时无疼痛。

（7）紫斑　肌肤出现青紫斑点，小如针尖，大者融合成片，压之不褪色。好发于四肢，尤以下肢为甚，常反复发作。重者可伴有鼻衄、齿衄、尿血、便血及崩漏。小儿及成人皆可患病，但以女性多见。

2. 实验室检查

对于血证患者，应将红细胞、血红蛋白、白细胞计数及分类、血小板计数作为必要检查，并在此基础上根据各种血证的不同情况进行相应的检查。必要时进行骨髓穿刺检查，以协助诊断。

（1）咳血　实验室检查如红细胞沉降率、痰培养加药敏、痰找抗酸杆菌及脱落细胞，以及胸部X线检查、支气管镜检查或造影、胸部CT等，有助于进一步明确咳血的病因。

（2）吐血　电子胃镜、胃液分析等检查可进一步明确引起吐血的病因。

（3）便血　大便及呕吐物潜血试验、大便常规检查、直肠指检、电子结肠镜检查等，有助于进一步明确便血的部位和原因。

（4）尿血　尿常规是必须进行的检查，另可根据情况进一步做尿液细菌学检查、泌尿系统超声检查、X线检查、输尿管镜检查、膀胱镜检查等，以明确出血部位和原因。

（5）紫斑　血常规、尿常规、大便潜血试验、出凝血时间、血管收缩时间、凝血酶原时间、毛细血管脆性试验等为常需进行的检查，有助于明确出血病因。

（二）鉴别诊断

1. 鼻衄与经行衄血

经行衄血，又名倒经、逆经，其发生与月经周期有密切关系，多于经行前期或经期出现，与内科所论鼻衄机制不同。

2. 齿衄与舌衄

齿衄为血自齿缝、齿龈溢出。舌衄为血出自舌面，舌面上常有如针眼样出血点，与齿衄不难鉴别。

3. 咳血与吐血、口腔出血

相同点：血液均从口而出。

区别：咳血之血由肺而来，咳血之前多有咳嗽、胸闷、喉痒等症状，血色多鲜红，经气道随咳嗽而出，常混有痰液；大量咳血后，可见痰中带血数天；少量咳血或没有将较多咳到口腔的血吞咽入胃则粪便不呈黑色。吐血之血自胃而来，吐血之前多有胃脘不适或胃痛、恶心等症，血经呕吐而出，常夹有食物残渣，色鲜红或紫暗，粪便多呈黑色，吐血之后无痰中带血。口腔出血是鼻咽部、齿龈及口腔其他部位的出血，常为纯血或随唾液而出，血量少，并有口腔、鼻咽部病变的相应症状可寻，不伴咳嗽，可与咳血相区别。

4. 吐血与鼻腔出血、口腔出血及咽喉出血

吐血是血经呕吐而出，血色紫暗，夹杂食物残渣，常有胃病史。鼻腔、口腔及咽喉出血为血色鲜红，不夹食物残渣，五官科做相关检查即可明确具体部位。

5. 便血与痢疾、痔疮

痢疾便血为脓血相兼，且有腹痛、里急后重、肛门灼热等症，初起有发热、恶寒等。便血无腹痛、里急后重、脓血相兼，与痢疾不同。痔疮属外科疾病，其大便下血的特点为便时或便后出血，常伴有肛门异物感或疼痛，做肛门直肠检查时可发现内痔或外痔。

6. 远血与近血

便血之远近是指出血部位距肛门的远近而言。

清代吴谦《医宗金鉴》云："先便后血，此远血也，谓血在胃也，即古之所谓结阴，今之所谓便血也；先血后便，此近血也，谓血在肠也，即古之所谓肠澼为痔下血，今之所谓脏毒、肠风下血也。"

（1）远血　大多表现为先便后血，便血暗红或紫黑，甚至色黑如柏油样。多由脾虚不能统摄血液或瘀阻胃络所致。

（2）近血　大多表现为大便带血，血色鲜红，血液附于粪便表面，或于排便前后点滴而出。多由大肠湿热或大肠风燥伤及血络所致。

7. 肠风与脏毒

相同点：二者均属近血。

区别：肠风血色鲜泽清稀，其下如溅，属风热为患。脏毒血色暗浊黏稠，点滴不畅，因湿热（毒）所致。

8. 尿血与血淋、石淋

相同点：三者均有血随尿出。

尿血与血淋以小便时痛与不痛为鉴别要点，不痛者为尿血，痛（滴沥刺痛）者为血淋。石淋为尿中时有砂石夹杂，小便涩滞不畅，时有小便中断，或伴腰腹

绞痛等症。

9. 紫斑与出疹

相同点：紫斑与出疹均有局部肤色的改变。

区别：紫斑呈点状者需与出疹的疹点区别。紫斑隐于皮内，压之不褪色，触之不碍手。疹高出皮肤，压之褪色，摸之碍手。且二者成因、病位均有不同。

10. 紫斑与温病发斑、丹毒

紫斑与温病发斑皮肤斑块的表现类似，但病情、病势、预后迥然有别。温病发斑发病急骤，常伴有高热烦躁、头痛如劈、昏狂谵语、四肢抽搐、鼻衄、齿衄、便血、尿血、舌质红绛等，病情险恶多变。杂病发斑（紫斑）一般不如温病发斑急骤，常有反复发作史，也有突然发生者，虽时有热毒亢盛表现，但一般舌不红绛，不具有温病传变急速的特点。丹毒属外科皮肤病，以皮肤色红如红丹而得名，轻者压之褪色，重者压之不褪色，但其局部皮肤灼热肿痛，与紫斑皮肤无灼热肿痛有别。

四、出血辨治备要

（一）辨证要点

1. 辨病症之不同

血证具有明确而突出的临床表现——出血，一般不易混淆。但由于引起出血的原因及出血部位不同，应注意辨清不同的病症。从口中吐出的血液，有吐血与咳血之分；小便出血有尿血与血淋之别；大便下血则有便血、痔疮、痢疾之异。应根据临床表现、病史等加以鉴别。

2. 辨脏腑病变之异

同一血证，可以由不同的脏腑病变引起。同属鼻衄，但病变脏腑有在肺、在胃、在肝的不同；吐血有病在胃、在肝之别；齿衄有病在胃、在肾之分；尿血则有病在膀胱、在肾或在脾的不同。

3. 辨证候之虚实

一般初病多实，久病多虚；由火热迫血所致者属实，由阴虚火旺、气虚不摄，甚至阳气虚衰所致者属虚。

（1）实热证　病势急，病程短，血色鲜紫深红，质浓稠，血量多，体质多壮实，兼见实热症状。

（2）阴虚证　病势缓，病程长，血色鲜红或淡红，时作时止，血量一般不多，形体偏瘦，兼见阴虚内热症状。

（3）气（阳）虚证　病多迁延不愈，血色暗淡，质稀，出血量少，亦可暴急量多，体质虚弱，伴阳气亏虚症状。

（二）治法方药

病因病机：火热熏灼，损伤脉络，是血证最常见的病因病机。

气血关系：气为血帅，气能统血，气血休戚相关，治疗血证不能不治气。

病位：血证病位不离血。

治则：血证必须治血。治火、治气、治血是血证治疗三大原则。此外，还应注意各种血证的具体病因病机及损伤脏腑的不同，结合证候虚实及病情轻重辨证论治。

1. 治火

治火即泻火。

（1）实热证　应清热泻火，火降则血自宁，用药如大黄、黄连、黄芩、山栀等。

（2）虚热证　因阴虚火旺动血，故当滋阴降火，用药如生地黄、阿胶、白芍、龟甲胶、墨旱莲等。还要结合受病脏腑，分别选择适当的方药。

2. 治气

明代赵献可《医贯·血整论》说："血随乎气，治血必先理气。"理气即根据证候虚实的不同，实证当清气降气，虚证当补气益气。

（1）清气　因气分热盛则血热妄行，气清血凉则血自循经，故凉血必先清气，用药如石膏、知母、芦根等。

（2）降气　因气郁化火，火性上炎，气降则火降，故对上焦血络损伤的咳血、吐血必须降气，用药如旋覆花、紫苏子、竹茹、代赭石、降香等。

（3）补气　因气虚摄血无能，故当补气摄血，用药如人参、黄芪等。

（4）益气　因阳虚不运则血不归经，若阳气旺盛，则气能帅血循经而行，故应温阳益气，用药如附子、肉桂、炮姜、艾叶等。

3. 治血

唐容川《血证论》提出的止血、消瘀、宁血、补虚仍是当今治血应当遵循的四大原则。唐容川认为，血证治血"惟以止血为第一要法。血止之后，其离经而未吐出者，是为瘀血。既与好血不相合，反与好血不相能……必亟为消除，以免后来诸患，故以消瘀为第二治法。止吐消瘀之后，又恐血再来潮动，则须用药安之，故以宁血为第三法。邪之所凑，其正必虚，去血既多，阴无有不虚者矣。阴者阳之守，阴虚则阳无所附，久且阳随而亡，故又以补虚为收功之法”。

五、出血临证要点

血证是涉及多个脏腑组织，临床极为常见的一类病证，既可以单独出现，又常伴见于其他病证中。中医学对血证具有系统而有特色的理论认识，积累了丰富的临床经验，具有重要的临床指导意义。

在中医学关于血证的特色理论中，唐容川提出的治血四法尤其值得重视。首先是止血，应根据病因病机进行辨证。凉血止血，用于血热妄行出血，血得热则行，血凉则自能归经，药用水牛角、牡丹皮、赤芍、白茅根等；收敛止血，用于出血量多不止者，当收敛止血治标为主，但需结合病理表现用药，忌单纯见血止血而致蓄积成瘀，一般多取炭类药或酸涩药，如侧柏炭、茜根炭、藕节炭、血余炭，以及大蓟、小蓟、白及、仙鹤草等；祛瘀止血，用于离经之血瘀滞体内，血脉涩滞，气血不能循经畅行，血出不止者，药用郁金、蒲黄、三七、花蕊石、血竭、失笑散等。其次是消瘀，出血之后常有留瘀，因此血证之治都应消瘀，应辨证后采取止血祛瘀、祛瘀通络、祛瘀生新等法，也可在止血中兼祛瘀，或在止血之后施以祛瘀。第三是宁血，出血之证，血出虽止，需防再发，应祛病因以图安宁，故谓宁血。根据辨证施以清热泻火、滋阴降火、清气降气、益气养血、祛瘀生新等法。最后为补虚，阴损可以及阳，失血之后不但血虚，还可致气虚，轻者气血两虚，重者阴阳俱虚，因此补虚生血是血证调理善后不可缺少的步骤。气虚应扶脾益气；血虚宜养心补肝，或气血双补，或阴阳兼顾。临床应用治血四法时可以一法单行，亦可数法并用，应根据临床实际灵活运用。

在急性上消化道出血（可表现为吐血及便血）的现代治疗中，大黄、白及、三七、地榆等药常被选用。尤其是大黄，疗效确切，安全无毒。现代药理研究证实，大黄具有多方面的止血作用。治疗急性上消化道出血，大黄可作为首选药物，常取生大黄粉，用蜂蜜调成浆液状口服，可以起到很好的止血消瘀作用，且蜂蜜可以减少大黄苦寒伤正之弊。

近年来，众多医家对尿血病因病机的看法较为一致，主要有热、湿、瘀、虚，尤以前三者多见。因此，清热利湿、凉血止血，滋阴降火、养血止血，补脾固肾、益气摄血三法为尿血的重要治法。在临床用药方面，白茅根、小蓟、石韦、琥珀等，既能止血，又可利小便，可酌情使用。

中医血证至少包括鼻衄、齿衄、咳血、吐血、便血、尿血、紫斑七个病证，见于现代医学的百余种疾病，故在血证的诊断和治疗过程中，将中医的辨证论治与现代医学的辨病相结合，以提高疗效。根据临床观察，火热与瘀血是鼻黏膜糜烂出血的主要原因，凉血祛瘀是常用的治法，因此在辨证的基础上加川牛膝、白茅根、仙鹤草等引血归经、活血止血的药物可以提高疗效。

根据出血部位，有针对性地选用止血药。鼻衄和咳血可选白茅根、藕节；齿衄可选茜草根、墨旱莲；吐血和便血（远血）除用大黄粉外，还可选白及、云南白药或伏龙肝；便血（近血）选生槐花、生地榆；尿血选用大蓟、小蓟、鲜茅根。

血证的预后主要与三个因素有关。首先与出血量关系最为密切。出血量少者病轻；出血量多者病重，甚至可形成气随血脱的危急重证。其次是引起血证的原因。一般来说，外感易治，内伤难愈；新病易治，久病难疗。三是与伴随症状有关。伴有发热、咳喘、脉数等症者，一般病情较重，正如《景岳全书·血证》云“凡失血等证，身热脉大者难治，身凉脉静者易治，若喘咳急而上气逆，脉见弦紧细数，有热不得卧者死”。

六、肺络与肺出血

肺络是由肺经支横别出的分支，从肺经分出后又逐层细分，形成由别络至孙络的各级分支组成的网络系统，布散于肺和肺系。这其中气络类同于肺内支气管树，像气管在分为左、右支气管后进入两肺，经反复分支，逐次分为肺叶支气管、肺段支气管、亚肺段支气管、细支气管、呼吸性支气管、肺泡管、肺泡囊和肺泡，肺内支气管分支达 24 级，管径越分越细，如同树木分枝。而血络类似于肺内微循环网络（如肺内动、静脉等），与肺段支气管相伴而行或走行于肺段之间。肺络经肺经主干分支细化出来的网络系统又发生着不同层次的横向联系，特别是网络的末端——孙络及孙络之间的“缠绊”，从气络角度讲与肺内终末细支气管以下分支的具有呼吸功能的呼吸性细支气管、肺泡管、肺泡囊和肺泡非常类似，从血络角度讲与肺内微循环网络之间的迂回通路、直捷通路、动静脉短路具有高度相似性。

（一）肺络绌急

因感受外邪、情志过极、过劳等各种原因引起的肺络收引、挛缩、痉挛状态称为肺结绌急。肺之气络绌急可与血络绌急相继发生，或者相互影响。气络痉挛拘急可致呼吸急促，喉间哮鸣，胸闷憋气，咳嗽不已。气络痉挛拘急可影响血络瘀阻或痉急，咳甚可伤及血络导致咳血。

（二）热毒滞络

温热疫毒侵袭肺络，或是平素嗜酒太过、恣食辛辣煎炸炙煿厚味、酿湿蒸痰化热熏灼肺络，或肺脏宿有痰热、他脏痰浊瘀热蕴结日久，上干肺络，均可导致寒战高热，咳嗽气急、气促胸满，喘息鼻煽，咳痰黄稠或铁锈色，或痰中带血，舌红苔黄，脉数。

（三）肺络损伤

外感燥热之邪、温热疫毒，或是阴虚浮火，或是痨虫蚀肺，或是情志忿郁，均可损伤肺络，或破损或伤断，致气血流泄或阻断不通。症见咳嗽咳血，或痰中带有血丝，或痰血相兼，或纯血鲜红，间夹泡沫，或咳吐大量脓血痰，腥臭异常。各种原因损伤肺络，血溢脉外，随咳咯而出，常伴有痰涎，又称咳血，咳痰色黄带血，或咯血量多，血色鲜红，口干而渴，咽痛，或伴发热，便秘溲赤，舌质红，苔黄，脉洪数，属肺热壅盛。咳嗽阵作，痰中带血，或咳吐鲜血，头痛眩晕，胸胁胀满，烦躁易怒，口苦咽干，小便赤，舌质红，苔薄黄，脉弦数，属肝火犯肺。干咳少痰或痰少难以咳出，咳血鲜红，血多痰少，反复咳血，颧红潮热，五心烦热，头晕耳鸣，腰膝酸软，或遗精多梦，舌红少苔或无苔，脉细数，尺脉无力，属阴虚火旺。咳血迁延不愈，血量少，色暗淡，咳嗽痰白，面色㿠白，畏寒肢冷，神倦乏力，心悸气短，声低懒言，纳少便溏，舌淡苔薄白，脉沉细或芤，属气不摄血。咳痰带血或吐血沫，心悸，咳逆倚息不得卧，胸闷刺痛，口唇青紫，面色晦暗，目眶黧黑，舌紫暗或有瘀斑，脉沉弦或结代，属瘀血阻络。

第三节　血虚

血虚是由失血过多，或脾胃虚弱，或血液生化之源不足，或瘀血阻滞、新血不生等原因所导致的血液不足或血液营养功能低下，脏腑组织器官失养的病理状态。

一、血的生成及与脏腑的关系

中医认为血的生成过程与五脏功能活动密切相关，以脾胃最为重要，但与心、肺、肝、肾也有着密不可分的关系。脾胃为后天气血生化之源；心主血脉，心生血；水谷精微注肺生清血；肾藏精，精血互化，归精于肝而化清血。

（一）脾胃

“中焦受气取汁，变化而赤，是谓血。”脾有生血、藏血、统血三重功能。生成血液的基本物质主要来源于脾胃所化生的水谷精微，饮食经过胃的腐熟消化和脾的吸收转输后生化气血精津，内营五脏六腑，外营四肢百骸。脾的病理与出血、血虚、血瘀有关，且三者之间有一定的联系。脾虚不能摄血，可以导致出血，出血达一定量后必然引起血虚。胃在血液的生成中也很重要，胃主受纳水谷，而水谷是化生血液的原始物质，胃参与血液的生成，胃虚生化之源不足可治血虚。《温病条辨》亦谓：“血虚者，补其气而血自生。”故治疗上应遵循阳生阴长、气能生血的原则，拟健脾益气、养营滋血为其大法。所以补血先补气、养血先养脾胃才是最佳的方法。临床常用的方法有益气补血法，如当归补血汤、八珍汤；补血药与健脾益气药合用，如归脾汤、人参养荣汤、养真汤等。

（二）心

“心生血”理论见于《素问·阴阳应象大论》和《素问·五运行大论》。“南方生热，热生火，火生苦，苦生心，心生血，血生脾”，实质上是强调“心火”在血液生成过程中的作用。心气不足，血脉亦弱，心阳不振，温煦失职，化血不足。因劳力过度，劳心太过，大病，久病耗伤精气，心气不足，血脉亦弱，化生无力，津不化血，可导致血虚。大汗、呕吐下利等耗伤阳气，或大病、久病后失于调理，正气亏损难复，精气损伤，因虚致损，逐渐发展成为虚劳，阳气不足，化血不足；或因热病或感受温热邪毒耗伤阴液，病久不愈，阴损及阳，心阳不振，温煦失职而致化血不足；或因肾阳虚衰，火之源则竭，肾阳不能上行于心，心阳气衰者，心阳不振，温煦无力，不能赤化，津不化血，乃使化血不足而见血虚之证。心阳虚或心气虚多伴有心血虚，心血虚多伴有心之气、阳不足。临床运用“心生血”的理论治疗血虚证，特别是对比较顽固性的血亏患者，心阳虚或心气虚多伴随心血虚，以温阳补火为主，兼补血生血；心血虚伴有心之气、阳不足，以补血养心、健脾益气为主，加用温阳补火之品，常能提高补血的效果。

（三）肺

《素问·经脉别论》云“经气归于肺，肺朝百脉”。“经脉”包含经脉之气血，汇聚于肺，再布散于全身百脉，以营养各脏腑组织。气、血和津液在体内相互转化，都是维持脏腑功能活动的物质基础，只是根据其存在的状态不同而立三类。肺虚除有肺气虚和肺阴虚外，还有肺血虚的含义。肺血虚证从其病理因素而论，有两种由来。一是肺循环（小循环）之血虚，可由失血等所导致的血容量绝对减少或由贫血所造成的血容量相对减少所致。二是供养肺脏之营养血液减少，导致肺脏之功能衰减，此系肺血虚证之主体。张琰通过对肺血虚证的存在性进行一系列的探讨，充分论证了肺血虚证的存在性。肺血虚证作为一种证型，必须有其相应的临床表现。其临床表现多见面白无华或萎黄，咳嗽，气喘或胸痛，肢体麻木，女性常见月经量少色淡，延期甚则经闭，舌淡苔白，脉细无力等。

（四）肾

中医学认为“肾为五脏六腑之根”“肾为先天之本”。血的生成离不开肾，肾是血液化生的源泉和动力。肾主藏精，是元气之根，为生血之源。肾可以化生血液，肾精、肾水是血液生成过程中“变化而赤”的物质基础，肾阳是“变化而赤”的根本动力，肾中精微物质只有经过肾阳的蒸腾气化才能变为赤色的血液。肾精亏虚，精不化血，则血虚。治疗应用滋补肾经之方，如参芪地黄汤酌加黄精、何首乌、龟板、阿胶。人参、黄芪健脾益气，六味地黄丸滋补肾阴。

（五）肝

肝血不足则不能上荣头目，阳气易升，则头晕耳鸣。肝开窍于目，肝血不足，目失濡养，所以目涩眼花，甚或夜盲；血虚不能上荣于面，故面白无华。爪为筋之余，肝血不足，不能荣筋，故爪甲干枯脆薄。肝藏魂，肝血不足，魂无所舍，故夜寐多梦。女子以血为本，肝血不足，血海空虚，冲任失充，可兼见月经量少、色淡，甚则闭经。舌淡苔白，脉弦细，为肝血虚之证。若肝血虚损，血属阴，故可形成咽干烘热，潮热盗汗的肝阴虚证。

二、血虚的病因病理研究

《内经》中关于血虚证的病因主要有外感六邪（风邪、湿邪、热邪），内伤七情，劳倦过度，瘀血致虚，出血，年迈体衰。中医认为血虚形成的原因，一是血的生成不足，如气虚不能生血；或脏腑功能减退，如脾失健运，胃气虚弱，不能运化水谷精气，难以化生血液；或来源不足，血液生化乏源。二是失血过多过快，新生之血来不及补充。三是久病不愈，慢性消耗，或劳神太过，耗伤精血。龚文君等论述，现代调查研究分析血虚证的病因依次是情志因素、不良饮食习惯、平素体质、疾病病程、失血史、生育因素、药毒损伤和出生时体质。与传统的血虚证认识比较，增添了药毒损伤这个病因。

血虚证的中医基本病理主要有气不生血，瘀血不去，新血不生等多种类型。从现代医学角度看，血虚患者全血比黏度降低，还原黏度明显升高，红细胞沉降率加快，血细胞比容降低，红细胞数量减少，血红蛋白含量降低，网织红细胞增多，红细胞变形能力降低。血虚患者因腺苷三磷酸来源障碍，机体新陈代谢减慢，清除自由基能力降低，自由基积累使细胞膜的不饱和脂肪酸发生脂质过氧化反应，导致超氧化物歧化酶活力降低，而脂质过氧化物水平增高。血虚患者 CD3 型、CD4 型细胞水平下降，CD8 型细胞水平不变，CD4/CD8 比值降低。血虚证患者机体为保持自身内环境的相对稳定代偿性地做出了相应变化。

三、血虚与贫血

血虚是指血液亏虚，不能濡养脏腑、经络、组织，以面、睑、唇、舌色淡白及脉细为主要临床表现，属于中医气血津液辨证的范畴。其临床表现为面色淡白无华或萎黄，口唇、眼睑、爪甲颜色淡白，头晕眼花，心悸健忘，失眠多梦，手足发麻，女性月经量少色淡，月经后期甚至闭经，舌质淡白，脉细无力。血虚证病因分为两大类。一是血液生化不足，可见于进食不足、脾胃虚弱运化失常、其他脏腑功能减退所致精不化血，瘀血阻塞脉络影响新血化生等。二是血液耗损过多，可见于出血之后，或因大病、久病而劳神太过暗耗阴血，或虫积肠道耗吸营血等。心主血，肝藏血，脾统血，故血虚证常常与心、肝、脾三脏密切相关，临床常见心血虚证与肝血虚证，虽然脾气亏虚导致气血生化不足之血虚证亦属多见，但罕见以脾血虚证为证名者。血虚肠燥证、血虚肤燥生风证等是血虚证的特殊类型。临床根据证候不同，予四物汤、归脾汤或当归补血汤类方，随症加减。

贫血是指人体外周血红细胞容量减少至低于正常范围下限所产生的一种常见临床症状，由于红细胞容量测定较复杂，临床上常以血红蛋白浓度代替。根据 1972 年世界卫生组织制定的诊断标准，在海平面地区血红蛋白浓度低于以下水平则诊断为贫血：6个月至6岁前儿童110 g/L，6～14岁儿童120 g/L，成年男性130 g/L，成年女性120 g/L，妊娠期女性110 g/L。其病因分为三大类：红细胞生成减少，红细胞破坏过多，急、慢性失血。贫血有多种分类方法，如按血红蛋白浓度可分为轻度、中度、重度、极重度贫血；按红细胞形态可分为大细胞性贫血、正常细胞性贫血、小细胞低色素性贫血等。贫血可导致全身各系统产生相应变化，如头晕头痛、失眠多梦、记忆减退等神经系统表现，气短、心悸等呼吸、循环系统表现，腹胀、食欲不振等消化系统表现，小便异常、月经不调、男性性征减弱等泌尿、生殖、内分泌系统表现，以及皮肤黏膜粗糙无光泽等。临床治疗则根据病因不同给予补充铁剂、叶酸等针对性措施，必要时进行输血疗法。

（一）血虚与贫血类同之处

中医血虚证与现代医学贫血的临床表现相似，病因相应，治疗目的一致。二者均反映人体血液亏虚，产生皮肤黏膜淡白无华，爪甲粗糙无光泽，心悸，头晕乏力，肢端麻木，月经异常等临床表现。病因大致相似，中医血液生化不足可对应于现代医学红细胞生成减少；中医血液耗损过多类似于现代医学急、慢性失血；红细胞破坏过多可导致溶血性贫血，是由于红细胞遭到破坏寿命缩短，超过骨髓的代偿能力，可与血虚证之脏腑功能衰退，耗血过多，精不化血相对应。血虚证与贫血虽然诊断标准及具体治疗策略不同，但均以补血为治疗目的。

（二）血虚与贫血不同之处

1. 诊断标准不同

中医血虚证辨证要点为病体虚弱，面、睑、唇、舌、爪甲颜色淡白，脉细。强调宏观整体症状，注重疾病动态过程和自身前后对照。现代医学贫血的诊断标准为不同人群在海平面地区血红蛋白浓度低于相应水平。强调微观生化指标，注重疾病终末参数和标准数值单一化。虽然二者临床表现一致，但由于诊断标准不同，血虚证与贫血不能等同而论，血虚证患者不一定贫血，贫血患者也不一定是血虚证。如张少崇等的研究显示，血虚证与红细胞、血红蛋白值在整体上存在负相关（$P < 0.05$），但血虚不同病理改变程度之间无显著性差异（$P > 0.05$），因此不能单纯依靠红细胞、血红蛋白值诊断血虚证，而应结合面色、舌脉等进行辨证。

2. 治疗思路不同

对于血虚与贫血，中医与现代医学均以补血为治疗总纲，但具体治疗思路不同。中医血虚证根据临床表现不同，涉及心、肝、脾等不同脏腑，分别予以补心血、补肝血、健脾等方药。血虚证临床表现错综复杂，必先辨证后处方，即“有是证用是方”。现代医学治疗贫血的思路分为病因治疗和对症治疗。病因治疗即针对贫血发病机制的治疗，如对缺血性贫血患者补铁及治疗原发病，对巨幼细胞贫血患者补充叶酸或维生素 B_{12}；对症治疗即对患者当前情况予以对症支持处理，包括输红细胞及对贫血并发症的治疗。中医注重宏观辨证论治，现代医学注重微观指标恢复，同归而殊途。

四、气常有余，血常不足与血虚

“气常有余，血常不足”之论始载于《格致余论》，原为朱丹溪阐述其“阳有余阴不足论”的推导性结论。朱丹溪云：“人受天地之气以生，天之阳气为气，地之阴气为血。故气常有余，血常不足。”以天地而论，日常实属阳，月常缺属阴。以人身而论，男子十六岁而精通，女子十四岁而经行，年至四十而阴气自半，此阴相对于阳之难成易亏可以想见。气属阳，血属阴，故曰“气常有余，血常不足”。这种针对常人体质所下的定论由类比而来，本身确有其不严谨之处。故此对于“阳常有余，阴常不足”，古有张介宾“阳非有余”之辨；对于“气常有余，血常不足”，当代学者亦存异议。之所以造成这种广受争议的局面，是因为分析此问题时所必须讨论的“阴、阳、气、血”概念不明晰。朱丹溪所言有余之阳并非元阳，不足之阴实属真阴。此处真阴，既包括津液、精血等传统认为属阴的部分，也包括推动津液、精血生成与运行的“卫、气”等一般认为属阳的部分，其本质上是将构成人体的、具有各种功能的诸多基本精微物质均归为阴类。若非如此，则既阳有余而气属阳，阳无补理，朱丹溪必不能发“苟或气怯不用补法，气何由行”之论。而人体常为阳动，阴精损耗，则在“阴常不足”的背景下，显为相对虚性亢奋的功能性“阳常有余”。现今，人或案牍筹谋，或奔走之累，劳伤心神、阴血暗耗自属难免。又兼辛热酒色、嗜欲过极，五志化火，气机逆乱，阳脏之气亢盛，阴脏之血亏虚，即所谓“主闭藏者肾也，司疏泄者肝也。二脏皆有相火，而其系上属于心。心君火也，为物所感则易动，心动则相火亦动，动则精自走，相火翕然而起，虽不交会，亦暗流而疏泄矣”。朱丹溪借君、相二火剖析了脏腑间相互作用在“气常有余，血常不足”状态形成过程中的关键机制，其所言“气常有余”的根本所指既包括脏腑功能的偏颇和气机逆乱，也包括邪气假借元气而致的总量的增多及由此产生的病理产物，而“血常不足”则专指濡润之营血不足。故综上所述，“气常有余”既有气数量上的绝对偏多，又有功能上的相对偏亢与紊乱，“血常不足”则为营血数量上的绝对偏少。

长期以来，医家们更多强调肺主气、司呼吸的功能，以及探讨肺“通调水道”的布津作用，而对肺血则鲜有提及。实际上早在《内经》时期对肺生血即有论述。《灵枢·营卫生会》言“中焦亦并胃中，出上焦之后，此所受气者，泌糟粕，蒸津液，化其精微，上注于肺脉，乃化而为血，以奉生身，莫贵于此，故独得行于经隧”，此为肺借水谷精微生血。《灵枢·痈疽》又载“津液和调，变化而赤是谓血”。《血证论》言“肺为华盖，肺中常有津液”，此为肺借津液生血。后世《医家秘奥》言“中气上升于肺而为气，从肺回下则化为血”，则为肺借气生血。实验研究也发现，肺储存有多种造血祖细胞，可产生小鼠体内大多数血小板，正说明肺可生血，与中医学肺生血理论不谋而合。可见，肺与血的关系十分密切，肺生血、贮血、行血，肺为血脏确然无疑。血脏本为娇脏，以其难调而易伤。“天地之寒热伤人也，感则肺先受之”，血可载气、濡润本脏、滋养肺魄，肺血伤则肺失所主、肺脏失养、气逆而咳，所谓“血虚咳嗽之因，形役阳亢，阴血亏损，血虚则内热，煎熬真阴，阴火日旺，肺金被克”。血为阴类，血伤阴虚则火旺，肺虚不制，肝木反侮，发为咳嗽，为咳嗽变异性哮喘之肺血虚证的基本病机。且肺血伤则金易被火克，气液不行，凝结为痰，津液乏源而生血不利，反过来又可导致肺血不足。

五、血虚的治疗方法

临床上对血虚证的治疗多采用补血养心、益脾生血、滋肝养血、填补肾精等为主要治法。对肺血虚证则可通过补肺生血、润肺生津的方法进行治疗。临床上常用补肺生血汤（人参、黄芪、麦冬、阿胶、黄精、天冬、五味子、白芍、花粉）补益肺气以达到生血的目的。方中取人参、黄芪补气生血之功，配合麦冬、天冬养阴生津之效，以补益肺血之不足。此外，四物汤、当归补血汤、归脾汤等皆为临床治疗血虚常用方剂。

（一）四物汤

四物汤出自《仙授理伤续断秘方》，由《金匮要略》中的芎归胶艾汤去阿胶、艾叶、甘草而成，组成为当归、川芎、白芍、熟地黄，用治“伤重，肠内有瘀血者”。四物汤具有补血调血、养阴益肾填精的作用。临床常用以治疗营血虚滞证，症见头晕目眩，心悸失眠，面色无华，女性月经量少，舌淡，口唇及爪甲色淡，脉细弦或细涩。

四物汤对血分的独特补充和调节作用使其在临床上应用广泛，历代医家多从血分论治的角度以四物汤为基础方治疗疾病，涉及内科、外科、妇科、儿科、眼科疾病。现代医学研究认为，四物汤在激发骨髓造血功能、防治缺氧、降低血液黏滞度、防治血栓形成、增强人体免疫力等方面具有显著作用。

补血机制：①增加外周血红细胞，减少肝细胞凋亡。王正引等在小鼠腹腔注射环磷酰胺建立血虚证模型，给药组予以四物汤（熟地黄 15 g，当归 9 g，白芍 9 g，川芎 6 g）进行灌胃，模型组给予生理盐水灌胃。结果显示，给药组小鼠的外周血红细胞数及血红蛋白含量升高，而模型组外周血红细胞数及血红蛋白含量降低；给药组小鼠的肝细胞凋亡百分率降低，模型组则升高。说明四物汤有助于提高外周血红细胞数及血红蛋白含量并减少肝细胞凋亡的作用，结合“肝主藏血”理论得知，四物汤通过减少肝细胞凋亡起到补血的功能。②增加血清蛋白质。杨明会等运用蛋白质组学技术从分子角度测定四物汤对血虚证患者中有影响的蛋白质，结果患者服用四物汤后血清中显著升高的蛋白质有结合珠蛋白、聚集素、血红蛋白 β，升高转甲状腺素蛋白、补体 C4B、GTP 结合蛋白 2。据此认为四物汤能够通过增加血清蛋白达到补血目的。③刺激骨髓造血功能。谭洪玲等通过对血虚证小鼠模型的实验研究发现，四物汤可促进骨髓细胞由 G0/G1 期进入 S 期，促进骨髓细胞 DNA 的合成，即促进骨髓的增殖。王正引等通过研究发现四物汤的补血作用可能源于其干预 T 细胞的过度凋亡，进而刺激骨髓的造血功能。

临床应用研究：①治疗重度贫血。陈艳红等运用四物汤加人参、黄芪治疗以倦怠乏力、心慌心悸、气短为主要症状并长期依赖输血的重度贫血患者，结果表明，患者的血虚症状获得显著改善，外周血血红蛋白值显著升高。②治疗月经量过少。张志谦等对以经少色淡、头晕眼花、心悸无力、面色萎黄、下腹空坠、舌质淡、脉细为主要症状的血虚型月经过少患者进行治疗，观察组予以四物汤加味（当归 9 g，熟地黄 12 g，白芍 9 g，川芎 9 g，香附 12 g，益母草 12 g），对照组给予人参归脾丸口服。治疗结果显示，观察组的总有效率高于对照组，说明四物汤加味治疗月经过少的临床疗效显著优于人参归脾丸。

（二）当归补血汤

当归补血汤源自金代李东垣《内外伤辨惑论·暑伤胃气论》，用以“治肌热燥热，困渴引饮，目赤面红，昼夜不息。其脉洪大而虚，重按全无”，由黄芪与当归两味药组成，配伍比例为 5∶1，具有补气生血的功效。当归补血汤用治血虚阳浮发热证，症见肌热面红、烦渴欲饮，亦治女性经期及产后发热等。药理研究认为，当归补血汤在促进骨髓造血、调节人体血液中的免疫细胞等方面具有显著作用。

补血机制：①促进骨髓细胞增殖。冯璟等将受到 ^{60}Co-γ 射线辐照导致平均红细胞血红蛋白浓度、骨髓有核细胞数、骨髓细胞 DNA 含量均明显减少的小鼠分为 5 组，即正常对照组，模型组，当归补血汤低、中、高剂量组。当归补血汤低、中、高剂量组在照射前后均给予相应浓度当归补血汤灌胃。结果显示，当归补血汤组的平均红细胞血红蛋白浓度及骨髓细胞 DNA 含量均高于模型组，且当归补血汤的浓度越高，差异越显著。黄丽萍等经实验研究发现当归补血汤含药血清对血虚模型小鼠骨髓造血祖细胞粒细胞－单核细胞集落形成单位、红细胞集落形成单位和骨髓有核细胞 DNA 合成具有促进作用。②提高红细胞抗氧化能力。任德旺等以实验方法观察当归补血汤对盐酸苯肼介导的小鼠氧化性溶血的影响，结果发现，当归补血汤可增加模型小鼠红细胞的数量、提高血红蛋白含量、降低丙二醛水平、增强红细胞超氧化物歧化酶活性，并认为当归补血汤可能具有促进机体造血功能、拮抗氧化剂对红细胞的损伤、提高红细胞抗氧化能力的作用。

临床应用研究：①治疗白细胞减少症。陈自然运用当归补血汤合并西药治疗慢性职业性苯中毒所致白细胞减少症，对照组口服常规西药，治疗组在对照组的基础上加服当归补血汤，结果显示，治疗组白细胞升至正常的比例显著高于对照组。证明当归补血汤“补气生血”的作用机制可能为促进人体白细胞恢复正常。②减轻化疗引起的骨髓抑制反应。杨利芳运用当归补血汤治疗骨髓抑制肿瘤化疗患者，伴乏力、头晕、心悸、气短及面色少华、脉细等血虚症状，治疗结束后，治疗组的白细胞计数、血小板与血红蛋白水平均优于对照组，提示当归补血汤能够减轻骨髓抑制反应。③治疗再生障碍性贫血。马霖等以当归补血汤合右归丸治疗伴有乏力体倦、面色少华、胸闷气短、畏寒肢冷等血虚兼肾阳虚症状的再生障碍性贫血患者，结果显示，患者的白细胞、红细胞、血红蛋白、血小板等血液指标获得显著恢复和改善，乏力体倦、胸闷气短等血虚症状得到明显缓解。

（三）归脾汤

归脾汤源于宋代严用和《严氏济生方》，主治“思虑过度，劳伤心脾，健忘怔忡”，但该方中无当归与远志，明代薛己在《正体类要》中补此二药，主治“跌仆等症，气血损伤；或思虑伤脾，血虚火动，寤而不寐；或心脾作痛，怠惰嗜卧，怔忡惊悸，自汗，大便不调；或血上下妄行”。归脾汤组成为人参、白术、黄芪、当归、甘草、茯神、远志、酸枣仁、木香、龙眼肉、生姜、大枣，具有益气补血、健脾养心的功效。临床常用于治疗心脾气血两虚证见面色苍白、心悸怔忡、健忘失眠、体倦食少、舌淡苔薄白、脉细弱等，或脾不统血证见紫斑、便血等。药理研究认为，归脾汤的某些药物中含有铁和维生素 C 等物质，此为归脾汤治疗缺铁性贫血的物质基础，归脾汤可能通过增加红细胞、血红蛋白等血液有形物质实现补血的治疗目的。

补血机制：①促进造血干细胞增殖。殷丽娟等运用归脾汤对因苯中毒造成血虚证的小鼠模型进行实验研究发现，归脾汤可能通过增加较早期造血干细胞的数量和功能，加速骨髓 G0/G1 期细胞向 S 期细胞、S 期细胞向 G2/M 期细胞的转化，促进骨髓造血细胞的增殖并增加外周血红细胞，对骨髓造血功能的恢复具有促进作用。②促进骨髓细胞增生，增加外周血红细胞。李龙龙等通过熏苯复制苯中毒小鼠模型，用生理盐水对模型组和对照组小鼠进行灌胃，归脾汤组依据汤药浓度分为高、中、低三组，并给予归脾汤进行灌胃，结果显示归脾汤组小鼠外周血白细胞、血红蛋白、骨髓有核细胞升高率显著优于对照组和模型组，在血小板计数方面各组差异无统计学意义，提示归脾汤可通过提高骨髓有核细胞数以促进骨髓细胞的增生，并降低骨髓细胞凋亡蛋白的表达，且对外周血红细胞具有改善作用。高丽等经研究发现归脾汤对大鼠骨髓细胞的增殖具有显著的促进作用。③改善外周血 T 淋巴细胞亚群，增强免疫功能。刘立等观察归脾汤对苯中毒小鼠 T 细胞亚群水平的影响，结果显示归脾汤组 $CD4^+$、$CD8^+$ 和 $CD4^+/CD8^+$ 的表达上升，提示归脾汤可通过增加苯中毒小鼠外周血 T 淋巴细胞亚群 $CD4^+$、$CD8^+$ 实现增强免疫功能的作用。

临床应用研究：①治疗免疫缺陷疾病。黄成瑜等运用归脾汤治疗以伴有倦怠乏力、少气懒言、面色无华等血虚症状的感染人类免疫缺陷病毒免疫重建不良患者，结果显示，患者的 CD4 淋巴细胞绝对计数明显增加、感冒次数减少，且治疗患者的症状体征积分及卡洛斯基积分均获得显著改善，提示归脾汤对于促进感染人类免疫缺陷病毒患者的免疫重建具有促进作用。②治疗再生障碍性贫血。董俐坤等以归脾汤治疗心脾两虚型再生障碍性贫血患者，其主要症状为气短、头晕、乏力、面色苍白，观察组以归脾汤加减（白术 15 g，当归 3 g，茯苓 15 g，炒黄芪 25 g，远志 10 g，龙眼肉 15 g，炒酸枣仁 20 g，人参 10 g，木香 9 g，炙甘草 6 g，生姜 3 片，大枣 3 枚）进行治疗，对照组用常规西药治疗，结果显示，观察组症状改善优于对照组，且在外周血红细胞方面实验组血小板与血红蛋白水平的改善率优于对照组，观察组骨髓血清中酸性成纤维细胞生长因子指标增高状况优于对照组，认为归脾汤通过提高骨髓血清成纤维细胞生长因子表达水平起到改善骨髓环境、促进造血细胞增殖以激发骨髓造血功能。③减轻化疗引起的骨髓抑制反应。李保健等应用归脾汤治疗非小细胞肺癌化疗骨髓抑制患者，对照组以吉西他滨、顺铂静脉滴注，治疗组在对照组的基础上服用当归补血汤加减（黄芪 30 g，白术 15 g，当归 15 g，茯苓 10 g，远志 10 g，龙眼肉 10 g，人参 6 g，木香 6 g，阿胶 6 g）予以治疗，结果显示，治疗组在减轻骨髓抑制的有效率方面显著优于对照组，间接证明归脾汤对于骨髓造血功能具有促进作用。④治疗慢性特发性血小板减少性紫癜。臧传国等以常规西药合并归脾汤加减（党参 10 g，黄芪 10 g，白术 10 g，茯神 10 g，酸枣仁 10 g，龙眼肉 10 g，木香 10 g，炙甘草 6 g，当归 10 g，远志 10 g，生姜 3 片，大枣 3 枚）治疗慢性特发性血小板减少性紫癜患者，结果显示，患者的出血症状获得明显改善，血小板计数显著回升，总有效率为 92%。

第六章

肺血瘀证

第一节　肺血瘀的定义

《说文解字》曰："瘀，积血也。"瘀血是指血液不能正常循行于脉道，停滞于体内之血，它既包括积于体内的离经之血，也包括阻滞于血脉、脏腑内运行不畅的血液，既是病理产物又是致病因素。《内经》中尚未明确提出"瘀血"概念，而采用"恶血""结血""血菀""血并""枯血""虾血""血聚""着血""凝血""留血""脉不通""血不流""血凝泣"等名称来描述这一类血液循行不畅所致之病证，并对其病因及证治进行了详尽阐释。"瘀血"之名及"活血化瘀"疗法均首见于张仲景的《金匮要略》。根据心主血、肝藏血、脾统血的传统观念，中医理论研究中涉及"瘀血"者多集中在心、肝、脾三脏及其相关的经络。如《灵枢·经脉》云："手少阴气绝，则脉不通……脉不通，则血不流。"《景岳全书》曰："气血不虚则不滞，虚者无有不滞者。"

肺血瘀是指肺血运行迟缓和失于流畅的病理状态。溯源寻流，肺血瘀证早有记载。唐容川在《血证论·瘀血》中指出："瘀血乘肺，咳逆喘促"。明代薛己《女科撮要》首载"产后瘀血入肺"表现为咳嗽、喘急。薛己在《校注妇人良方》中还记载了"产后血入于肺"出现面黑发喘欲死的症状。自古有关"久病入络""久病必瘀"之论述颇详，但对于肺系病的诊治历代医家较多沿袭寒、热、虚、实辨证为主，随着对肺系病血瘀证现代临床研究的不断深入，瘀血内阻的病机在肺系病中的地位日益受到重视。

第二节　肺血瘀的病因病机

一、致瘀病因与肺脏功能密切相关

在病因方面，《内经》提到了外感六淫致瘀、因气致瘀（气虚、气逆、气滞）、津液布散失常致瘀、血络损伤致瘀、气血虚衰致瘀、病久入深致瘀、情志失调致瘀、饮食不当致瘀、外伤致瘀等致瘀因素，发瘀血理论之肇始。其中外感、气机、津液等致瘀因素与肺系病证密切相关。肺朝百脉，使百脉之气血如潮水般周期性运行周身，阐述了肺与血、脉之间的密切关系。当外邪袭肺或内伤干肺，朝百脉不利，对血、脉运动的调节失司，血液循环不利，则肺瘀形成。肺主治节，助心行血。肺主治节表现在四个方面：治理调节呼吸运动，治理调节全身气机，治理调节血液运行，治理调节津液代谢。血液的正常运行需要肺气的推动，若肺气亏虚或壅滞，宣肃失司，则血的运行受到影响而成瘀。

肺主一身之气，宗气的生成是通过脾胃运化的水谷精气与肺吸入的自然界清气相结合而成，积于胸中，贯心脉以推动血液循行。“肺朝百脉”，还应包括肺气参与宗气生成推动血液循行的作用。肺的呼吸功能健全与否，直接影响宗气的生成，若肺主气功能失调，宗气生成不足，则血液循行推动无力而成瘀。

肺主宣发肃降，并通过其宣发肃降功能对体内水液的输布、运行和排泄起疏通调节作用，若肺气郁滞，则津液内停生痰，血运不畅成瘀。津血同源，痰瘀异形而同源，皆为阴精为病的病理产物，血运失常生瘀，络脉瘀阻，“血不利则为水”，影响津液输布，聚为痰浊，痰浊阻滞，气机不畅，则血滞生瘀，痰瘀互为因果。正如《素问·调经论》所言：“孙络水溢，则经有留血。”《灵枢·百病始生》言：“凝血蕴里而不散，津液涩渗，著而不去。”肺为娇脏，不耐寒热，易被邪侵。燥邪损伤肺络，血溢脉外而成瘀。寒邪侵袭肺卫，致宣肃失司，布津失常，津液凝聚，成痰成饮。寒入肺之血络，血液遇寒则凝，而成肺之瘀血。热邪侵袭肺卫，煎熬津液而成痰饮；煎熬血液，血行凝滞成为瘀血。总之，外感之邪通过影响肺的津液布散、损伤肺的血络、阻碍肺的气机升降、干扰肺的血脉循行等途径而成瘀。

二、肺瘀形成的病机分析

外感六淫之邪侵袭肺卫，七情内伤直接或间接伤肺，气血津液运行障碍而成痰成瘀，久病损及肺之血络，均可导致肺瘀病的发生。气血津液运行输布障碍是肺瘀病发生、发展的根本。

肺气最易受扰，肺气运行障碍是血和津液运行障碍的先导，所以说气的运行障碍是肺瘀病的起点。对于肺瘀病，所有病理因素、病机变化的最终结果都是血的运行障碍，所以说血的运行障碍是肺瘀病的终点。痰的产生和病理作用是肺瘀病过程中密不可分的部分，所以津液的运行障碍是肺瘀病的中心环节。

（一）气的运行障碍

肺主一身之气，肺气参与宗气生成推动血液循行。肺的呼吸功能健全与否直接影响宗气的生成，若肺主气功能失调，宗气生成不足，则血液循行推动无力而成瘀。“气有一息之不运，则血有一息之不行。”关于气机失常致瘀，《灵枢·刺节真邪》有云“宗气不下，脉中之血，凝而留止”，《素问·调经论》说“五脏之道，皆出于经隧，以行血气，血气不和，百病乃变化而生”。经隧即为脉道，气血不和则脉道不通。气机的调畅与否是血液能否正常循行的关键环节。《血证论·阴阳水火血气论》云：“运血者，即是气。”《本草纲目》言：“故曰气者血之帅也。气升则升，气降则降；气热则行，气寒则凝。”血液的正常运行，决定于气的推动作用和固摄作用之间的协调平衡。肺主降而肝主升，二者相互协调是全身气机调畅的关键环节。

肺的宣发布散和朝百脉功能与肝的疏泄功能相配合，达到推动和促进血液正常运行的作用。若肝升太过或肺降不及，则气火上逆，出现“肝气乘肺”或“肝火犯肺”，气机逆乱，血随气升，表现为咳逆上气，伴有面红、目赤、头痛，甚则咯血等病理现象。外邪犯肺，致肺失宣肃，气机不利。痰浊、瘀血、水饮等病理产物导致气道不畅。情志过极、久病正虚、过劳损伤等因素导致肺之阴阳亏虚，肺气不足，运行乏力。

（二）津液的运行障碍

肺主宣发肃降，并通过其宣发肃降功能对体内水液的输布、运行和排泄起疏通调节作用，若肺气郁滞，则津液内停生痰。痰浊阻滞，气机不畅，则血滞生瘀，痰瘀互为因果。正如《素问·调经论》所言：“孙络水溢，则经有留血。”《灵枢·百病始生》所言："凝血蕴里而不散，津液涩渗，著而不去。"当肺、脾、肾三脏及三焦等脏腑气化功能失常时，水液代谢障碍，水津停滞形成痰浊或水饮。痰饮内停影响气机之宣肃，且易耗气伤血，造成气滞或气虚两种病理变化，由气滞或气虚而致瘀。而瘀血又反过来影响津液输布，聚而生痰。痰和瘀作为病理产物及致病因子，是人体阴精为病的不同形式，是同源异物。痰、瘀互为因果，二者可相互转化，兼挟致病，使病情错综复杂。痰瘀互结，阻于肺络，终成"肺瘀"。痰瘀伏肺，胶结不解，使得咳喘缠绵难愈，反复发作。

"痰瘀同源"的生理基础是"气血同源"，津、血均由水谷精微转化而来，其生成、运化布散都离不开气机的推动，二者既可相互转化，又可相互干预。津凝为痰，血滞为瘀，气机通畅则津血运行俱通畅，气机受阻则津血成痰成瘀。同时，痰瘀交阻又加重气机阻滞，如此恶性循环。

（三）血的运行障碍

血之循行离不开肺气推动。若肺气亏虚或郁滞，宣肃失司，则血的运行受到影响而成瘀。肺为娇脏，不耐寒热，易被邪侵。损伤肺络，血溢脉外而成瘀。寒入肺之血络，血液遇寒则凝，而成肺之瘀血。热邪煎熬血液，血行凝滞成为瘀血。

三、肺血瘀形成的病理机制

导致肺血瘀的病理机制是多方面的，如气滞可致血行受阻于肺，气虚可致血行迟缓，血瘀于肺，痰浊内停于肺，或寒邪入血，血寒凝于肺，或火热入血，煎熬血液等，均可形成血瘀。

（一）气滞致瘀

多因外邪引起咳喘，气道壅阻，气机阻滞，日久导致血瘀；内生之瘀血停于脉络，阻塞气道，使气滞更甚，反又加重瘀血。正如《沈氏尊生书》指出："气运乎血，血本随气周流，气凝则血凝矣。"

（二）气虚致瘀

多因肺病反复发作，缠绵不愈，久则导致肺气亏虚，肺气亏虚则无力推动血液运行，血行不畅，瘀阻于肺而致血瘀。正所谓"气为血帅，气行则血行"。

（三）痰浊致瘀

"肺为贮痰之器"，肺病则津液停滞为痰，而痰阻日久则肺络痹阻为瘀，说明痰邪可致肺血瘀阻的病机。咳痰为肺系疾病的主要表现，痰浊停肺即阻塞气道，血行为之不畅而瘀阻肺脉，形成血瘀，终致痰瘀互结。

（四）寒邪致瘀

《灵枢·邪气脏腑病形》曰："形寒寒饮则伤肺。"在肺系疾病的发展过程中，或内有痰饮复感风寒，或肺阳不足，虚寒内生，寒邪客于肺则可影响肺气的宣降，使肺气郁闭，血行不畅而致肺血瘀阻。另外，因寒性凝涩、收引，寒邪停于肺，可使肺络运行不畅而产生血瘀。

（五）火热致瘀

《重订广温热论·清凉法》所谓："因伏火郁蒸血液，血被煎熬而成瘀。"肺系疾病可因痰郁化热或外感风热等，致邪热壅肺，灼炼阴血，肺血运行不畅则见因热致瘀。

四、肺血瘀病因分析

（一）感受六淫之邪

风邪侵袭肺卫，可致肺宣肃失司，气机不利，血行不畅；寒邪入于肺络，血液遇寒则凝；热邪煎熬津液成痰，痰阻肺络成瘀，或直接煎熬血液成瘀；感受暑湿之邪，湿阻气机，血行不畅成瘀，湿热灼津成痰，痰阻肺络亦可成瘀；燥邪损伤肺系血络，血溢脉外而成瘀。

（二）感受疫疠之邪

疫疠之气是一类具有强烈传染性的病邪，自口鼻而入侵袭人体。自鼻而入者，由呼吸道传染伤及肺络，故临床常见高热、咳嗽、咯痰甚或痰中带血、肺实变等，如甲型流感等。

（三）内伤七情

七情是指人体喜、怒、忧、思、悲、恐、惊七种情志变化。七情致病，先自脏腑郁发，外形于肢体，故称七情内伤。

悲忧伤肺，造成肺气滞或肺气虚。滞则宣肃失常，气机逆乱，津液输布受阻，津聚成痰，痰阻肺络而成瘀；虚则推动无力，或宗气生成不足，血行无力而成瘀。郁怒伤肝，肝气不舒，反侮肺金，肺络受邪，发为咳嗽，甚则咯血。多思伤脾，母病及子，土不生金；惊恐伤肾，恐则气散，肾不纳气，子病及母，均可加重肺系疾病。

（四）痰瘀阻络

痰浊、瘀血既是病理产物，又是致病因素。津液输布代谢失常，或过食肥甘厚味郁滞脾运，均可生痰。痰有有形、无形之分，有形之痰出于肺、咳于外；无形之痰阻滞于络脉，壅塞气机，阻滞络道，为病甚杂。痰浊黏滞易阻，络中气血流注受阻，血滞为瘀；痰浊停聚于脉络内外，阻滞肺络气机，气滞则血瘀。瘀血阻滞络道，致络中之津不能经心化赤为血而郁于络中，络外之津亦不能还流于络内而聚于脉外，郁积日久，逐渐化生痰浊；同时血瘀于络脉内外，阻滞络中气机，气不化津，津凝而产生痰浊。痰瘀胶结，阻滞肺络，又成为新的病理因素，致肺络疾病缠绵难除。

（五）环境之毒

1. 可吸入性颗粒物

随着环境监测的逐步深入，细颗粒物（particulate matter 2.5，PM2.5）正在为人所熟知。PM2.5 是指环境空气中空气动力学直径 ≤ 2.5 μm、> 0.1 μm 的颗粒物，这些微粒可直接进入支气管对肺泡气体交换造成严重影响，能够诱发支气管炎、哮喘急性发作及心血管疾病。吸入的颗粒物通过支气管和肺泡进入循环系统，颗粒中所含的重金属及有害气体可溶于血液中，随血液循环遍及全身，造成全身性中毒反应。粒径越小的颗粒，其危害性也越大。另外，PM2.5 悬浮于空气中时间较长，且播散范围广，漂移距离远，影响城市空气质量，对人体健康特别是呼吸系统健康构成严重威胁。

2. 吸烟

吸烟直接或间接引发慢性支气管炎、慢性阻塞性肺疾病，甚至肺癌，已是众所周知。烟毒辛燥、入肺，直入肺络，久则耗气伤阴。烟毒因虚而留滞，瘀、痰、毒结聚肺络，痰瘀阻络则肺胀、喘满；瘀血化水为肿、为喘；毒瘀化火，灼伤血络，则咯血频作。

3. 其他

如变应原及其他吸入性毒素。

（六）久病肺虚

内伤久咳、久喘、久哮等肺系慢性疾患迁延失治，痰浊潴留，伏着于肺，肺气不畅，肺络不通，而成肺瘀。

第三节　肺血瘀的临床表现

肺血瘀证的辨证要点主要包括两大方面。一是肺系病症：咳嗽，喘促，或伴喉间哮鸣，咳血，或咯血，或咳吐脓血，或痰中带血，胸闷胸痛，水肿等。二是瘀血征象：久咳久喘难愈，顽哮，咯血，胸痛有定处，固定不移，面色晦暗，口唇、指甲发绀，舌紫有瘀斑，紫而青暗者偏寒，紫而红绛者偏热，脉涩。而笔者认为，现代实验室检查结果亦可作为肺血瘀证的依据，如胸部影像学检查显示胸膜粘连、肺间质纤维化或肺血栓形成，血浆 D- 二聚体明显升高，血气分析示二氧化碳分压明显升高，血液流变学示血黏度升高，红细胞电泳时间延长，红细胞沉降率升高。但临床上肺血瘀证常兼见他证，如气虚、气滞、痰瘀互阻、热盛血瘀等，易相互掩盖，需谨慎加以鉴别。

一、咳嗽

瘀阻肺络，肺失宣肃，气机上逆，冲激声门而发为咳嗽。

辨证要点是咳嗽的频率、音质、发作时间及病程。

咳嗽时作，昼多于夜，咳而急剧、声重，或咽痒而咳，多属外感风寒或风热侵袭肺络引起；病势缓而病程长者，多属气虚；咳声粗浊多为风热或痰热伤津。晨起咳嗽阵发性加剧，咳嗽连声重浊，痰出咳减者，多为痰湿或痰热咳嗽。

二、咯痰

辨证要点是痰的量、色、质地、黏稠度、气味。

咳而无痰或少痰者多属燥热伤肺；痰多且稀薄者多属痰湿；痰白而稀者属风寒；痰黄且质黏难咯者属热；痰白黏而成丝者属燥；痰白清稀透明呈泡沫样者属寒、气虚。

三、气喘

辨证要点是患者的年龄、体质、原发病及气息的强弱。

痰瘀互结，阻于肺络，因外感六淫、饮食不节、情志所伤、劳倦等因素引发，以致痰随气升，气机受阻，痰气搏结，气道不畅，肺管拘挛，气机不利，宣肃失司，引发痰鸣气促。喘有虚、实、寒、热之分。青壮年气喘实证偏多；中老年人气喘虚证偏多；体实气盛者多属实证；体弱气虚者常年气喘，遇劳、遇寒即发者，多属虚证；重病、大病之后，或产后失血，或手术、外伤失血而出现气喘者，多属虚证，甚至是元气败绝、阴阳离决之危候。就临床症状与体征而言，喘而声高气粗，呼吸深长，脉浮大滑数有力者为实喘；喘而气弱息微，呼吸浅表，心慌气怯，脉微弱或浮大中空者为虚喘。喘以呼出为快，多病在肺；喘以深吸为快，多病在肾；喘因情志诱发或加重，多为肝气犯肺。

四、胸痛

辨证要点是胸痛的性质、部位及伴随症状。

“不通则痛”，瘀血、痰浊、水饮等病理产物，或寒、热等外感邪气阻塞肺络，影响气血循行，气滞血瘀而致痛，多属实证或本虚标实证。

胸痛伴胸闷，心前区压榨感，多为痰阻、气滞；刺痛，痛处固定不移，夜间痛甚，多为血瘀阻滞；胸痛伴发热、咳嗽、咳时痛甚，或见咯血，为热伤肺络；胸痛隐隐，咳嗽声低，多为肺气亏虚。

五、咯血

辨证要点是咯血的量、色、痰的状态及伴随症状。

多种因素致肺络受损，血溢脉外。咳嗽时咯血，或见痰中带血，咳痰多呈黄色，亦有大量咯血者，色鲜红，伴咽干或痛，口干口渴，溲赤便干，或有身热，舌红，苔黄或焦黑起刺，脉洪大或洪数者为肺热壅盛。咯血每因情志因素诱发，色鲜红，或痰中带血，伴有头晕胀痛，阵发性咳嗽，胁肋胀痛，胸闷，咽干口苦，急躁易怒，溲赤，舌红，苔薄黄，脉弦数者为肝火犯肺。咯血迁延难愈，血量不大，色暗红或褐色，痰白质稀，咳嗽声低，肢冷畏寒，面色㿠白，心悸气怯，倦怠无力，食少便溏，少气懒言，舌淡，苔薄白，脉沉细者为气不摄血。咳痰带血或吐血沫，心悸，咳逆倚息，难以平卧，唇甲紫，胸闷刺痛，目眶黑，面色晦暗，舌紫暗或有瘀点、瘀斑，脉沉弦或结代者为瘀血阻络。

第四节　肺血瘀的现代研究

肺血瘀证候在现代中医临床中并不少见，常见于咳嗽、哮喘、胸痹、肺痿、肺胀、鼻渊等疾病。现代医学上某些呼吸系统疾病也常会遇到肺血瘀证，如过敏性鼻炎、支气管哮喘、慢性支气管炎、慢性阻塞性肺疾病（chronic obstructive pulmonary disease，COPD）等。

在现代中医临床研究中，涉及瘀血的证治多集中于心脑血管疾病、妇科疾病、糖尿病血管病变、血液病等。近年来，随着对肺系病现代临床研究的不断深入，瘀血的重要性日益受到关注。许多肺系病证发生、发展、转归的过程之中都存在瘀血的病理变化，它既是一种致病因素，又是肺系病证迁延难愈的主要因素之一。现代医学的慢性支气管炎、肺炎、COPD、肺间质纤维化、支气管哮喘、肺癌、支气管扩张、肺栓塞、肺动脉高压、慢性肺源性心脏病等疾病的发生、发展过程中均有“瘀”存在于某一病理阶段，严重影响疾病的预后及转归，有些甚至贯穿整个病程的始终，并起主导作用，如COPD。然而，历代医籍及现代医学文献中鲜有提及“肺瘀”者，虽有活血化瘀法治疗肺系病的临床研究报道，但尚无“肺瘀”理论系统的总结及分析。有关肺瘀的诊断、治疗方案还没有进行过系统的归纳、总结，有关的证治规律也尚缺乏系统的规范。血瘀证患者的血液流变学、血流动力学等指标均出现病理改变，而肺瘀由于其病因、病机、证治有异于多血脏腑如心、肝等脏的瘀血，且肺瘀患者现代医学理化指标的系统研究相对较少。通过对“肺瘀”理论展开研究，梳理文献记载、探讨“肺瘀”生理、病理、为病、诊断、治疗等几大方面，并研究活血化瘀方药对肺系病的治疗作用，根据肺瘀患者血液理化指标的病理改变以及用活血化瘀治疗前后指标的对比，分析肺瘀与现代医学理化指标的相关性，对肺瘀进行一次系统地总结、归纳，明确其证治理论，规范其应用方药，明了其作用机制，以期将“肺瘀”理论系统化，弥补现代研究中存在的不足，为基础研究及临床研究提供理论支持。

现代医学普遍认为，血黏度增高、肺间质纤维化、肺动脉高压为瘀血的病理表现。而中药药理研究证实，如丹参、川芎、三七、赤芍、当归等活血化瘀中药可明显降低血黏度、减少血栓形成、扩张肺血管、降低肺动脉高压、抗纤维化，可作为肺血瘀证的临床常用药。先哲亦将成功验方附之笔端以垂教后人，如《女科撮要》的二味参苏饮、二母散，《证治准绳》的夺命丹、参苏饮、血竭散，《血证论》的参附汤，均为治疗血瘀之验方。结合现代药理研究，肺血瘀证常用药物有紫苏子、附子、半夏、人参、茯苓、陈皮、枳壳、桔梗、前胡、木香、当归、赤芍、丹参、川芎、三七、血竭、知母、贝母等。

第五节　肺血瘀与肺痰、肺毒

一、肺血瘀与肺痰

肺痰是在痰邪病理基础上与五脏中的肺脏密切相关的，以肺系病证特点与痰邪致病特点相复合的病理产物，肺痰一旦形成，又可成为肺系病证的致病因素。在临床中，肺痰往往通过不同性质的多种肺系病证或证候表现出来。

大量文献检索发现，目前国外尚无系统论述肺痰学说的相关理论和临床报道。国内虽有众多学者对痰邪和肺系病证之间的联系分别从不同的角度进行了探讨或研究，但是尚未将肺痰提升到一种理论学说高度而加以系统性论述及临床应用佐证。因此，肺痰学说是一个富有挑战意义的理论学说，对肺痰理论进行学说层次的深入研究必将带动中医学病因病机理论及临床治疗的发展。

（一）肺痰的产生机制

肺痰的产生，根据病因可分为外感生痰和内伤生痰两方面。无论外感还是内伤，均可导致肺脏宣肃失司、通调水道功能下降而生痰。内伤生痰，根据肺痰的来源不同又可分为脏腑生痰、血瘀化痰、气虚和气滞生痰三大方面。脏腑生痰，肺痰的产生或者形成根据自脏和他脏的分类可以分成肺脏生痰和他脏生痰贮藏于肺两类。而血瘀化痰、气虚和气滞生痰则是因血液和气机失于正常运行而导致痰邪产生，痰邪可以来源于肺脏和其他脏腑。

1. 外感生痰

肺主皮毛，外感风寒、风热或风燥之邪侵袭皮毛和肌腠，影响肺脏宣降功能。寒邪袭肺，气不布津，津液凝聚为痰；风热之邪，内郁于肺，则蒸液成痰；风燥相合，燥伤肺阴，敷布津液功能失司，导致炼液成痰。因此，无论风寒、风热还是风燥，皆可影响肺而产生肺痰。

2. 肺脏生痰

肺的生理功能是主气，司呼吸，通调水道。肺主通调水道，是指肺的宣发和肃降作用对体内津液的输布、运行和排泄有疏通和调节作用。《素问·经脉别论》言："饮入于胃，游溢精气，上输于脾，脾气散精，上归于肺，通调水道，下输膀胱，水精四布，五经并行。”可见，人体内的水液虽由脾胃而来，但水液的输布、运行和排泄又依赖于肺的疏通和调节，以维持动态平衡。故有“肺为水之上源”之说。当肺脏自病，导致肺宣降失司，通调水道、敷布津液的功能失常，则可以出现津液停滞，不归正化，聚湿生痰的病理局面。痰贮于肺，肺气不利，痰壅气道而发，必致咳嗽咳痰。

可见，肺脏生痰是由肺脏自身病变致其对水液疏通和调节能力下降，导致痰湿产生。留伏于肺形成肺痰。

3. 他脏生痰

他脏生痰主要从脾、肾、肝和三焦功能失常来分述。

（1）脾失健运，化生不利，痰湿内生　脾胃为后天之本，气血生化之源。脾主升清，胃主降浊。脾胃功能健运，则胃受纳腐熟、脾运化升清功能正常而化生水谷精微物质。当脾胃功能失调时，就会影响气血的生成、运行和布散，从而出现一系列病理表现。脾胃健运失司，日久清阳不升、浊阴不降，水谷精微失于输布，停留中焦，滋生湿浊。如患者平素嗜食膏粱厚味、醇酒肥甘及辛辣腥腻之品，影响脾胃功能，水谷不归正化，谷反为滞，水反为湿，酿生痰浊水湿。或过食生冷寒凉，脾阳失展，水谷化为痰湿。此外，思虑或劳倦过度也可伤脾而影响其运化功能，造成水湿内停凝结成痰。由于脾胃中土为运化水谷的首要脏腑，功能失司会直接导致痰湿的产生，故有“脾为生痰之源”一说。

（2）肾元不足，阴阳偏衰，间接生痰　肾主水，主持和调节人体津液代谢，这一作用主要依靠肾阴、肾阳的平衡来完成。当出现肾元不足、阴阳偏衰时，会对津液代谢产生影响。分言之，各种原因导致肾阳不足时，蒸腾气化水液的能力下降，水湿不化，泛滥为害，泛溢于肌肤则为水肿，凌心射肺则心慌、咳嗽、憋喘、呼吸困难、不能平卧。肺受水饮影响，敷布功能失司，从而产生痰湿，与水饮相合则为痰湿水饮，潴留于肺，胶结为害。当肾阳不足时，阴不制阳，虚火内生，煎熬津液成痰，痰邪随气机升降到达肺，影响肺的生理功能。

（3）肝失疏泄，气机不利，津液化痰　肝为刚脏，职司疏泄，既条达气机，又疏泄情志，同时还能疏泄津液、胆汁和气血的正常分布，一旦疏泄失职，则百病即生。《内经》所言“百病生于气也”，往往与肝失疏泄密切相关。患者平素情志不遂，忧思气结，或郁怒伤肝，导致肝失疏泄，气机郁滞，郁滞日久，会出现不同的转变。一种转变是由气滞导致推动津液运行的能力下降从而产生痰湿；

另一种转变是气郁日久化火，火热煎熬津液为痰。痰湿为有形之品，一旦产生又可加重气机阻滞，且可与瘀血胶结为害，从而导致疾病循环加重。

（4）三焦不利，气化失司，痰湿内生 “三焦者，决渎之官，水道出焉”，是对三焦运行水液的生理概括。全身的水液代谢是由肺、脾、肾的协同作用完成的，但必须以三焦为通道，才能正常升降出入。三焦气化不利则变证由生。当肺、脾、肾三脏功能失调时，影响三焦的气化作用，则水液运化失常，或产生水饮，或产生痰湿，出现相关的脏腑病证。

可见，他脏生痰，指的是除了肺之外的脏腑功能失调导致痰的产生。痰一旦产生，随气升降，无处不到，到达于肺，潴留于肺，则也可化为肺痰，出现相应的肺系病证。

4. 血瘀化痰

血瘀化痰，首先要从血与津液的关系说起。血和津液都由饮食水谷精微所化生，都具有滋润濡养作用，二者之间可以相互资生，相互转化，这种关系称为“津血同源”。

津液是血液化生的组成部分，中焦水谷化生的津液，在心、肺作用下进入脉中，与营气相合，变化为血。如《灵枢·决气》指出：“中焦受气取汁，变化而赤，是谓血。”其次，布散于肌肉、腠理等处的津液，也可以不断地渗入孙络，以化生和补充血液。如《灵枢·痈疽》说：“中焦出气如露，上注溪谷，而渗孙脉，津液和调，变化而赤为血。”血液行于脉中，脉中津液可以渗出脉外而化为津液，以濡润脏腑组织和官窍，也可弥补脉外津液的不足，有利于津液的输布代谢。

总之，津液进入脉中，与营气结合，便化生血液；血液中的津液，与营气分离而渗出脉外，便化为津液。脉中脉外，有进有出，有分有合，就是津液与血液相互转化的生理病理基础。

由于津液和血液在生理上密切联系，病理上也势必会相互影响。津液的病变可以导致血液的病变，如血瘀的形成，同时血液的病变也会导致津液的病变，表现之一就是痰邪的产生。张介宾在《景岳全书·杂证谟》中对痰与血气、津液之间的关系进行了非常详细的论述：“痰即人之津液，无非水谷之所化，此痰亦既化之物，而非不化之属也，但化得其正，则形体强，营卫充，而痰涎本皆血气；若化失其正，则脏腑病，津液败，而血气即成痰涎。”而《金匮要略·水气病脉证并治》则直言“血不利则为水”。所以，血瘀之后，津液运行不畅而生痰，痰病系血，血病系痰，痰瘀互结，络脉不畅，出现一系列病理变化。

另一方面，痰湿与血瘀具有相似的病理特性。中医学认为，痰湿具有重着黏滞的特性，与血瘀具有高黏、高凝的病理特性一致。中医学中的瘀血是指体内有血液停滞，包括离经之血积存体内，或血运不畅，阻滞于经脉及脏腑内的血液。处于高黏滞状态的血液还没有达到停滞状态，还不属于瘀血的范畴，故而我们称其为血瘀状态，这也是主张从瘀论治的学者认为的前瘀血状态。由此可见，血液高黏滞状态与中医痰湿证具有更一致的表现，从痰论治比从瘀论治更符合中医理论。因此，可以认为高黏滞血症是中医痰湿的表现形式而不是瘀血的表现形式。甚至，更有研究者指出，血瘀的同时必有痰浊形成，化痰也兼能化瘀，认为痰、瘀二者同源而互衍，胶着互结，交互为患。这一理论扩大了祛痰法的治疗范围。

简言之，血瘀化痰的核心机制在于脉中的津液不能正常运行或布散，而出现类似于痰湿特性重着黏滞的临床特点，甚至有一部分患者出现典型痰湿水饮的表现，这也就是痰瘀相关的理论基础。

（1）痰饮停肺致瘀　肺有通调水道的功能，若肺失宣降或肺失清肃，通调水道功能失司，则水液停聚而成痰。血和津液均由水谷精微化生，皆属人体的阴液，“津血同源”且可相互转化。然痰由津来，瘀由血化，津血本为同源，则痰、瘀二者异形而同源。血运失常生瘀，脉络瘀阻，影响津液的输布，津液不化，聚为痰浊，痰浊阻滞，气机不畅，则血滞生瘀，痰瘀互为因果。痰易致瘀，故而痰滞致瘀、痰瘀并见则为肺系病之血瘀的病因之一。肺脏在津液代谢输布上有重要作用，因此，肺之瘀常与水饮痰浊相伴而生。

（2）痰气互结致瘀　痰饮易阻遏气机，肺气被郁，痰气互结可使肺气宣降不利，致百脉不能正常朝会于肺，治节失司，心血营运不畅，则导致肺病及心。痰浊形成或者加重瘀血现象，使瘀血阻遏肺气，瘀滞心脉。痰浊所在之处，肺气郁滞，治节不利，必会影响血之运行，痰阻气滞生瘀。《丹溪心法》言：“肺胀而咳，或左或右，不得眠，此痰夹瘀血碍气而病。”瘀血阻滞气机，致肺脏功能失调而酿生痰浊。

（3）痰热郁肺致瘀　邪热蕴肺，蒸液成痰，每借有形质者（如肺内之伏痰）为其依附。血有“血受寒则凝结成块，血受热则煎熬成块”的特性，故痰热郁于血，与血互结可成瘀。

（二）无形之肺痰

肺系病与痰关系密切。咳痰是肺系病证的常见症状。但是临床中并非所有的肺系病证患者都伴有咳痰症状，如干咳、喘促、胸闷、嗜睡、昏蒙，或颜面晦暗、唇甲发绀，舌苔腻脉滑等，这些症状并非是有形之肺痰所致，但是从辨证角度而言，依然属于痰湿之邪的范畴，于是无形之肺痰就应运而生。

1. 有形、无形之肺痰同源互化

无形之肺痰其实和有形之肺痰一样，产生并存在于肺中。二者都源于津液不归正化，一旦形成，留存于肺，变幻百端，产生各种病证。若痰停留在与外界相通的器官，如气管、食管、胃肠，就可排出体外，视之可见；停留在体表组织，如皮下，则触之可及；但如停留于肺脏，既不能排出体外，又不能突出体表，不为肉眼所见，则归属为无形之肺痰。正如有学者认为，肺痰之有形、无形的区别在于凝聚、留伏的部位不同而可见或不可见。有形之肺痰与无形之肺痰可分而不可离，共同为病。有形之肺痰内伏于肺可化为无形之肺痰，无形之肺痰外达于气管排出体外则为有形之肺痰。

2. 无形之肺痰与血瘀关系密切

从生理上讲，津血同源。血行脉中，津处脉外，津液渗注脉中，即成为血液的组成部分。血液中的水液成分可出脉外，成为津液成分。可见津液其实是同时运行于脉中、脉外的。当脉中的津液受到邪气影响时，就会出现不能正常运行的情况，从而影响血液的正常运行，导致血液出现我们所谓的高黏滞状态，但尚未达到停滞状态，故我们称其为血瘀，而非瘀血。由于这种血瘀的状态是脉中津液病变即痰邪所致，而脉中痰邪并不能像有形之痰那样随咳嗽咳出，所以我们认为这是无形之痰所致。同时，从性状而言，血瘀状态更加类似于痰湿之邪重浊黏腻的病性，以致许多学者甚至认为高黏滞血症其实是中医学中痰湿的一种表现形式，而不是瘀血的表现形式。正是津血同源的特殊性，使得无形之痰与血瘀的关系相当密切。无形之痰处于脉中即可导致血瘀，无形之痰处于脉外，若外达于气管排出体外则为有形之肺痰，若内伏于肺不为肉眼所见则为无形之肺痰。

3. 痰瘀之“痰”多指无形之痰

“痰瘀同源”“痰瘀相关”“痰瘀互结”“痰瘀互化”等说法在中医古籍中常见。痰和瘀如此密切的联系基础仍是“津血同源”，生理上特殊的联系势必会导致病理上的密切相关。津液与血液中任何一方的运行失常均可影响对方，而痰和瘀分别是机体水液、血液代谢障碍的病理产物，一种病理产物的生成必然为另一种病理产物的产生创造条件。有学者言，因为津液凝滞可成痰，而瘀血的形成又往往由于血中的痰浊阻滞化生痰瘀，相因而生，循环往复，二者胶结缠绵难解。因此，由“津血同源”就可以推导出痰瘀之间密切的联系，甚至从某种意义上讲，可以说是“痰瘀同源”。由于“同源”就势必会出现“相关”“互结”和“互化”的病理，名老中医邓铁涛谈到痰瘀之间的关系时曾说，痰是瘀的初期阶段，瘀是痰浊的进一步发展。痰瘀互结导致多种肺系疑难病证的出现，在临床进行治疗时必须痰瘀同治。但值得注意的是，在肺病科临床中，痰、瘀二者有相互掩盖的倾向，外在症状的显露要有一定的过程，血瘀者不一定有痰饮水滞的表现，而痰饮水滞者也未必有瘀血的表现。

一般情况下，痰瘀之“痰”多指无形之痰。这是因为唯有无形之痰能够行于脉中。无形之痰与湿邪相似，致病也具有湿邪致病之重浊黏滞的特性，造成病势缠绵，病程较长，其病多反复发作而缠绵难愈，久之则从瘀。这与另一学者的观点不谋而合，该学者认为机体由痰阻到瘀血的病理变化是一种主要矛盾的转化，在于痰浊混于血中，随痰浊蕴结的量变而产生质变，形成瘀血。

4. 痰瘀同病

从广义的痰瘀而言，痰瘀同病已非肺一脏之病，而是多脏器功能失调，气血津液运行失常，外感、内伤杂糅，多因素综合作用而形成的系统性病理变化。《丹溪心法·咳嗽》言：“肺胀而咳，或左或右不得眠，此痰夹瘀血碍气而病。”《局方发挥》言：“自气成积，自积成痰，痰夹瘀血，遂成窠囊。”朱丹溪所言之“窠囊”即痰瘀胶结于肺而形成的痰瘀同病，二者均为阴邪，同气相求，宜同治。“痰瘀同源”的生理基础是“津血同源”，津血均由水谷精微转化而来，其生成、运化、布散都离不开气机的推动，二者既可相互转化，又可相互干预。津凝为痰，血滞为瘀，气机通畅则津血运行俱通畅，气机受阻则津血成痰成瘀。同时，痰瘀交阻又加重气机阻滞，如此恶性循环。

分析痰瘀同病的起因，朱丹溪言：“或因忧郁，或因厚味，或因无汗，或因补剂，气腾血沸，清化为浊，老痰宿饮，胶固杂糅，脉道阻涩，不能自行。”从痰瘀的病因病机来看，痰饮与瘀血可因同一原因而同时发生。痰瘀互结，内而五脏六腑，外达皮肉筋骨，致病颇多。至此，痰瘀同病已非肺一脏之病，而是多脏器功能失调，气血津液运行失常，外感、内伤杂糅，多因素综合作用而形成的系统性病理变化。痰瘀理论提升到了一个更高的高度，我们可以将其称之为广义的痰瘀。广义的痰瘀理论对于现代临床一些疑难病证的治疗有着重要和积极的意义。痰为疑难之根，瘀为危重之源，现代医学的心肌梗死、脑梗死、恶性肿瘤、肺动脉高压、糖尿病血管病变等死亡率、致残率较高的急危重症都与中医学中的"瘀""痰"密切相关。因此，研究广义的痰瘀理论及其证治可以为临床急危重症的预防、诊断和治疗提供有价值的参考依据。

治痰先活血，血活痰自化；治瘀先化痰，痰化瘀自消。气血顺畅则津液运行无碍，不会滞而生痰。反之，气滞而致痰结血瘀，气虚而致痰凝血涩，痰瘀气滞共同作用则络阻津停，脉道不通，迂缓流塞，津液不能布化畅通，从而瘀积，所以善治痰者，必先治气，同时也要治血。治血者，视具体病机而定，血寒则温之，血热则凉之，血瘀则活之。

二、肺血瘀与肺毒

依据中医学对毒的认识，毒有广义和狭义之分。就广义的"毒"而言，"毒"即为邪。因为中医认为疾病是正邪交争产生的结果，正气与邪气是相对的，无邪就无所谓疾病，邪是一切致病因素的总称。狭义之"毒"，是指外感或内伤之邪影响机体脏腑功能，致使机体气血津液失调而产生的客观存在的有毒物质，如粪毒、尿毒、痰毒、瘀毒、糖毒等。故何为肺毒？笔者认为，肺毒系外感或内伤之邪，毒害部位在肺，影响肺的生理功能，致使肺脏气血津液失调而产生的客观存在的有毒害物质。肺毒包括痰毒和瘀毒。

（一）毒邪分类

经查阅大量医学文献，分析归纳后发现，针对毒的病因研究多集中在对毒的概念认识上。毒是一类致病因素，针对毒的病因观，分析发现有以下几种观点：外毒是机体外在的致病邪气；内毒是机体脏腑功能紊乱产生的病理产物；毒是邪的特殊阶段，二者性质相同而程度不同；毒是一切致病因素；毒归属温病范畴。

（二）毒邪致病特征

纵观各家对毒的致病特点描述，大多围绕毒的存在形式、发病特点、致病严重程度和性质、转归等展开论述。毒邪致病具有其独有的临床发病特点，主要表现在以下四个方面：发病急骤，传变迅速；证候危重；多易侵袭内脏；病程迁延，缠绵难愈。毒邪致病尚有依附性、秽浊性和从化性的特点。在外常依附于六淫，在内常依附于痰浊、瘀血、积滞等病理产物，损害机体。毒邪的致病总特点大致可归纳为以下几种情况：传染、蔓延、急骤、稽留、隐藏、变异、逆行、入络、攻心入血、相兼、互化、特异、脓痛秽浊、症结。毒邪性恶，火热秽浊，高热烦躁，红肿烦渴，溲赤灼痛，舌绛脉数，面垢昏蒙，黏腻不爽，邪性顽固，病期漫长，溃烂多疮。毒邪肆虐，损伤脏腑，诸病由生。

（三）肺毒理论

肺毒理论是指依据中医学的理论体系，研究肺毒与病因的相关性、肺毒与肺脏生理病理功能的相关性、肺毒致病的一般性和特殊性，从整体层面认识并指导肺系病的诊疗。

1. 肺毒形成机制

（1）六淫犯肺致毒　天地之间有正气，四时之变有风、寒、暑、湿、燥、火分节主司，以滋助万物生长，此其常也，谓之六气。六气过极，或当司而不至，不当司而至，便可伤害万物，是谓之六淫。由此可见，六淫致病是不以人的意志为转移的。肺主气，司呼吸，开窍于鼻，外合皮毛。故风、寒、燥、热等六淫外邪由口鼻、皮毛而入者，首先犯肺。但病势轻浅者多表现为卫表症状，或者影响肺但未超出肺的生理代偿功能，临证以卫表及鼻咽症状为主，可见鼻塞、流涕、多嚏，周身酸楚不适，恶风或恶寒，或有发热等。临床症状有一定的自愈性，或者经过祛邪治疗可愈。如果邪气暴盛，或祛邪不当，进一步影响肺的宣降等生理功能，致使肺脏气血津液运行失常，产生有毒物质，此乃肺毒也。

①因于风寒　张介宾曾提倡“六气皆令人咳，风寒为主”之说。风寒致病多起因于气候突变，冷热失常，时邪猖獗，加之身体素虚，卫外不固，起病多急骤。风寒犯肺，寒性凝滞，气不布津，凝聚为痰。寒邪客于肺脏，影响肺气宣降，使肺气郁闭，血行不畅而生瘀；血得温则行，得寒则凝，寒邪犯肺，损伤阳气，使气血凝结，阻滞不通，血寒则瘀。此即《内经》所谓“血气者……寒则涩而不能流”，痰瘀毒痹阻肺络，成为肺毒病的病理基础。另因肺主宣散卫气，风寒犯肺，外束肌表，卫阳被遏，不能温煦肌表，故见形寒肢冷、恶寒无汗等表证。寒性阴凝，气血运行不利，血不上荣于舌，则舌淡苔白，寒凝滞脉道，故脉象迟缓。

②因于风热　热为阳邪，消灼煎熬阴津，炼液为痰。宋代《太平圣惠方》说：“夫痰毒者，由肺脏壅热，过饮水浆，积聚在胸膈，冷热之气相搏，结实不消，故令目眩头旋，心腹痞满，常欲呕吐，不思饮食，皆由痰毒壅滞也。”这是古典医

籍中关于“痰毒”病因证治的最早记载。另《金匮要略》有“风中于卫，呼气不入，热过于营，吸而不出。风伤皮毛，热伤血脉……热之所过，血为之凝滞，蓄结痈脓，如吐米粥。”血与热结，或血液受热煎熬而黏滞，运行不场，从而因热致瘀。正如《重订广温热论·清凉法》所云：“因伏火郁蒸血液，血被煎熬而成瘀。”痰瘀毒痹阻肺络，成为肺毒病的病理基础。

③因于湿 《素问》曰“秋伤于湿，上逆而咳”“秋伤于湿，冬生咳嗽”，是指肺气通于秋，肺伤于湿，或阻遏气机，导致肺之宣降功能失常，即发咳嗽；或秋时不病，湿藏肺内，久而化热，至冬季导致肺失宣降，发生咳嗽。湿性黏滞，易阻碍气机，气不化津，凝聚为痰，痹阻肺络，或发病，或伏而待发。

④因于燥 燥又有凉、温之分，初秋有夏热之余气，久晴无雨，秋阳以曝，燥与热相合侵犯人体，病多温燥；深秋近冬，西风肃杀，燥与寒相合侵犯人体，病多凉燥。清代费伯雄《医醇賸义》云：“初秋尚热则燥而热，深秋既凉则燥而凉。”中医认为，燥易伤肺。燥性干涩，易伤津液。燥邪犯肺，津液易伤，津干液炼，灼津为痰，痰毒痹阻，成为肺毒病的病理基础。

总之，因为六淫致病者，多致痰瘀毒痹阻肺络，祛毒不尽，易致毒邪稽留，成为伏毒，肺毒稽留，其一易痹阻肺络，影响气机之升降出入，影响津血输布运行。肺气失于宣降易致咳喘发作，津液输布失于通调，易致津聚为痰，痰阻瘀停，瘀滞痰聚，形成恶性循环。其二易暗耗肺之气阴，致肺主气的物质基础不足，以致肃降无权。其三易败坏形质，损伤肺脏。肺脏不可逆的结构性改变，是肺毒病的最终结果。

（2）内伤犯肺致毒 肺毒的产生不外乎外感和内伤，内伤致病多由其他脏腑病变涉及肺而成。《素问·咳论》云：“五脏六腑皆令人咳，非独肺也。”说明外邪犯肺可以致咳，其他脏腑受邪，功能失调而影响肺者亦可致咳，咳嗽不只限于肺，也不离乎肺。“脾为生痰之源，肺为贮痰之器”，肺痰毒与脾的关系尤为密切。平素嗜烟好酒，烟酒辛温燥烈，熏灼肺胃，炼液为痰。或因过食肥甘辛辣炙煿，酿湿蕴热生痰；或过食生冷，脾失健运，寒饮内停，痰浊内生；或因平素脾运不健，饮食精微不归正化，变生痰浊，肺脉连胃，痰邪上干于肺，蕴于肺内形成肺毒。或由情志不遂，郁怒伤肝，肝失条达，气机不畅，日久气郁化火，因肝脉布胁而上注于肺，故气火循经犯肺，火邪灼津蒸液，形成痰毒。“诸气者，皆属于肺”“诸血者，皆属于心”，心脉痹阻，影响肺之宣降，肺气不能助心行血，反为瘀滞，气滞血瘀。痰瘀毒痹阻肺络，是内伤犯肺的最终结果。

（3）吸烟　明代《滇南本草》中记载："烟草辛热，有大毒。"长期吸烟还有一定的成瘾性。清代养生专著《老老恒言·食物》所言："烟草味辛性燥，熏灼耗精液。"《本草备要》言烟草："其气入口，不循常度，顷刻而周一身，令人通体俱快，醒能使醉，醉能使醒……终身不厌。"古人认为烟草伤人，人自不觉，吸入后能"令通体俱快"而"终身不厌"。烟草味辛性燥最易耗气伤津，《本草备要》记载其"火气熏灼，耗血损年，人自不觉耳"。中医认为，烟草性温，有毒，善消肿、解毒、杀虫，多外用。从药物性味及使用方法可知，吸烟有害健康。中医认为肺为娇脏，不耐寒热，最喜清气蕴蒸，最恶燥气炎通。烟乃火品，其气酷烈，性灼热，善耗气伤津，生风动血。吸烟日久，肺液被劫，炼液成痰，痰聚瘀滞，毒邪蓄积，肺气受伤，肺阴耗损，最终导致痰瘀热毒互结，错杂为患。

（4）其他因素致毒　肺叶娇嫩，通过口鼻直接与外界相通，且外合皮毛，易受邪侵，不耐寒热，有"娇脏"之称。故结合肺脏的生理结构特点可知，环境因素与肺病的关系尤为密切，其中最具有代表性的就是有毒气体和粉尘。有毒气体，一般指通过口鼻途径所吸入，有别于六淫邪气的无形的特殊致病物质，多具有一定的环境因素。毒气涵盖内容广泛，有广义和狭义之分。广义"毒气"是指吸入呼吸道后对人体有害的无形物质，或有色或无色，或有味或无味，性暴烈或隐匿，伤人于无形之中。比如疫病之气、瘴气、刺激性气味等。狭义"毒气"为已知具体成分的有毒物质，比如一氧化碳、氯气等。除此之外，还应当包括工业废气、汽车尾气、煤气，农业生产中使用的农药所产生的有毒气体，以及吸烟所产生的尼古丁等，该类毒气或性暴烈、峻猛，发病急骤，传变迅速，甚或使人暴毙；或者毒气隐匿，伤人于无形之中，有量变到质变的过程，在此过程中，毒邪隐匿于肺脏而为伏毒，伏而待发。清代医家王清任在《医林改错》中有论："治病之要诀，在明白气血，无论外感内伤，要知初病伤人何物，不能伤脏腑，不能伤筋骨，不能伤皮肉，所伤者无非气血。"有毒气体有异于维持正常生命活动所需的清气，故肺脏吸入有毒气体后不能发挥正常的生理功能，失于宣发和肃降，轻者影响肺之通调水道功能，影响气血津液正常运行，液聚津停，化为痰毒痹阻肺络，临床出现胸闷等症状；重者使肺脏失去气体交换的功能，不能维持人体的生命活动。粉尘，一般指通过口鼻途径所吸入的致病物质，多具有特定的致病环境。比如长期接触矿山、玻璃、陶瓷材料等与无机粉尘相关的污染环境，长期吸入的无机粉尘易沉积于肺部，成为异于肺脏生理代谢产物而影响肺的生理功能的特殊致病物质，或伏而待发，或直接致病。外源性物质痹阻肺络，影响气机，致肺的宣降功能失常，津液凝聚，痰浊内生；痰毒痹阻，气机郁滞，血运失常，血滞为瘀。痰瘀毒痹阻肺络成为外邪犯肺的最终结果。

2. 病性特点

（1）肺毒性偏热　毒蕴于肺，其寒热性质是动态变化的，而非静止不变的，是内外合因的结果。但肺毒以热象居多，不仅与感邪性质有关，还与其肺脏本身的生理特点密切相关。肺处阳位，为阳中之少阴。另肺主一身之气，以气为本，且气属阳，从肺脏自身生理功能特点来看，肺阳常有余而阴常不足，火为阳之征兆，故即使肺脏感受阴邪，如风寒犯肺、脾虚湿盛，痰聚于肺，肺毒蕴积，随着时间的推移，往往易从化为热象。正如《医宗金鉴》所云：“六气之邪，感人虽同，人受之而生病各异者，何也？盖人之形有厚薄，气有盛衰，脏有寒热，所受之邪，每从其人之脏气而化，故生病各异也。”

（2）肺毒易兼夹、转化　肺病早期，往往以痰毒为主，或者痰瘀并见，随着疾病的迁延，痰瘀毒互相转化，终至痰瘀毒胶着，正虚毒盛，脏腑功能逐渐衰败。《证治汇补》中指出：“人之气道，贵乎清顺，则津液流通，何痰之有。”肺主气，病邪犯肺，肺气首当其冲，肺气不利，失于宣降，易致痰毒。病邪性寒者，《内经》云“血气者……寒则涩而不流”；病邪性热者，如《重订广温热论·清凉法》所云“因伏火郁蒸血液，血被煎熬而成瘀”。另久病气虚易致瘀。《素问·痹论》说：“病久入深，营卫之行涩。”久病顽疾，病程缠绵，日久难愈，耗伤肺气，肺气虚损，致肺脏气虚无力运行血液，则瘀血内停而致瘀毒。痰瘀毒之间易相互转化，盖痰乃津液所化，随气升降，无处不到，若痰浊壅阻于气道，气机阻滞，气滞导致血瘀，瘀血内生，痹阻脉络，气机郁滞，津液停滞，气不行水，凝聚为痰。《诸病源候论》明确指出：“诸痰者，此由血脉壅塞，饮水结聚而不消散，故能痰也。”“痰饮者，由血脉闭塞，津液不通，水饮气停在胸府，结而成痰。”以上论述可以说明瘀可致痰凝，水饮阻碍气机也可致瘀，二者均是气血津液运行障碍形成的病理产物，在一定情况下可以相互转化。故痰浊与瘀血互为因果，交融凝聚，致病多顽恶。

3. 致病特点

（1）伏藏性　先天禀赋不足，肺脏虚损，卫外不固，易受外邪，不即发病，邪蓄为毒，肺毒伏藏，在一定程度上量变累积直至发病。现代医学中的诸多病毒性、细菌性呼吸道感染的潜伏期在一定程度上可以解释肺毒的伏藏性。他脏病变损及肺者，亦谓之肺毒。根据脏腑五行归类中的理论，脏腑之间功能状态密切相关，一脏病变，必及他脏。肺毒致病，其伏藏期症状是隐匿的，难以察觉的，至于是否发病，存在量变到质变的过程。在量变的过程中，咳痰喘等症状可以不完全表现出来，现代医学的检查手段可以给予充分的认证，比如无肺病史，但检查结果显示肺部结节、肺占位性病变等；或者既往有肺病史，经治疗已无临床症状，但影像学异于正常。肺毒的伏藏性在一定程度上也暗示肺毒致病的难治性、顽恶性。

（2）依附性　无论外感还是内伤伤及肺，所伤者无非气血津液，其最终结果可表达为耗气伤津，津聚为痰，血滞为瘀，毒依附于痰、瘀而形成痰毒、瘀毒。痰瘀既是病理产物，又是新致病因素，因毒依附又具有伏藏性，故痰瘀毒致病多具有反复性和顽恶性，痰瘀不除，肺毒不尽。

（3）从化性　肺毒的从化性是指肺毒具有以体质学说为根据发生变化的性质。在毒邪致病正邪相争的过程中，如素体阳盛者，则毒多呈热象，疾病多向阳热实证演变；素体阴盛者，则毒多呈寒象，疾病多向实寒证或虚寒证演变。正如《医宗金鉴》所云："六气之邪，感人虽同，人受之而生病各异者，何也？盖以人之形有厚薄，气有盛衰，脏有寒热，所受之邪，每从其人之脏气而化，故生病各异也。"在临床上，肺毒多从热转化，盖肺处阳位，为阳中之少阴。另肺主一身之气，以气为本，且气属阳，从肺脏自身生理功能特点来看，肺阳常有余而阴常不足，火为阳之征兆，故即使肺脏感受阴邪，如风寒犯肺、脾虚湿盛、痰聚于肺、肺毒蕴积，随着时间的推移，往往易从化为热象。

（4）正损性　肺毒致病的正损性主要表现为肺气虚。从现代医学角度来讲，肺毒致病的正损性体现在肺脏的结构性改变，导致肺脏失去正常的生理功能而出现脏腑虚损的征象。从功能上讲，肺毒致病的正损性主要表现为肺气虚，以及疾病后期累及于脾、肾、心的正常生理功能；从器质上讲，肺毒致病的正损性体现在肺脏的结构性改变，如纤毛倒伏、变短、不齐、粘连，部分脱落；肺泡毛细血管充血、水肿，肺泡内纤维蛋白渗出，胶原含量增加及瘢痕形成；肺气肿、纤维增殖灶和纤维化等，致肺脏失去正常的生理功能而出现脏腑虚损的征象。

（5）顽恶性　肺毒致病的顽恶性主要表现为在临床上病情易复发，或时发时止，难以根治，用药病轻，停药复发加重，或治疗无效或效果不明显。肺毒致病的顽恶性是毒邪致病的终极体现。

4. 治疗

（1）调气　肺系病治疗当以调气为先。《证治汇补》中指出：“人之气道，贵乎清顺，则津液流通，何痰之有。”因为“气顺痰易消，气行血亦活”，气行血活则痰瘀散。肺主气，司呼吸，主宣发和肃降，一升一降，一阴一阳谓之道。若肺失于宣降，则疾病发作，故治当首调肺气之宣降，气逆者予苦降之品，气壅者予辛宣之品，气不利者宣降共施。气机畅达，宣降有序，津液得以正常输布与排泄，一无痰聚之虑，二可使痰毒归于正化，消散于无形，使痰无从生。另外亦需理脾气，脾胃为气机升降之枢纽，脾气运化正常，一可杜绝生痰之源，二可有助于肺气宣降。因肺系病治疗基于痰瘀毒，而治痰需先调气，治其形成之根本，杜绝生痰之源，使新痰不生，已成之痰毒因气畅而得以输化，治痰以调气为贵。

（2）解毒　瘀毒虽由病生，但既成之后，又成为新的致病因素，因此，治当祛痰化瘀，使痰瘀去而毒无从附。治痰者，当根据痰证之属性而采用相应的化痰方法，治痰要法有疏风化痰法、清热化痰法、温化寒痰法、润肺化痰法、燥湿化痰法、软坚消痰法，其中当以清热化痰法为主。疏风化痰法适用于风痰证，此为风邪犯肺，肺失宣发，不能布散津液，津聚为痰，痰阻气道所致。多表现为发病突然，呈刺激性咳嗽，痰或白或黄，常伴咽痒、咽痛，或头痛、身痛、鼻塞流涕、恶寒发热等肺卫表证。常用的疏风化痰药有蝉蜕、僵蚕等。清热化痰法适用于热痰证，此为邪热犯肺，炼液成痰，痰热郁肺，肺失清肃所致。多咳嗽气粗，痰黄质稠量多，咳吐不利，或有腥味，胸胁满胀，咳时痛甚或有身热，口干欲饮，舌苔薄黄而干，脉滑数。常用的清热化痰药有桔梗、浙贝母、川贝母、前胡、蒲公英、鱼腥草、芦根等，使痰去热解，气机调畅。温化寒痰法适用于脾肾阳虚，寒饮内停，运化无权，或因肺寒，津失输布，聚液为痰。症见咳嗽痰多，喉中痰鸣，咳痰稀薄多沫，形寒怕冷，舌苔白滑，脉沉弦或沉紧。“病痰饮者，当以温药和之”，常用的温化寒痰药物有紫菀、款冬花、紫苏子等。润肺化痰法适用于燥痰证，此为肺阴不足，虚火灼津，燥邪在肺，肺津不足所致。症见呛咳气促，或咽干少痰、痰少不利，痰稠而黏，舌质红，脉细数。燥痰多润之、化之、清之，常用药物有川贝母、枇杷叶、紫菀、款冬花等。燥湿化痰法适用于湿痰证，此为湿痰阻肺，肺气上逆所致。症见咳嗽反复，痰黏色白，稠厚量多，或胸闷气短，胸脘痞满，食少无力，苔浊腻，脉弦缓或弦滑。“湿痰生于脾”，治当健脾化湿，常用药物有党参、半夏、厚朴、茯苓、紫苏子等。消痰软坚法适用于久病顽痰诸证，此为久病肺虚，痰瘀胶着不解所致。症见慢性咳喘，咳痰黏稠，咳吐不利，舌苔紫暗，脉沉。临床常用海浮石、海蛤壳、青礞石等。另外，治痰当辨轻重缓急，若正气不足，邪实不甚，治痰谨防猛剂急攻，否则痰未清而正气伤，必须权衡邪正虚实，缓急轻重，宜寒温并施，清润并用，攻补兼施，使邪毒去而不伤正。

治瘀首当活血化瘀。《血证论》指出：“有瘀血，则气为血阻，不得上升，水津因不得随气上升。”瘀血痹阻肺络，临床症见咳嗽、喘息，胸痛，口干不欲饮，面色黑，口唇发绀，舌质紫暗，或见瘀斑、瘀点，脉象细涩。临床多选用丹参、川芎、牡丹皮、赤芍之品。在肺系病的治疗过程中，早期应用活血化瘀之品，可以使血运通畅，肺气宣通，阻止瘀毒形成，或减少瘀毒对肺造成的不可逆损害等。在活血的同时酌加行气之品，临床常选用川芎、枳壳等药物。

（3）扶正　肺系病的治疗需分急性发作期和缓解期论治。治疗当宗“急则治其标，缓则治其本”之说，急性发作期当以祛邪为主，外邪犯肺，按病邪性质分风寒、风热、风燥论治；内伤干肺者，以祛痰为主。而在缓解期，治当扶正托毒，或补肺，或健脾，或补肾，阳虚则温补之，阴虚则滋养之。疾病反复日久，正虚邪实治当兼顾，解毒与扶正并施。中医学认为，脾为生痰之源，肺为贮痰之器，脾气散精，主运化，为后天之本，肺病及脾，子盗母气，脾气虚衰，或升降功能失常，运化功能减弱，水谷精微失去输布，则聚而为痰。治以健脾化湿，其一分消其病邪则痰自清，其二固护脾胃，后天得养，则机体得以濡养，有利于扶正抗毒。临床常选用白术、茯苓等药物。肾为气之根，与肺同司气体之出纳，肺病及肾，真元损伤，根本不固，不能助肺纳气，气失摄纳，上出于肺，出多入少，逆气上奔为喘。故缓解期尤应重视补肾纳气之法，以减少或控制其反复发作。

（4）其他治则　肺毒起因于外邪犯肺，而外邪未尽仍有表证者，需兼以解表。因于风热者，症见鼻流黄涕，口渴，头痛，或见恶风，身热等表证，舌苔薄黄，脉浮数或浮滑。治宜疏风清热，宣肺止咳。用金银花、薄荷、连翘等药物。因于风寒者，症见鼻塞，流清涕，头痛，肢体酸楚，或见恶寒发热，无汗等表证，舌苔薄白，脉浮或浮紧。治宜疏风散寒，宣肺止咳。用麻黄、杏仁、桔梗、前胡等药物。因于风燥者，症见鼻塞，头痛，微寒，身热等表证，舌质红而少津，苔薄白或薄黄，脉浮数或小数。治宜疏风清肺，润燥止咳。用沙参、川贝母、芦根等药物。除此之外，治疗仍需按本虚标实的主次酌情兼顾。同时，除直接治肺之外，还应从整体出发，注意治脾、治肝、治肾等。

第六节　肺血瘀与肺系病

当各种原因导致肺的功能失常，如肺气虚，则肺主气、司呼吸的功能减弱；或者外邪犯肺，脏腑功能失调内干于肺，均会导致肺的宣发肃降功能失调，从而使肺气不能推动血液正常循行，影响血液气体交换而致瘀。

一、血瘀与肺癌

肺癌在历代中医文献中有“肺积”“息贲”“伏梁”等说法，其病机特点为本虚标实，是全身为虚、局部属实的疾病。肺为娇脏，喜润恶燥。由于正气虚损，阴阳失调，邪毒乘虚入肺，邪滞于肺，导致肺脏功能失调，肺气赖郁，失于宣降，气机不利，血液运行不畅，津液敷布失常，聚而成痰，痰瘀阻于经络，瘀毒胶结，日久形成肺部积块。形成积之后，又易阻滞气血，导致瘀血内生。兼素多瘀滞之体，病后瘀证渐加重。或术后瘀血停留，放、化疗引起热毒伤血，血液停滞。故多数患者临床可见瘀证。王清任认为：“气无形不能结块，结块者，有形之血也。血受寒则凝结成块，血受热则煎熬成块。”《杂病源流犀烛》云：“邪积胸中阻塞气道，气不宣通，为痰为食为血，皆得与正相搏，邪既胜，正不得而制之，遂结成形而有块。”因此，在肺癌的病理过程中，肺瘀既是病理产物，源于毒邪积聚、肺络不通；同时又是致病因素，影响肺脏的正常功能，且耗气伤阴，加重正虚毒蕴。

古代医家早就认识到血瘀与肿瘤关系密切。因肺为娇脏，不耐寒热，易受外邪侵袭，当肺气虚弱，或肺气阻闭，津液输布不利，壅结为痰，化毒成瘀，日久逐渐形成肺部的肿瘤。可见，瘀在肺癌的发病机制中既作为肺脏功能失调、邪毒侵肺的病理产物，又是导致正气亏虚、肺脏功能失调的致病因素。

有研究发现，随着病情的发展、远处转移的发生，中晚期肺癌患者血瘀证比例有逐步升高的趋势。这可能是因血瘀证患者血液流变学及凝固性异常，表现为异常的凝血机制，血小板激活，从而导致血液高凝状态，形成血栓。肺癌成瘀的现象屡见不鲜。这大概归因于肿瘤细胞可以分泌凝血酶原激活物、血小板活化因子等，导致血液的高凝状态，这种状态在中医中便可归类于血瘀的范畴。因此在肺癌的临床辨治中，应当重视血瘀这一病理产物。

在临床中，肺癌多以清热解毒、益气养阴作为治疗原则。因活血化瘀药物常有“耗气劫阴”之嫌，在肺癌治疗中常处于被动地位或应用较少。在补气养阴的治疗中，若不注重活血化瘀，或导致气血壅滞，则加重血瘀的生成，而过量的清热解毒药物过于寒凉，血液也会因寒而凝。现代医学研究也认为高凝状态下血流缓慢，容易发生淤滞，多种因素致癌细胞从血管轴心向管壁迁移，形成癌栓，使肿瘤细胞易停留在管壁上，增加了肿瘤细胞向其他组织侵袭的机会，从而发生肿瘤的远处转移和扩散。因此，肺癌以补气养阴、清热解毒立法的同时可适当加用活血药物，以提高临床疗效。

二、血瘀与慢性阻塞性肺疾病

COPD 以气流受限为特征，气流受限常呈渐进性发展，其病情迁延，严重影响患者的劳动能力和生活质量。现代医学尚无有效控制病情发展的药物，目前常用治疗措施无法改变肺功能的衰减过程。

COPD 可归属为中医学“肺胀”“咳喘”“痰饮”等范畴。《素问·痹论》说：“病久入深，营卫之行涩。”COPD 属慢性顽疾，病程缠绵，直接影响多个脏腑的气血功能，使得邪盛正虚，气血阴阳失调，进而血液运行不畅，病理产物瘀滞脉中，形成久虚入络、久病入络之瘀血气滞的证候，瘀血已成，若陈者当去而不去，新者当生而不生，则血虚愈瘀，愈瘀则愈虚，瘀和虚交相为患。

痰瘀阻肺是 COPD 的基本病机。病程迁延日久，严重者出现口唇发绀、舌质紫暗、舌下青筋暴露、爪甲青黑、面如烟熏、肌肤瘀斑等瘀血见症。辨证属痰瘀夙疾内伏于肺，每于感受外邪或脏腑功能失调引动夙疾而发病。肺气亏损，一则不能贯心而朝百脉；二则延及脾肾，致脾肾之阳亏损，心失温煦，不能温煦经脉或鼓动血脉；三则痰浊停留，阻碍气之升降出入。日久邪入肺络，阻滞血液循环。血瘀络滞，脏腑失养而功能受损，正气亏虚，易感外邪引起 COPD 反复发作。

COPD 的主要病理变化是细支气管毛细血管基底膜厚度增加，内皮细胞肿胀损伤，导致血栓形成，血管腔因纤维性变而发生阻塞，造成肺循环障碍。COPD 患者血液流变学指标有显著变化，全血黏度、血细胞比容、血浆黏度均发生异常，表现出高凝状态。随着病情进展，肺泡残气量增加而致膨胀，压迫周围毛细血管，造成其退化和数量减少，肺弥散面积相应减少，弥散功能障碍而致缺氧。长期缺氧，刺激促红细胞生成素增多，红细胞代偿性增强，促红细胞生成素增加引起红细胞数量增加，以及血红蛋白含量升高。缺氧还可造成肺毛细血管充血，中性粒细胞滞留、血小板聚集，导致微循环障碍，肺循环阻力增加，因而诱发高黏血症。COPD 患者由于反复感染，肺部长期缺氧，红细胞表面电荷密度增高，血液黏滞度增加，生成大量纤维蛋白原，加大了循环阻力，血流速度变缓，进一步加重血瘀。

COPD 患者临床表现有面暗，唇青，痰中血块，胸闷胸痛，发绀，舌苔厚浊，舌质暗红或紫，脉涩或结代等瘀血症状中的一项或几项。其中胸闷胸痛与舌象是 COPD 瘀血最常见的两大临床表现。COPD 属久病顽疾，正虚是关键，痰瘀伏肺为宿根，外邪则是 COPD 急性发作或加重的主要诱发因素。

COPD 反复发作会导致瘀血形成或加重瘀血的程度，近年来很多研究表明在 COPD 的病理过程中瘀血证贯穿始终。随病程迁延，病情的发展，痰浊闭阻、气滞、气虚等引起血瘀证的情况逐步加重，在早期症状的基础上，如果在临床上发现痰中血块、胸闷胸痛、发绀、舌质暗红或有瘀斑等瘀血症状，可以考虑在辨证施治的基础上注重应用活血化瘀治法。

三、血瘀与哮喘

《素问·痹论》言“心痹者，脉不通，烦则心下鼓，暴上气而喘”，指出脉不通畅导致上气而喘。临床上发现哮喘发作时患者痰阻现象明显，常常喉中痰鸣，而与瘀血痰浊阻肺有着密切的关系。

哮喘发作时可见胸闷窒塞、口唇发绀、爪甲发绀、肢冷面青、指尖不温或有肌肤甲错、舌青、紫暗，或有瘀斑、舌下脉络曲张、脉涩等，见其症，临床便可辨证为血瘀证。瘀同时也是难治性哮喘缠绵不愈的原因，基于“久病入络”“久病必瘀”等理论，在治疗难治性哮喘和哮喘日久，或者经其他治疗方法效果不明显的哮喘，活血化瘀的治疗手段是必不可少的，或可取得良效。现代研究表明，哮喘患者的血液流变学中如全血黏度、纤维蛋白原、血浆黏度、红细胞聚集指数均较正常升高，提示急性发作时哮喘患者的血液呈不同程度的高凝状态，这正与哮喘的中医血瘀理论相吻合。

哮喘患者血液呈现高凝状态，有可能与其微循环发生变化、血管壁通透性增加、纤维细胞增生等因素相关，现代医学认为哮喘是由多种炎症细胞及炎症介质等物质参与的气道慢性炎症性疾病，肥大细胞、嗜酸性粒细胞释放出的如组织胺、前列腺素、5-羟色胺等炎症介质，均可以使血管壁通透性增加，舒张外周血管，使支气管平滑肌痉挛，收缩肺内血管，增加气道腺体的分泌，进一步导致肺动脉高压、缺氧及微循环血管痉挛等变化。微循环血管的渗出增加可浓缩血液，导致凝血异常，血液黏滞度增加，血流缓慢，进而产生瘀血现象。此外，瘀血又限制了气体交换，产生呼吸困难。所以微循环障碍是哮喘发病的一个重要环节。现代医学的解释也符合中医瘀血理论。

四、血瘀与肺间质纤维化

肺间质纤维化是以进行性加重的呼吸困难、喘息、刺激性干咳为主要临床表现，以限制性通气功能障碍、低氧血症、慢性进行性弥漫性肺间质纤维化为特点的肺间质性疾病。肺间质纤维化为现代医学病名，在中医学中并没有与之完全相对应的名称。肺间质纤维化可归属为“肺痹”“肺痿”“络病”等范畴。痰热长期痹阻于肺中脉络，致使肺气亏虚，络气不足，排出肺络之痰浊无力，致脉络瘀血。痰瘀互结，阻滞肺络是本病的主要病机。浊邪痹阻于肺，肺络不通，肺失宣肃，肺肾亏虚，主气失司而出现咳喘、憋闷不得吸、气短动则重等症状。由于浊邪阻滞肺络，肺络不通，痹阻于肺络的主要病理产物为血瘀、痰湿，二者共同形成了痹阻于肺间质的浊邪。临床除了常见的气短、神疲乏力等气虚症状外，还较多见口唇、甲床紫暗，舌质瘀斑或者紫暗，脉细涩等血瘀症状。

中医学认为，肺气虚弱，络气不足，易致肺络瘀阻、绌急；而复感外邪，宣解不畅，邪气稽留于肺，或反复外感，肺气先伤，久而必累及脾肾，导致气阴两虚，痰瘀交互，阻滞肺络。痰瘀交互，阻滞肺络是肺间质纤维化的基本病机。痰、瘀既是肺间质纤维化主要的病理产物，也是病情加重的主要因素。气阴两虚，肺肾双亏是疾病的最终转归。肺间质纤维化病理性质为本虚标实，气虚、阴伤、痰瘀交阻贯穿病变全程。近年来，应用活血化瘀疗法治疗肺间质纤维化受到国内学者的青睐，活血化瘀中药及其组方在肺间质纤维化的临床研究中取得了满意疗效，其抗纤维化的药理机制研究获得突破性进展。

肺间质纤维化的临床表现常为痰湿内蕴、气滞血瘀、阴津耗损、阳气亏虚等错综复杂的证候，不同的证型应施以不同的治则。若随病情进展，发展到痰、瘀、热互结，则应兼顾清肺祛瘀。

现代医学研究认为，正常肺组织的凝血、抗凝血、纤维蛋白溶解机制三者之间保持稳态，然而在肺间质纤维化时，平衡会被打乱，出现凝血异常和抗纤维蛋白溶解。

五、血瘀与肺炎

叶天士言："温邪上受，首先犯肺。"肺叶娇嫩，不能耐受寒热燥湿诸邪之侵袭；肺为华盖，覆盖诸脏，上通鼻窍，外合皮毛，易感受外邪。在肺部感染性疾病中，较多为腠理不固，肺卫或卫表受外邪侵犯，病邪入里化热，灼津成痰，痰热之邪互结内蕴致肺失宣降，热盛耗伤阴津，进而出现阴虚。感邪较重或正气亏虚，久咳不愈耗伤肺气，出现肺气亏虚。痰热、肺气亏、肺阴虚或寒饮，均可导致瘀血的生成。现代医学认为，感染导致支气管黏膜充血水肿，腺体分泌物增多，反射性的支气管痉挛可造成气道阻塞，肺通气障碍使机体缺氧，或者伴二氧化碳潴留等，使血黏度增高，从而使肺的血液灌注量不足，毛细血管瘀滞。

有研究表明，活血化瘀中药能够降低血液的黏滞度，解聚聚集的红细胞，加快肺部微循环流速；进而增加组织器官供血，有效提高组织摄取氧的能力；降低毛细血管通透性，促进感染过程终止，有利于修复组织；此外，尚具有抑制细菌或病毒生长、解毒消炎的作用。

六、血瘀与慢性支气管炎

慢性支气管炎是临床的常见病、多发病，临床表现为咳嗽、咳痰或伴有喘息反复发作，属中医"咳嗽""痰饮""喘证"等范畴。本病本虚标实，有病程长、易反复发作、缠绵不愈的特点。慢性支气管炎血瘀证临床可见到咳嗽胸闷痞痛，口燥不欲饮，甚则痰中带血，爪甲色暗，舌下络脉迂曲，舌质暗有瘀斑、瘀点，脉涩或沉弦、弦迟、结代等瘀血症状。瘀证贯穿疾病始终，可出现在临床各期，对慢性支气管炎病情的发展变化起着重要的作用，诸多医家认为，痰浊是慢性支气管炎的主要病理产物和重要的致病因素，痰瘀互结是慢性肺系病病情迁延难愈的共同病机，痰瘀互生，痰瘀互结，致本病缠绵难愈。

现代研究表明，本病的急性发作期是因支气管平滑肌痉挛、黏膜水肿，导致气道狭窄，肺血管痉挛，红细胞代偿性增加，使血液黏滞度增加，继而引起肺部微血栓形成。

七、血瘀与支气管扩张

支气管扩张是由多种病因引起的支气管树的永久性、病理性扩张，导致反复发生化脓性感染的气道慢性炎症，临床表现主要为持续或反复性咳嗽、咳痰，有时伴有咯血，大多数患者常伴有焦虑、发热、乏力、食欲减退、消瘦、贫血等症状。在中医学中，常根据临床症状将本病归为“咳嗽”“喘证”“肺痈”等范畴。本病病机归纳为肺虚为本，痰、热、瘀为标，由于致病因素长期存在，其病机虚实夹杂，十分复杂。《柳选四家医案·环溪草堂医案》曰：“肺痈之病，皆因邪瘀阻于肺络，久蕴生热，蒸化成脓。”邪毒深伏于肺，胶着缠绵，瘀滞于内，成为支气管扩张发作的夙根。

《医宗金鉴·外科心法要诀·肺痈》云：“此症系肺脏蓄热，复伤风邪，郁久成痈。”患者易外感风热，又加之素体本虚，痰饮常停滞于肺，津液不能流行，邪壅于肺，郁而化热。热为阳邪，易耗血动血，煎熬血液则成瘀血。支气管扩张患者常因疾病迁延不愈及对咯血的恐惧导致情绪抑郁，肝气郁滞，如《临证指南医案·卷六·郁》所说“悒郁动肝致病”。肝气郁结，久而化火。热邪损耗阴津，而阴血互生，阴液生成减少，血液必定浓缩，则瘀滞于脉络内，导致血液循环障碍。

现代研究认为，血管病变是支气管扩张形成的重要因素之一。肺的血液供应主要来源于肺动脉和支气管动脉两大系统。进入肺门后，肺血管沿支气管树行走，包绕支气管周围间隙，自由吻合成丛状并穿过支气管壁形成广泛的黏膜下血管丛。支气管管腔病理性扩张后，由于炎症及感染的持续存在，支气管壁周围纤维组织不断增生，而管腔内支气管纤毛遭破坏，黏液引流不畅，导致支气管动脉呈充血性扩张，形成肺静脉淤血和微循环障碍。

八、血瘀与肺源性心脏病

肺源性心脏病指的是由肺部疾病及所伴随的缺氧，或是由肺血管疾病（肺动脉高压）所引起的右心功能衰竭。肺气肿破坏肺泡的同时也会破坏肺毛细血管床，由于血管床总横截面积减小而使肺循环阻力增加，严重肺气肿造成的肺大泡可以压迫肺血管，慢性缺氧使血液黏滞度增大而增加血流阻力等，但实验数据与临床观察均表明，缺氧造成的肺血管平滑肌收缩是发生肺动脉高压的主导因素。

痰瘀阻肺是慢性肺系病证的重要病理基础。并且由于慢性肺系病证迁延日久，缠绵难愈，宗气生成不足，肺主治节的功能难以维持正常，无法正常助心行血。宗气贯心脉以行气血，是肺主气与心主血之间的纽带，宗气不足，心肺之间的协调平衡被打破，肺病及心，导致心肺同病。瘀是形成肺源性心脏病的主要环节，并且贯穿肺源性心脏病的全过程，它既是肺源性心脏病的必然产物，又是加重正虚痰阻的重要原因。由此可见，血瘀证对肺源性心脏病的发生、发展均起重要作用。近年来，随着对活血化瘀的深入研究，逐步发现血瘀证是形成肺源性心脏病病因病机的主要环节，并贯穿病变的全过程。研究发现，无论是否有血瘀证的肺源性心脏病乃至肺气肿患者，都存在微循环障碍和血液流变学的异常。

第七章

肺血瘀证诊疗规范的建立

第一节　肺血瘀证的诊断与鉴别诊断

一、诊断

血瘀证是中医理论研究及临床应用的重要内容，肺系病血瘀证的诊断标准属于血瘀证诊断标准的一个范畴。血瘀证诊断标准是血瘀证规范化、客观化进程中的一个重要课题，随着研究的逐渐深入，众多研究者分别从不同角度提出血瘀证的诊断标准。血瘀证诊断标准的制定主要是从病因、症状体征、治疗性诊断三方面进行的，将疼痛、瘀血腹证、癥瘕积聚、离经之血、脉络皮肤黏膜异常、痛经或经血色黑有血块或闭经、肌肤甲错、肢体偏瘫麻木、瘀血躁狂、舌象、脉象、理化检查等具有血液循环瘀滞表现等项目作为诊断的依据。由此，众多的诊断标准反映出新的证候和实验室指标的作用日益明显。

肺系病血瘀证与血瘀证有相似之处，如均重视舌象、脉象、脉络瘀象等，但在肺系病血瘀证的症状体征中，也有其专科特点，如出血表现在肺系见于痰中带血或咯血。疼痛、月经紊乱、病理性肿块、精神症状、口干咽燥、发热、水肿等并不如其他系统的血瘀证明显，肺血瘀证所特有的如喘嗽、胸闷气短、痰中带血或咯血等在通用的血瘀证诊断标准中没有体现。以上现象提示，在建立察证的诊断标准时，除外普适性指标的存在，还应该有能反映具体的专科或者是专病特点的指标；而在血液理化因素方面，以血液的瘀变为基础，能够紧扣血液流变学、动力学的变化。具体到肺系病方面，对肺系专科甚至专病都应建立能反映疾病本身特点的瘀证诊断学标准，甚至是可以量化的血瘀证诊断标准，从而更好地指导临床、疗效评价，以及应用于中药新药的临床试验。

五脏在血液运行中有其各自不同的作用，因此，不同病位的血瘀证有各自的证候特点。因此，探讨肺系病血瘀证的证候规律对其治疗极为重要。

（一）咳喘

《医碥·咳嗽》言：“动则喘满气急者，肺胀也，或左或右不能眠。此痰夹瘀血，碍气为病。”《血证论·咳嗽》言：“盖人身气道，不可有塞滞，内有瘀血，则阻碍气道，不得升降，是以壅而为咳……须知痰水之壅，由瘀血使然，但去瘀血，则痰水自消。”自古便有瘀血阻肺表现在外为咳嗽、喘息的发病机制的论述。血运不畅，产生瘀血，阻塞络脉，津液输布失常而化生成痰，阻碍气道，肺失宣肃，则咳喘胸闷。瘀血停肺，血行不畅，气机不利，肺气壅滞，肺宣降失司而咳。临床常见咳嗽无痰或痰黏、痰少难咳。

（二）舌象

舌质紫暗或舌体瘀斑、瘀点是反映瘀血的重要征象，淡紫舌、深紫舌或者暗紫舌也都与血瘀有关。

从中医理论来看，肺主气、主治节、朝百脉，肺之瘀形成则百脉失常，而致异常的气血津液输布，故肺系病之瘀可见明显舌象的改变。舌是一个血供丰富的器官，而且舌黏膜上皮薄且透明。舌受神经、体液的调节，所以人体各系统疾病均能在舌上准确反映出来，血液内成分或者血液流变学（如血液黏滞度）的变化，亦可以在舌体上灵敏地反映出来。

观察哮喘患者，其舌象均表现为青舌或有舌有瘀点，或者舌下脉络紫暗怒张；在慢性支气管炎反复发作过程中可见如唇舌紫暗，或见舌有瘀点或瘀斑、舌下络脉怒张，脉沉涩等瘀血证表现；相当大比例的肺癌患者存在瘀血的舌象，而且其出现与年龄无相关性，说明肺癌多见气血瘀滞。并且通过对肺癌患者瘀血舌象表现的观察，结果发现，舌下络脉改变是肺癌瘀证患者表现在舌象上较敏感、较早出现的症状；对 COPD 患者的瘀血舌象进行研究，结果发现瘀血舌象组患者的临床病情较非瘀血舌象组更重，且并发肺源性心脏病的例数较非瘀血舌象组多。因此，舌下脉络的改变是肺系病血瘀证较明显的病理改变，其次为舌质紫暗、瘀斑，此为瘀证进一步发展的表现。

（三）痰中带血或咯血

各种出血既是瘀血的原因，同时也是瘀血的症状。在《血证论》中有这样的记载："吐衄便漏，其血无不离经。凡系离经之血，与荣养周身之血，已睽绝而不合……然既是离经之血……亦是瘀血。""且经隧之中，既有瘀血踞住，则新血不能安行无恙，终必妄走而吐溢矣。"《血证论》指出，无论是吐血、衄血还是便血，这些出血现象都是血液离经的表现。一旦血液离开了正常的循环轨道，就无法继续承担滋养全身的职责，从而形成瘀血。瘀血的存在，不仅是一种病理状态的标志，同时也是导致进一步出血的潜在原因。当经脉之中有瘀血盘踞，则新鲜血液的流动受到阻碍。正如《血证论》所言，新血无法安然运行，血液妄行，进而出现痰中带血或咯血。

（四）胸痛胸闷

胸部胀满而咳喘不得卧是肺系病血瘀证的重要表现。中医学认为痛则不通，不通则痛。《血证论》说："瘀血在经络脏腑之间，则周身作痛。以其堵塞气之往来，故滞碍而痛……瘀血在上焦……骨、膊、胸、膈顽硬刺痛……瘀血在中焦，则腹痛、胁痛，腰脐间刺痛着滞……瘀血在下焦，则季胁、少腹胀满刺痛。"瘀血引起的疼痛拒按，多固定不移，呈针刺样疼痛。

肺病之瘀易阻碍气机的正常运行，会出现胸闷、憋喘等症状。《血证论·喘息》中说："内有瘀血，气道阻塞，不得升降而喘。"肺血瘀阻常伴见胸闷气短或呼吸困难等临床表现，正是因肺病之瘀影响了肺气的宣降，从而影响了气机的宣畅。

（五）肌肤甲错

《金匮要略·血痹虚劳病脉证并治》言"五劳虚极羸瘦……经络、营卫气伤，内有干血，肌肤甲错"，用来形容皮肤粗糙，如干鱼鳞甲错的样子。此乃瘀血内阻、新血不得外荣所致。

（六）脉络瘀血

脉络瘀血表现为口唇、爪甲紫暗，肤表亦缕，或者腹壁青筋外露等。研究认为微循环的异常主要表现在血管周围出血或有渗出，血流速度减慢，毛细血管袢变细，数量变少，并可见血管内弥漫性凝血。中医理论中久病入络的病理基础是血瘀证，而病理实质可能为微循环障碍。

（七）瘕积

《内经》之“积聚”“石癥”皆由血瘀引起。肿块包括外在的肿胀及内脏病理性肿块，外在的肿胀又包括脂肪瘤、结节样血管炎及乳腺增生等，内脏的病理性肿大如肝硬化、子宫肌瘤等也都是由瘀血引起的。

（八）脉象

《景岳全书·传忠录》曰：“虚实者，有余不足也。”《内经》中对脉象的论述最为详细的一篇是《素问·脉要精微论》，其言：“肺脉搏坚而长，当病唾血；其软而散者，当病灌汗，至今不复散发也。”在血病的辨证中，瘀是离经之血不能排出或者消散而积聚于某一处，或血行受阻，瘀积于经脉或器官之中呈凝滞状态的病证，其脉象包括涩、结、代等，临床上以涩脉者为多。涩脉的主病有虚有实，但是在血瘀中出现的涩脉应当主实证，因为其证候呈现“有余”的表现（如疼痛拒按、肿块等）。瘀证的患者由于血液积于经脉，血液运行不畅，流动减慢，故会出现涩脉，在客观指标上亦呈现相应的特点，即血液流变学各项指标测定增高，血液呈高黏状态，故血瘀脉象与血液流变学之间呈现一种“涩脉-高黏”的关系。

二、鉴别诊断

（一）肺血瘀与肺痹

肺痹病名肇始于《内经》。《素问·痹论》曰：“皮痹不已复感于邪，内舍于肺，所谓痹者，各以其时重感于风寒湿之气也。”又云：“肺痹者，烦满喘而呕。”《素问·四时刺逆从论》言：“少阴有余病皮痹隐疹，不足，病肺痹。”《素问·玉机真脏论》言：“风寒客于人，使人毫毛毕直，皮肤闭而为热，当是之时，可汗而发也；或痹不仁肿痛，当是之时，可汤熨及火灸刺而去之。弗治·病入舍于肺，名曰肺痹，发咳上气。”肺痹为脏腑痹之一，其病因有二。皮痹为秋感邪气，其“逆荣卫之气则病”，继而“荣卫之行涩，经络时疏，故不痛，皮肤不营，故为不仁”（《素问·痹论》）。表现为皮肤不仁，肿痛，隐疹，肺主皮毛，皮痹不已，重感于风寒湿三气，内舍于肺发为肺痹。也可以因本脏自虚及少阴不足而内伤致病。其症状为烦满喘而呕，喘息，发喘上气，引胸背，起恶见日光，其脉浮、微大。肺痹之病机为积气于胸中，其病性为虚，病位在肺、肾。

叶天士言："痹者，闭也。肺痹治节不行，病位在肺。"在肺痹的治疗上，叶天士主张以微苦宣降、微辛开达为法，使气机得以宣畅，形成其独具特色的治肺痹之法。叶天士认为："肺为娇脏，不耐邪侵，凡六淫之气，一有所著，即能致病。其性恶寒恶热、恶燥恶湿，最畏火风，邪著则失其清肃之令，遂痹塞不通。"叶天士把饮食、劳倦、情志等内伤病因所致影响肺之气化功能之病证，均归于肺痹之内。痹者，闭也。肺痹之根本在于宗气不足，胸中大气下陷。叶天士分析肺痹之病机为"肺气闭阻"，即肺络虚闭，气血凝滞不通。按照治病求本的治疗大法，首当补气，对于气机阻滞则治以微辛开达结合微苦宣降，恢复肺之宣肃；存在痰浊、湿热等标实者，则于宣畅气机的基础上辨证用药。

因此，肺痹虚证因肺气虚或肾气虚，多致本虚标实；实证因外感或内伤致肺气痹阻不通。而肺血瘀则在肺气不通的基础上产生，其病程更加迁延，病理变化愈加深入。

（二）肺血瘀与肺胀

肺胀是因慢性肺系病证反复发作，病程日久，肺、脾、肾俱虚，造成肺失宣肃，气机不利，胸闷胀满不能敛降。病变首先在肺，继则影响脾、肾，后期病及于心。虽然当肺胀病及于心时，亦可见痰瘀阻肺，但其根本病机仍在于久病肺虚所导致的肺之主气功能失常，肺气壅滞于肺间，致胀满、张缩无力、不能敛降。肺胀病在"气"，肺血瘀病在"血"。

（三）肺血瘀与喘证

喘证的主要临床表现为呼吸困难，存在于多种急、慢性肺系疾病的病程中，常为肺系疾病的主症及治疗要点。肺血瘀由急性或慢性肺系疾病演化而来，喘促仅是其症状之一，除此之外还有胸痛，或见咯血、唇甲发绀等其他症状。喘证日久，气机不利或痰浊阻络，可以转化成肺血瘀。

（四）肺血瘀与肺痈

肺血瘀与肺痈二者均以痰瘀互结为病理基础，但肺痈热势更胜，肺叶生疮，形成脓疡，血败肉腐，酿脓溃破，以咯吐大量腥臭浊痰甚至脓血相间为特点，病势急骤；而肺血瘀以气血津液运行障碍为病机特点，其咯血多为痰中带血或咯鲜血，虽亦可见有热象，但热势不甚，不致血败肉腐，虽后期亦可致重症，但非肺痈之急症。

三、辨证要点

（一）辨虚实

辨证总属虚实夹杂，但有偏实、偏虚的不同，因此应分清其虚实的主次关系。

外感六淫、疫病引发多属实；内伤因素中肝气、痰浊因素引发属实，肺、脾、肾三脏气虚引发属虚或虚实夹杂。

早期气滞血瘀属实，气虚血瘀属虚实夹杂；中期痰瘀阻肺属实；后期正气亏虚，瘀毒化积，属虚实并重。

（二）辨外感内伤

外感起病急，病程短，多有表证。因于风寒者，症见鼻塞，流清涕，头痛，肢体酸楚，或见恶寒发热、无汗等表证，舌苔薄白，脉浮或浮紧。因于风热者，症见鼻流黄涕，口渴，头痛，或见恶风，身热等表证，舌苔薄黄，脉浮数或浮滑。因于风燥者，症见鼻塞，头痛，微寒，身热等表证，舌质红而少津，苔薄白或薄黄，脉浮数或小数。内伤病程长，反复发作，无表证。可伴见他脏见证。

第二节　肺血瘀证的治疗原则

治疗当根据邪实与正虚的不同，有侧重地分别选用扶正与祛邪的不同治则。邪实者，根据病邪的性质分别采取宣肺解表、理气活血，化痰祛瘀、活血通络之法。正虚者，当以补肺、健脾、养心、益肾为主，或气阴兼调，或阴阳兼顾。虚实夹杂者当兼顾扶正与祛邪。

一、化瘀通络

化瘀通络法主要应用于络脉瘀阻证。络脉瘀阻是络病常见的基本病理变化，其“久病入络”“久痛入络”“久瘀入络”的发病特点，“易滞易瘀”“易入难出”“易积成形”的病机特点，反映了血瘀日久阻络的病机变化，瘀既是病理产物，又可作为病因变生他疾。如六淫外邪如风、寒、燥、热等侵袭，或久病咳喘，肺气郁滞，肺不布津，聚津为痰，阻滞肺络，或脾气亏虚，脾不输津，聚湿成痰，上渍肺络。或情志过极、过劳，或湿热疫毒侵袭肺络，或平素嗜酒太过、恣食辛辣油炸，致使热毒滞络。而肺络瘀阻证往往在肺络运行不畅、久病不愈的基础上发展而来，因络气郁滞或络气亏虚，气化功能失常，运血无力导致气血津液输布障碍，血滞为瘀，津凝为痰，痰瘀阻滞络脉，即所谓“久病入络”。正如《灵枢·脉度》所言：“气之不得无行也，如水之流，如日月之行不休。”肺朝百脉，血液经百脉而输送至全身，若全身络脉损伤，其痰浊瘀血均可随气血流行阻滞于肺络。或见咳逆倚息不得卧，胸闷喘促，面色黧黑，心下痞坚，口唇发绀，面浮肢肿，舌紫暗苔白，或突发胸痛，伴有呼吸喘促，口唇发绀，甚者猝死等急性肺络瘀塞证，类似今之肺栓塞。对于肺络中痰瘀沉疴，或经年累月，外邪留着，气血皆伤，其化为败血凝痰，混处经络，已非一般草木之品所能取效，治疗时常以喜攻逐走窜，通经达络，“飞者升，走者降，灵动迅速，追拔沉混气血之邪”的虫类药以破久瘀、散痼结，“搜剔络中混处之邪”，则“血无凝着，气可宣通”。化瘀通络法常用中药如鸡血藤、当归、延胡索、水蛭等。

二、通利血脉

肺脏为多气多血之脏，朝百脉、主治节，对全身血液的生成和运行有重要意义。全身之血液首先生于肺脏，再从肺脏输布到全身，营养各脏腑组织。肺为血脏，与肺为气脏密切相关。二者根于一源，即天地之间构成世间万物（包括人体）的不停运动着的精微物质——气。气为血之帅，血为气之母，二者关系密切。肺与脉关系密切及肺部解剖结构特点、肺为血脏等是肺易生瘀的生理基础。在疾病状态下，气、血、津液密切联系，可相互影响，使得肺脏容易出现瘀血。病因上，不仅肺部气机改变会影响肺血的运行，其他能导致瘀血的原因均可引起肺部瘀血。如患肺系疾病日久，肺气亏损，治节无权，气血失和，津液输布失常，水液停聚，津聚成痰，可见痰瘀夹杂，共同致病，血脉不利，相互影响，正如巢元方《诸病源候论》所言“诸痰者，此由血脉壅塞，饮水结聚而不消散，故能痰也”。或脾肺气虚、肺肾气虚、肺气壅塞，肺不能助心行血，则血行不畅，日久则生瘀；或肺虚影响于肾，肺肾气虚，终则气虚及阳，阳气虚损，阴阳衰微。阳虚不能温煦全身，导致各脏功能活动减退，无力推动血液正常循环，血液运行迟滞而瘀阻，造成血瘀。痰瘀内阻，血脉不利，易于阻滞气机，影响气的运行。气滞不行，又可产生痰、瘀等病理产物，同时痰、瘀又可作为致病因素。瘀血不去，新血不生，则全身失去濡养，机体不能发挥正常的生理功能。此外，在呼吸系统疾病中，还容易出现出血的情况。或因木火刑金，或因风温袭肺，或因气阴亏虚等出现血液不循常道，溢出脉外，出现咯血或痰中带血等症状，亦容易形成瘀血。临床常表现为憋喘，胸痛胸闷，咯血，面色晦暗，肌肤甲错，口唇发绀，舌质紫暗，或有瘀点、瘀斑，脉细涩、沉弦或结代等。故临床应用时，多在辨证的基础上适当加入活血化瘀、通利血脉之品如当归、川芎、丹参、赤芍、桃仁、红花、牛膝等，代表方剂如血府逐瘀汤。

第三节　肺血瘀证的辨证论治

一、气滞血瘀

唐容川在《血证论·咳嗽》中言："盖人身之气道，不可有塞滞，内有瘀血，则阻碍气道，不得升降，是以壅而为咳。"中医认为，气为血之帅，肺气的输布和调节直接影响着血的运行，故肺脏功能正常是机体气血运行正常的前提和保障。外感、内伤均可以导致肺气上逆，瘀血内停。实者，乃肺气阻遏，停滞不畅，肺络瘀塞，从而出现气滞血瘀证。虚者，乃肺气亏虚，推动无力，血行迟缓生瘀，肺气亏虚甚则影响血的生成，导致阴血亏乏，血少而滞。瘀血反过来也可阻滞气机，使肺之宣肃治节功能降低，从而使瘀血加重，瘀血与肺气阻滞可相互影响，互为因果，形成恶性循环。

气滞血瘀证血液呈高聚、高凝状态，揭示了气滞的实质及其与肺系病血瘀的关系。这与肺系病之瘀的特点之一为易阻碍气机，影响气机的正常运行相吻合。因此，在肺系病血瘀证的治疗上应重视宣畅气机，可适当应用宣肺、行气类药物。加强气滞血瘀证的临床研究在肺系病血瘀证的防治中有重要意义。

分期：初期。

病机概要：外感风寒或风热侵犯肺卫，致肺失宣肃，气机不利，滞而生瘀；或情志郁结，肝气犯肺，气机运行不畅而生瘀。

治则：外感所致者宜宣肺解表，理气活血。肝郁所致者宜疏肝解郁，理气活血。

二、气虚血瘀

气虚血瘀证与其他证相比，其血液理化特性的变化并不十分显著。血液理化指标常未见明显改变，理化指标结果并没有表现出血瘀证应有的高凝状态。

气滞血瘀与气虚血瘀虽然同为气病，但其血液理化结果却有显著的差异，反映出血瘀证的病程有阶段性的特征。气滞血瘀是处于血瘀证形成或者发作的急进阶段，表现出标本俱实的血液高凝状态及证候；气虚血瘀处于血瘀证发作或形成后的迁延阶段，表现出标本俱虚证候，血液处于正常状态或者低凝状态，临床常见病程较长的肺气虚证候。而肺气亏虚或邪闭肺气，均会影响肺朝百脉，影响血行于脉，但与肺气阻滞相比较，血液理化特性的变化在肺系病中的表现不是很明显。

分期：初期。

病机概要：肺气不足或脾气亏虚，致宗气生成不足，运血无力而成瘀。

治则：补肺健脾，活血化瘀。

三、痰瘀阻肺

肺系病之瘀的另一致病特点是易与痰结，从而形成痰瘀互结的致病因素。痰瘀胶结不解伏肺，瘀可转化为痰水，痰水亦可转化为瘀，致使病情缠绵难愈，甚至加重。

从研究结果看，痰瘀互结证的血液呈高黏、高聚集、高凝状态，印证了中医学的“痰瘀同源”“瘀痰同病”学说，痰浊与肺系病之瘀在发病机制、临床症状等方面均密切相关，现代医学中血脂的增高和胆固醇的异常与中医学的“痰浊”相关，而血脂、脂蛋白异常又伴随着血液流变学的变化。狭义的肺系之痰与广义的“痰浊”在肺系病血瘀生成过程中所产生的作用也有待进一步研究。

在痰的“湿浊”和血液“高黏”的相互作用下，血液流变性异常，导致痰湿成瘀。因此，对于肺系病痰浊血瘀证的治疗，活血化瘀药与除痰化浊药的应用同等重要，通过除痰降脂化浊的方法以促进肺系病之瘀消除的相关理论值得深入探究。

分期：中期。

病机概要：肺气郁滞或肺气不足，肺宣肃失司，津液布散失常而成痰；或热邪、燥邪、暑邪灼津，直接成痰；疫疠之邪灼津为痰，疫疠之毒阻于经络；或因脾虚，水湿代谢失常而成痰。痰阻肺络而成瘀。

治则：肃肺化痰，活血化瘀。并根据热象的有无决定是否加入清热之品。疫疠之邪引发者加清热解毒及扶正之品。

四、瘀热络伤

“瘀热”最早见于《伤寒杂病论》，太阳蓄血证之病因病机是“以太阳随经，瘀热在里故也”。蓄血有新旧，热与瘀的程度有轻重，有瘀血初结、瘀血已成和瘀血轻证，代表方分别为桃核承气汤、抵当汤、抵当丸。瘀热证是外感热病和内伤杂病过程中的特殊病理阶段，营血虽有不同，但同行脉中，二者不能截然分开，瘀热证之瘀和热离不开营血。

肺瘀热证的形成，总由邪热郁肺，蒸液成痰，邪阻肺络，血滞为瘀而成。瘀血贯穿病变始终。风寒外犯，气血凝滞而为瘀；痰热及痰浊内郁日久，阻滞肺络致气滞血瘀，络脉气血不得畅通而成瘀；痰热及阴虚内生之虚火灼伤血络致血不循经，溢于脉外，则见络伤血溢成瘀；正气亏虚，无力运血，血行不畅则瘀滞。肺系病证大多有反复发作的特点，久病邪气深入经络，经络不通，血行不畅，形成瘀血，如《素问·痹论》中言：“病久入深，荣卫之行涩，经络时疏，故不通”。瘀血阻于脏腑经络，气血运行不畅，气郁则易化火，由瘀酿热，以致瘀热互结。

热为阳，瘀为阴，热主动，瘀主静，热邪有向上、向外、发散的特性，瘀热之热本欲外透，瘀热证表现的发热即有向气分外透之势，故因势利导，透邪外达，引热向外透散气分，犹如开窗，里热可散。在瘀热致病过程中，不仅有瘀和热共同参与，而且瘀和热之间胶结和合，有内在的因果关系。即便有瘀和热两种病理因素同时存在，但若瘀和热不关联，瘀自瘀，热自热，亦不能称瘀热。热欲外透，瘀自内敛，二者原本有背离之势，瘀热证热瘀胶结，营热郁遏，气机不畅，气血运行受阻，热无出处。通过清热活血、宣通气机等透热转气之法，瘀血化之，热郁发之，顺势减轻了热瘀互结的程度，利于热和瘀的分离。如瘀热证热郁迫入营分者，用桑叶、菊花、金银花、连翘、淡竹叶等，宣清即能转气，开郁即可透热，若郁结重者，可加用蝉蜕、僵蚕等。

分期：中晚期。

病机概要：痰瘀日久化热，热伤肺络，致血溢脉外。

治则：清肺泻热，涤痰祛瘀。并酌加凉血止血之剂。

五、肺肾两虚

肺与肾的关系主要表现在水液代谢和呼吸运动两个方面。肾为主水之脏，肺为“水之上源”。肺的宣发肃降和通调水道有赖于肾阳的推动作用。肺之宣肃功能及通调水道作用需依赖于肾之蒸腾气化作用，同时，肾主水功能亦有赖于肺的宣发肃降和通调水道。因此，肺失宣降，通调水道失常，必累及肾，影响其通调水道功能的正常发挥，肾主水的功能亦受到影响，出现少尿、水肿等表现；反之，肾之蒸腾气化功能失常，关门不利，出现水泛为肿，就会影响肺的宣发肃降，出现咳喘、气促，甚至倚息难以平卧等病理表现。《素问·水热穴论》云：“其本在肾，其末在肺，皆积水也。”肺主气，肾主纳气，肺之呼吸需肾之纳气来辅助完成。肾气足，吸入之气方能经肺之肃降而下纳于肾，诚如《类证治裁·喘证》所云“肺为气之主，肾为气之根”。如果肾精亏虚，摄纳无权，气上出于肺；或肺病迁延日久，累及肾，造成肾失摄纳，表现为气喘、气短、气促、动则喘促等症状。肺肾之阴液相互滋生，肾阴为全身阴液之根本，肺阴不足，子盗母气，累及肾阴，肾阴虚则无法滋养肺阴，终致肺肾之阴俱虚。

《张氏医通》云：“人之虚，非气即血，五脏六腑莫能外焉，而血之源头在乎肾。”禀赋不足，或外感、饮食、疫毒、药毒、情志、房劳等因素伤肾，或慢性病“久病及肾”，肾气亏损，气化不足，开阖功能失司，升清降浊功能障碍，致三焦气化失司，湿浊、尿毒滞留体内，内蕴日久，蓄而成毒，气血运行不畅，血行迟滞而成瘀，瘀血入于肾络，致肾络瘀阻，浊毒内蕴，毒瘀互结使病情迁延难愈。而因虚致瘀和（或）因毒致瘀均致髓海瘀阻，影响气血化生，即所谓“瘀血不去，新血不生”；瘀毒之邪或引起血不循经，出血加重；或脉络闭阻，骨痛剧烈；或积于脏腑，痰核留积；或蕴久发热，热势缠绵；凡此种种，形成恶性循环，克伐正气，终致血液病虚实错杂，变证百生。

肾之瘀在水，肺之瘀在痰。肾病成瘀，第一步是水液代谢失常，其病理表现也均与水液有关。水湿内停易于阻滞气机，成为瘀血形成的主要因素之一。瘀血一旦形成，血深水蓄，水瘀互结，可进一步阻碍气机，使升降出入失调，以致肺失通调，肝失疏泄，三焦决渎失职，水道为之不利，又可形成水湿，此即张仲景所说的“血不利则为水”，唐容川所云“瘀血化水，亦发水肿”之意。水为有形之湿，湿为无形之水，水湿停滞，郁而化热生毒，形成热毒内蕴。湿热相和，蕴结不解，久而由实至虚，因虚致瘀。湿热与瘀血兼夹，热伤血络，血溢脉外；湿热稽留，阻遏气机，脉络为之阻滞，或湿热伤阴耗气，则血运迟缓无力等均可导致瘀血的发生。正虚、水湿、热毒、瘀血互为因果，形成恶性循环。

肾病成瘀，第一步是水液代谢失常，故曰肾之瘀在水；肺病成瘀，亦与水液代谢失常有关，但其第一步是先成痰，故曰肺之瘀在痰。

分期：晚期。

病机概要：水之上、下二源俱虚，气化失常，水液代谢障碍，水津停滞，形成痰浊或水饮。痰饮内停影响气机之宣肃，且易耗气伤血，而致肺瘀。水饮与瘀血可影响心脏的正常功能，导致心脉不通。

治则：补肺益肾，化饮逐瘀。出现心脏症状者，酌加宽胸理气、活血通痹之品。

第八章

肺出血证

第一节　肺出血的含义

肺出血证自古以来鲜有单独论述，然而张伟教授在长期的临床诊疗中发现，肺出血证在肺系病辨证论治中占据着不可忽视的地位，故对其总结阐述。肺出血证不是一种病名，也不完全属于八纲辨证、六经辨证、三焦辨证中的单一证候，是张伟教授在中医整体观念指导下，通过对脏腑辨证进行深入理解，并结合其几十年的临床观察，基于肺血理论而整理得出的一种肺系病常见病证。

清代唐宗海《血证论·咯血》云“咯血者，痰带血丝也”，故肺出血证可见有形之象即咳痰带血。除咯血外，在肺系病诊疗中还可见吐血、呕血、唾血、鼻衄、吐脓等症，通过对其归纳总结为肺出血证。肺出血证是因外感邪气，损及肺络，肺络瘀阻，新血不生，或脏腑久病，肺气虚耗，气虚难摄以致血液不循常道，血溢脉外，以咳痰带血，鼻衄、唾血、呕血、吐脓等为临床表现的肺系病证。在临床诊疗中可常见于咳嗽、感冒、肺炎喘嗽、肺胀、肺痿、肺痨、肺癌等诸病。在古代医籍中，亦称为血病或失血。

一、中医对肺出血证的认识

（一）肺出血证的范畴

肺出血是一种临床常见的症状，指肺部出现不同程度的出血现象。在中医学中，肺出血可以归属于多个临床范畴，如“血证”“咳嗽”“血瘀”等范畴。在中医理论的指导下，采用中医药治疗肺出血具有一定的优势。

首先，中医将肺出血视为一种血证，即血液异常运行所致的疾病。肺主气、司呼吸，宣发清气，与心脉相通。肺出血可由气血运行不畅，或肺经热盛、肺脉瘀阻等因素引起。因此，治疗上常采用活血化瘀、清热解毒、调和气血等方法。肺出血往往与气滞血瘀有关。气滞血瘀会导致气血运行不畅，肺气郁结，出现肺出血症状，因此活血化瘀是治疗肺出血的重要方法之一。常用的中药有丹参、川芎、桃仁等，这些药物具有活血化瘀的作用，能够改善肺部血液循环，减少出血现象。肺出血也与肺经热盛有关，因此清热解毒也是治疗肺出血的重要手段之一。常用的中药有黄芩、连翘、板蓝根等，这些药物具有清热解毒的作用，可以减轻肺部炎症，促进伤口愈合，从而减少出血。肺主气、司呼吸，宣发清气。肺出血往往与气血不调有关，因此调和气血也是治疗肺出血的重要方法之一。常用的中药有黄芪、党参、当归等，这些药物具有益气养血的作用，可以调和气血，增强人体免疫力，促进肺部组织修复。

其次，肺出血往往伴随咳嗽，尤其是咳嗽带血或咯血。肺主气，司呼吸，咳嗽是肺气异常的表现。肺出血证常与肺热、肺虚、肺燥等相关，治疗上可根据具体情况采取清热泻火、滋阴润燥、益气养血等方法。肺热是导致肺出血的一个重要因素，因此清热泻火是治疗肺出血的关键方法之一。常用的中药有金银花、连翘、石膏等，这些药物具有清热解毒、泻火的作用，可以减轻肺部炎症，缓解咳嗽和出血症状。肺燥也是导致肺出血的一个重要因素，因此滋阴润燥是治疗肺出血的重要方法之一。常用的中药有沙参、麦冬、百合等，这些药物具有滋阴润燥的作用，可以改善肺部组织的营养供应，减轻燥热症状，促进伤口愈合。肺出血往往与气血不足有关，因此益气养血也是治疗肺出血的重要方法之一。常用的中药有黄芪、党参、当归等，这些药物具有益气养血的作用，可以增强人体免疫力，促进肺部组织修复，减少出血。

（二）历史沿革

《内经》中即对血的生理及病理有较深入的认识，对各种出血均已论及。有关篇章对血溢、血泄、衄血、咳血、呕血、尿血、便血等病证做了记载，并对引起出血的原因及部分血证的预后有所论述。东汉张仲景《金匮要略·惊悸吐衄下血胸满瘀血病脉证治》首先对吐血、衄血、便血进行辨证论治，将数种血证列为一个篇章，并记载了泻心汤、柏叶汤、黄土汤等方剂，沿用至今。隋代巢元方《诸病源候论·血病诸候》将血证称为“血病”，对各种血证的病因病机做了较详细的论述。唐代孙思邈《备急千金要方》收载了一些较好的治疗血证的方剂，至今仍广泛应用的犀角地黄汤即首载于该书。宋代的《太平圣惠方》《圣济总录》等，对各类血证在简要论述的基础上，分门别类汇集了众多的治疗方剂，大大地丰富了血证的治疗方法。宋代严用和《严氏济生方·失血论治》认为失血可由多种原因导致，“所致之由，因大虚损，或饮酒过度，或强食过饱，或饮啖辛热，或忧思恚怒”；而对血证的病机，则强调因于热者多，谓“夫血之妄行也，未有不因热之所发。盖血得热则淖溢，血气俱热，血随气上，乃吐衄也”。金代刘完素《素问玄机原病式·热类》亦认为失血主要由热盛所致，谓“血溢者，上出也。心养于血，故热甚则血有余而妄行”“血泄，热客下焦，而大小便血也”。元代朱丹溪对由阴虚导致的出血有新的阐发，他在《金匮钩玄·血属阴难成易亏论》中说“阴气一亏伤，所变之证，妄行于上则吐衄，衰涸于外则虚劳，妄返于下则便红”，在《丹溪心法·吐血》中还说“诸见血，身热脉大者难治，是火邪胜也。身凉脉静者易治，是正气复也”，对评估血证预后均有指导意义。明代虞抟《医学正传·血证》率先将各种出血病证归纳在一起，并以“血证”之名概之，认为热盛所致血证者为多，谓“诸见血为热证”。自此之后，血证之名即为许多医家所采用。明代李梴《医学入门》对血证的善后十分强调脾胃的重要性，谓“血病每以胃药收功，胃气一复，其血自止”。明代张介宾《景岳全书·血证》对血证的内容做了比较系统的归纳，将引起出血的病机提纲挈领地概括为“火盛”及“气虚”两个方面。明代赵献可《医贯·血证论》重视气血的关系，明确提出“血脱必先益气”的主张，治血必先理气，血脱必先益气，“有形之血，不能速生，无形之气，所当急固”，对血证的治疗有一定的指导意义。清代唐容川《血证论》是论述血证的专书，对各种血证的病因病机、辨证论治均有精辟论述，他提出的止血、消瘀、宁血、补虚的“治血四法”是通治血证之大纲。

二、现代医学对肺出血的认识

肺出血是指肺部发生出血现象，导致肺泡、支气管和肺间质内出现血液。肺出血可以分为两种类型：非阻塞性肺出血和阻塞性肺出血。其中，非阻塞性肺出血通常由肺部感染、肺炎、肺结核、肺癌、肺水肿、肺栓塞等原因引起；而阻塞性肺出血则通常由肺动脉瘤、支气管恶性肿瘤、肺栓塞等原因引起。肺出血的流行病学数据可以根据不同地区和研究进行分析。

根据世界卫生组织的报告，全球范围内肺出血的发病率和患病率较为稀少，具体数据因地区而异。在中国，一项关于 2008—2017 年住院患者的研究发现，肺出血的住院率为每 10 万人 3.4 例。在性别方面，有些研究显示男性发生肺出血的风险略高于女性，但具体差异因研究人群和地区而异。

肺出血的病因复杂多样，包括感染、结缔组织病、肺部损伤、药物反应等。一些常见的与肺出血相关的疾病包括免疫相关性肺出血（如抗中性粒细胞胞质抗体相关性肾小球炎）、肺出血肾炎综合征等。

（一）病因和发病机制

目前，无法明确肺出血的原因。这种出血的主要原因在支气管动脉，支气管动脉是体循环的一部分。根据一些专家的说法，肺出血最常见的是在肺动脉系统（肺循环）。有一个折中的观点：急性过程中肺出血的主要原因在肺动脉，慢性过程中主要在支气管动脉。研究表明，90% 的肺出血死亡与肺动脉高压有关。在高血压的背景下，硬化和动脉瘤转化的血管破裂，在某些情况下可导致大量出血和随后的死亡。

大多数专家将肺出血问题与凝血功能障碍因素联系起来。凝血功能障碍因素导致纤维蛋白溶解活性增加，纤维蛋白稳定因子活性降低和纤维蛋白质量快速溶解。这一事实可能是肺出血发生的主要原因。肺出血也可能与病毒感染有关，也可发生于药物过敏后，偶可发生于重金属中毒、硬皮病、肝炎和巨球蛋白血症之后。

肺出血的病因主要包括以下几个方面。①肺部肿瘤：肺癌是导致肺出血的重要原因之一。肿瘤组织可以直接侵蚀肺血管，导致出血。此外，肺癌还可以通过产生血管生成因子、炎症介质等方式促进血管异常扩张和破裂。②肺部感染：肺结核是引起肺出血的常见感染性疾病之一。结核杆菌感染导致肺组织的破坏和炎症反应，进而引起肺血管损伤和出血。③免疫相关疾病：肺血管炎是一类免疫相关疾病，如过敏性紫癜、系统性红斑狼疮等，它们会导致肺血管壁的炎症和损伤，从而引起肺出血。④凝血功能异常：凝血功能异常可能导致血管内膜损伤后的凝血功能紊乱，进而引发肺出血。一些遗传性或获得性凝血因子缺陷、抗凝血因子抗体等都可能与肺出血相关。⑤药物和毒物：某些药物和毒物也被认为是引起肺出血的原因之一。例如，抗凝药物、免疫抑制剂、放射治疗等都可能对肺血管产生直接或间接的损伤。

肺出血的发病机制涉及多个因素，包括血管壁损伤与炎症反应、凝血与纤溶紊乱，以及免疫系统异常。①血管壁损伤与炎症反应：血管壁损伤是肺出血的重要原因之一。血管壁损伤可以由多种因素引起，如感染、创伤、自身免疫性疾病等。当血管壁受损时，炎症反应被激活，白细胞和炎症介质聚集于受损区域，导致血管通透性增加。这使得血浆成分和红细胞渗漏到肺组织中，引起肺出血。②凝血与纤溶紊乱：凝血与纤溶是维持血管完整性和修复受损组织的重要过程。然而，在某些情况下，凝血与纤溶系统可能发生紊乱，导致肺出血。例如，凝血因子的异常活化或抗凝血因子的缺乏可能导致血栓形成，从而堵塞肺血管并引起肺出血。此外，纤溶系统的异常活化也可能导致血管壁的破坏和出血。③免疫系统异常：免疫系统异常也可以在一定程度上促进肺出血的发生。自身免疫性疾病如系统性红斑狼疮、抗中性粒细胞胞质抗体相关性肺炎等，会导致免疫系统攻击肺部组织，引发炎症反应和血管损伤。此外，某些感染性疾病也可能导致免疫系统异常，进而引起肺出血。

总结来看，肺出血的发病机制涉及血管壁损伤与炎症反应、凝血与纤溶紊乱及免疫系统异常。这些机制相互作用，使血管通透性增加、血栓形成、纤溶失衡及免疫系统攻击肺部组织，最终导致肺出血的发生。

（二）分类与临床症状

1. 肺出血的分类

肺出血的现代医学分类主要根据病因和临床分期进行，常见的分类包括以下几种。

（1）根据病因分类

①感染性肺出血　由细菌、病毒、真菌等感染（如肺结核、细菌性肺炎）引起的肺出血。

②免疫性肺出血　与免疫系统异常（如过敏性肺炎、肺出血肾炎综合征）有关的肺出血。

③机械性肺出血　由外伤、手术或机械通气等机械性因素引起的肺出血。

④药物性肺出血　某些药物（如抗凝药物、非甾体抗炎药等）可能引起肺出血。

⑤其他原因引起的肺出血　如恶性肿瘤、肺血管炎等引起的肺出血。

（2）根据分期分类

①根据临床症状分期　肺出血的分期通常是根据临床病情的严重程度来划分的，不同的分期可以指导疾病治疗和预后评估。具体的分期标准可能会因病因和不同医院的实践而有所不同，根据患者的临床症状，肺出血可以分为以下几期。

Ⅰ期：轻度肺出血，表现为咳嗽、咳痰带血丝，咯血量较少。

Ⅱ期：中度肺出血，咯血量增加，可能伴有轻度呼吸困难和胸痛。

Ⅲ期：重度肺出血，咯血量明显增加，可能伴有明显呼吸困难和胸痛。

Ⅳ期：危重型肺出血，大量喷射性咯血，伴有休克、呼吸衰竭等严重并发症。

②根据影像学表现分期　肺出血分期也可根据影像学表现来划分。具体分期如下。

Ⅰ期：轻度肺出血，表现为肺内出血斑点或小片状阴影，不超过肺野的10%。

Ⅱ期：中度肺出血，表现为肺内出血阴影范围扩大，占据肺野的10%～50%。

Ⅲ期：重度肺出血，表现为肺内出血阴影范围明显扩大，占据肺野的50%～75%。

Ⅳ期：危重型肺出血，表现为肺内出血阴影占据肺野的75%以上，伴有严重呼吸困难、低氧血症、休克等并发症。

2. 肺出血的临床症状

（1）主要症状　肺出血表现为以下几个主要症状。

咳嗽：肺出血患者常伴有咳嗽，咳嗽的性质可能是干咳或带血丝的咳嗽。

咯血：咯血是肺出血最典型的症状，咯血的量可以是少量的痰中带血丝，也可以是大量喷射性出血。

呼吸困难：肺出血导致肺泡功能受损，影响氧气交换，患者可能出现呼吸急促、气短等呼吸困难症状。

胸痛：肺出血引起的胸痛通常是持续性的胸闷、胸痛或胸部不适感。

发热：肺出血常伴有感染，导致患者发热。

（2）常见并发症　肺出血的常见并发症包括以下几种。

呼吸衰竭：严重的肺出血可导致氧合功能受损，引起呼吸衰竭，表现为呼吸急促、气促、发绀等症状。

感染：肺出血使肺部组织受损，容易引发细菌感染或继发性肺炎。

肺不张：大量的肺出血可导致支气管阻塞，引起肺不张，表现为呼吸困难、胸痛等症状。

贫血：反复或大量的肺出血会导致体内铁质流失严重，进而引起贫血。

心血管系统并发症：严重的肺出血可导致循环血量减少，引起低血压、心悸、心律失常等心血管症状。

（三）诊断与鉴别诊断方法

在肺出血的现代研究中，诊断与鉴别诊断是非常重要的环节。通过准确的诊断和鉴别诊断，可以帮助医生确定病因、制订合理的治疗方案，并排除其他可能的疾病。现代医学借助多种技术手段进行诊断和鉴别诊断，包括临床观察、影像学检查、实验室检查及组织学和免疫学等方面的研究。

1. 临床观察

医生首先会详细询问患者的病史、症状和体征，了解其发病过程和病情变化。例如，患者是否有咳嗽、咳血、胸闷等症状，以及是否有相关疾病史、药物使用史等。此外，医生还会观察患者的一般情况、呼吸频率、血压、心率等生命体征。

2. 影像学检查

高分辨率胸部 CT 是诊断肺出血常用的影像学检查方法之一，可以提供肺部结构和血管的详细信息。在肺出血的诊断中，CT 影像可以显示肺实质的异常密度、肺泡出血、肺内结节或肿块等。此外，支气管动脉造影和肺动脉造影也可以帮助评估肺血管的异常情况。

3. 实验室检查

血液学检查是常规的实验室检查之一，可以评估患者的血红蛋白水平、凝血功能、炎症指标等。例如，血红蛋白下降、血小板减少、凝血因子异常等都可能与肺出血有关。此外，还可以进行免疫学检查，如抗基底膜抗体、免疫球蛋白等的检测，以帮助鉴别免疫相关性肺出血。

4. 组织学和免疫学研究

对于疑难病例或需要明确病因的患者，可能需要进行组织学和免疫学方面的研究。支气管镜下活检、肺组织切片的病理学检查，可以确定肺部的病变类型和病理特征。免疫组化染色和免疫电镜等技术可以进一步鉴别炎症细胞、免疫复合物等的存在。

在进行诊断和鉴别诊断时，医生需要综合以上多种检查结果，结合临床表现和患者的个体情况进行综合分析。此外，还需要排除其他可能引起肺出血的疾病，如肺栓塞、肺动脉高压、肺血管畸形等。因此，在临床实践中，医生需要谨慎评估和判断，以确保准确诊断和鉴别诊断。

（四）治疗策略与药物研发进展

肺出血是一种严重的病症，需要及时、有效的治疗措施。现代医学研究发现，肺出血的治疗策略包括对症治疗、病因治疗和支持治疗等，同时药物研发也在不断推进。下面将详细介绍肺出血的治疗策略和相关药物研发进展。

1. 对症治疗

对症治疗是肺出血治疗的重要部分。常用的对症治疗措施包括输血、输液、氧疗、应用止血剂等。输血可以提高患者的血红蛋白水平，改善贫血；输液可以维持患者的水电解质平衡；氧疗可以缓解缺氧症状，提高氧合作用；应用止血剂可以控制出血，防止病情恶化。

2. 病因治疗

对于肺出血的病因治疗，需要根据具体病因制订个体化治疗方案。例如，对于免疫相关性肺出血，可以采用免疫抑制剂、糖皮质激素等药物治疗；对于感染性肺出血，可以使用抗生素等药物治疗；对于血管炎性肺出血，可以采用免疫调节剂等药物治疗。

3. 支持治疗

支持治疗是肺出血治疗的重要措施之一。常用的支持治疗措施包括机械通气、应用肾上腺素等。机械通气可以缓解呼吸困难，降低死亡率；应用肾上腺素可以提高心排血量，改善循环功能。

4. 药物研发进展

近年来，针对肺出血的药物研发在不断地推进。例如，利用人工合成的抗体技术研发的一种名为“依库珠单抗”的药物可以抑制免疫系统的反应，从而减少肺出血的发生。此外，还有一些新型免疫抑制剂、免疫调节剂等正在研发中，预计将在未来为肺出血的治疗带来更多选择。

（五）预后评估与护理措施

现代医学研究发现，肺出血的预后评估主要包括以下方面：临床表现、影像学表现、实验室检查指标等。同时，不同类型肺出血的护理措施也有所不同。在肺出血的现代研究中，关于其预后评估和护理措施的研究对肺出血患者的治疗有重要意义。

1. 预后评估

（1）临床表现　肺出血患者的临床表现包括咳嗽、咳痰、呼吸困难、胸痛等。严重的肺出血患者可能出现意识障碍、昏迷等症状。临床表现的严重程度可以反映出疾病的严重程度和预后情况。

（2）影像学表现　肺出血患者的影像学表现包括胸部X线片、CT等。胸部X线片可以显示肺部浸润、肺泡积液等病变。CT可以更清晰地显示肺部病变的范围和程度。影像学表现可以帮助医生了解疾病的病变情况和预后情况。

（3）实验室检查指标　肺出血患者的实验室检查指标包括血红蛋白水平、动脉血气分析、凝血功能等。血红蛋白水平可以反映贫血程度；动脉血气分析可以反映氧合作用和二氧化碳排泄情况；凝血功能可以反映血凝状态。实验室检查指标可以帮助医生了解疾病的严重程度和预后情况。

2. 护理措施

（1）呼吸支持　肺出血患者常常出现呼吸困难，需要进行呼吸支持。呼吸支持包括氧疗、机械通气等。氧疗可以提高氧合作用，缓解缺氧症状；机械通气可以维持呼吸功能，缓解呼吸困难。

（2）液体管理　肺出血患者需要进行液体管理，以维持水电解质平衡。液体管理包括输液、利尿等。输液可以维持水电解质平衡；利尿可以减少肺部水肿，缓解呼吸困难。

（3）营养支持　肺出血患者需要进行营养支持，以维持机体代谢功能。营养支持包括口服或静脉营养支持等。

（4）感染控制　肺出血患者容易合并感染，需要进行感染控制。感染控制包括使用抗生素、加强消毒、卫生防护等措施。

第二节　肺出血证的病因

引起肺出血证的原因较多，但不外外感、内伤两大类。外感以感受风热燥邪为主；内伤多与酒热辛肥、抑郁忧思、体虚久病等有关。

一、风热燥邪，首犯肺脏

风热燥邪首犯于肺，或肺经素有燥热，复感外邪，邪热熏蒸，灼伤肺络，而致咳血。若肺热上炎清窍则为鼻衄，齿衄，咽喉肿痛；若邪热侵入营血，迫血妄行，血溢脉外，渗于肌肤之间，则可见皮肤紫斑，重者上下出血。外感风热燥邪，多为急性病出血的原因，亦可为慢性病出血的诱因。

二、饮食辛热，循经损肺

饮酒过多，或嗜食辛辣厚味，导致湿热内蕴，阳明热盛，热灼胃络，手阳明大肠经之经气流注于足阳明胃经，二者在鼻旁迎香穴交接。《素问·热论》载："阳明者，十二经脉之长也。"肺与大肠相表里，血溢胃中，随胃气上逆，则见吐血；随粪便而下，或热郁肠道，灼伤肠络，则见便血；循经上炎，则见齿衄、鼻衄；热入营动血，血溢皮下，则致皮肤紫斑。

三、情志过极，气乱血溢

郁怒忧思、情志过极，则气机逆乱，迫血妄行，溢于脉外，而成肺出血证。郁怒伤肝，气郁化火横逆犯胃，损伤胃络，若肝火循经犯肺，木火刑金，肺络损伤，则咳血、鼻衄。思虑伤脾，脾不统血，忧愁伤肺，肺气虚损，气虚难摄，还可发吐血、便血、尿血、紫斑。

四、体虚久病，统血无权

劳倦纵欲太过，或久病体虚，导致肝、心、脾、肺、肾等脏腑精气不足，气血失约，精血不生，血不循经而致肺出血证。若损伤于卫气，则气虚不能摄血，以致血液外溢而见衄血、吐血、便血、紫斑。若损伤于肺阴，则阴虚火旺，迫血妄行致衄血、尿血、紫斑。若久病入肺络，使血脉瘀阻、血行不畅、血不循经而致出血。

五、肺经失养，损伤肺脉

气血阴阳是肺经发挥其功能的物质基础，脉中气血充沛，输布渗灌正常，则脏腑得其濡养；各种原因损伤肺经，肺失所主，经脉不充，无力鼓动则痹阻。肺经痹阻日久，营卫功能失调，气血津液生化不足，气不足则血行迟缓，血不足则经脉愈发失于充养，经愈虚则邪愈滞，病气、病血加重，小疾积大。气滞津凝血停，痰浊、瘀血相搏，蕴结不解，邪气益胜，积而成毒，毒损脏腑，败坏肺经，至虚有隙，留邪更甚，险症环生，各种肺经病的最后转归均会出现此证型。

第三节　肺出血证的病机特点

一、病机分类

肺出血证病机可分为虚、实两大类。虚证主要是气虚不能摄血和阴虚火旺灼伤血络，血溢脉外而出血。实证主要是气火亢盛，损及肺络，血热妄行而致出血。此外，出血后“留瘀”也使血脉瘀阻、血行不畅、血不循经，成为出血不止或反复出血的原因之一。

《血证论·脏腑病机论》云：“肺为乾金，象天之体，又名华盖，五脏六腑，受其覆冒，凡五脏六腑之气，皆能上熏于肺以为病。故于寸口肺脉，可以诊知五脏，肺之令主行制节，以其居高，清肃下行，天道下际而光明，故五脏六腑，皆润利而气不亢，莫不受其制节也。肺中常有津液，润养其金，故金清火伏，若津液伤，则口渴气喘；痈痿咳嗽，水源不清，而小便涩；遗热大肠，而大便难；金不制木，则肝火旺，火盛刑金，则蒸热喘咳、吐血痨瘵并作。皮毛者，肺之合也，故凡肤表受邪，皆属于肺，风寒袭之，则皮毛洒淅，客于肺中，则为肺胀。为水饮冲肺，以其为娇脏，故畏火，亦畏寒。肺开窍于鼻，主呼吸，为气之总司。盖气根于肾，乃先天水中之阳，上出鼻，肺司其出纳。肾为水，肺为天，金水相生，天水循环，肾为生水之原，肺即为制气之主也。凡气喘咳息，故皆主于肺，位在胸中，胸中痛属于肺，主右胁，积曰息贲。病则右胁有动气，肺为之义，大率如是。”

根据气、血、津液的特点，肺脏的生理特性及肺与其他脏腑的关系，邪气与脏腑虚实的特点，肺出血证的病机变化特点可以总结为以下几点。

（一）肺出血证常伴有肺阴津亏耗

《血证论》载：“失血家，十有九咳；所以然者，肺为华盖，肺中常有津液，则肺叶腴润，覆垂向下，将气敛抑，使其气下行。气下则津液随之而降，是以水津四布，水道通调，肝气不逆，肾气不浮，自无咳嗽之病矣。血者火化之阴汁，津者气化之水液，二者本相济相养。水不济火则血伤，血不养气则水竭。水竭则津不润，肺血伤则火来克金。金被火克，不能行其制节，于是在下之气始得逆上。”血和津液都是由水谷精微所化生的，津血同源，津血互化，相互依存；而肺中常藏津液，肺中所藏津液是肺血化生的重要成分，各种原因导致肺阴亏虚，不能化生津液，肺中阴津不足，经络失于濡养则难固肺血可发为肺出血之证。故肺出血证常常与肺阴津亏虚并见而兼见口燥咽干、五心烦热、颧红、盗汗等。

（二）肺出血证与肺之气虚血瘀关系密切

肺主气，司呼吸，肺为气之本，肺生血。气血关系密切，正如《灵枢·营卫生会》言“血之与气，异名同类焉”。血为气之母，血能载气、生气，为气的生成和气的功能提供物质基础，因此血足则气旺。血亦能载气，气存于血中，赖血之运载而达全身，《不居集》载“气即无形之血，血即有形之气……然人之一身气血，不能相离，气中有血，血中有气，气血相依，循环不息”。若肺血亏虚，无以生气，则可引起肺气亏虚，出现神疲少气、咳喘无力、动则喘甚、声音低怯等，气虚难摄，血随气走，血溢脉外。若肺气亏虚，无以生血，则可引起肺血亏虚，出现面色暗淡少华、咳喘乏力、红色泡沫痰、声嘶喑哑等，肺血亏虚，肺组织及肺络失于濡养，肺血难运，瘀阻肺络或皮下，发为肺出血之证。

（三）六淫邪气是肺出血证的重要原因

“肺通天气”，外邪侵袭首先犯肺，使肺气被束，肺失宣发肃降，或邪热犯肺，灼伤经脉，迫血妄行，血溢脉外而痹阻肺经；或伤于外感寒邪、经脉凝滞而痹阻，如《素同·举痛论》所言“寒气入经而稽迟，泣而不行，客于脉外则血少，客于脉中则气不通”；或湿邪留滞、胸阳不振，肺经阻滞不畅而痹阻，如《素问·痹论》云“风寒湿三气杂至，合而为痹也”。以上原因均可导致肺经运行失畅，流动灌渗动力不足，气机运行失常，宣发肃降功能失调，从而产生一系列相关症状。如肺卫失调，正气不足，痨虫乘虚入体，侵蚀肺脏，损伤肺络，发为肺出血之证。

二、肺出血证病因病机需重视的四个关系

（一）气、火与血的关系

《景岳全书·血证》载：“血动之由，惟火惟气耳。故察火者，但察其有火无火，察气者，但察其气虚气实。”“动者多由于火，火盛则迫血妄行，损者多由于

气，气伤则血无以存。”

在中医理论中，气与血被认为是密不可分的。气是指人体内的生命能量和功能活动，而血则是气的物质基础，二者相互依存、相互贯通。肺出血证可视为气与血失调的表现之一。

在肺出血证中，气的失调可能表现为肺气不通畅，导致气机运行异常，使血液无法正常流通。同时，血的失调也可能是肺出血的原因之一，如血热内蕴、血虚气滞等。当气机阻滞或血行不畅时，肺脏易受损伤，从而引发出血症状。气的通畅运行有助于保持血液的正常循环，而血的充盈和流通又能维持气的正常运行。

火与血之间的关系是相互促进又相互制约的。一方面，火的活跃可以促进血液的循环，使血液充盈、流畅，从而保证人体组织器官的正常功能。另一方面，血的充盈和滋养也能够调节火的活跃程度，防止火气过旺而导致的内热症状。当火与血失衡时，就容易出现各种病理情况。例如，火过旺可能导致血热上冲，出现血热咳血、唾血等肺出血症状。

（二）血证的虚实及其转化关系

实热证是肺出血的基本证候，阴虚证多由实热证演变而成，而气虚证多属变证，三者有时还可错杂并见。这三者之间的关系可以描述如下。

实热证在肺出血证中可能是主要的致病因素之一。实热证导致热邪侵袭肺脏，损伤肺络血管，使其破裂出血。实热证的典型表现包括咳血色鲜红、烦躁口渴、舌红苔黄等。阴虚证可能是实热证的内在基础或结果。长期的肺热燥热会耗伤肺阴，导致阴虚症状加重，如口干咽燥、盗汗虚热等。阴虚证的存在使得肺组织的抵抗力下降，更容易导致肺出血的发生。气虚证在肺出血证中多属变证。气虚证使气机运行不畅，肺失温养，气血不足，容易导致肺络破裂出血。气虚证的典型表现包括气短乏力、声音低微、面色苍白等。

因此，肺出血证中的实热证、阴虚证和气虚证三者之间存在密切关系，实热证可能是主要的致病因素，而阴虚证和气虚证可能是实热证的内在基础或结果。因此，在治疗肺出血证时，除了清热止血外，还需调和阴阳、益气养血，以达到更好的治疗效果。

（三）血证与脏腑之间的病理关系

出血的部位与形式可提示病变的脏腑，但一种血证既可以是本脏腑病变产生的结果，如燥热伤肺的咳血；也可以是其他脏腑病变损伤本脏腑而产生的出血，如木火刑金的咳血。

肺主呼吸，开窍于鼻。肺主气，司呼吸，与心脏关系密切。心主血脉，主神明，心血充盛则肺脉充盛。心血不足或心火上炎，可导致肺络破裂、肺出血。脾主运化水谷精微，与肺有着密切的生理联系。脾虚则水湿内停，易生痰浊，影响肺气的运行，增加肺络破裂、肺出血的风险。肝主疏泄，调畅气机，与肺的气机运行也有关系。肝郁气滞、肝火上炎可导致气机不畅，使肺络受损，出现出血的情况。肾主水藏精，在中医理论中被视为“先天之本”，其虚实状况影响全身阴阳平衡。肾阴虚或肾阳虚都可能导致全身气血不足，进而影响肺的正常功能，增加肺出血的可能。

（四）肺出血证与痹阻肺络的关系

《灵枢·脉度》云：“气之不得无行也，如水之流，如日月之行不休。”气在经脉中运行不息，若经脉运行不畅，便会影响气的运行而产生气机郁滞；气为血帅，气行则血行，气虚、气滞可致血气运行受阻，滞留为瘀；血瘀阻滞经脉，反过来也会加重气滞。血行不畅，留而为瘀则可见肺出血之证。痹阻肺经是在肺经运行不畅基础上发展而来的，是功能性病变转向器质性损伤的重要阶段，肺经痹阻引起肺脏功能失常，产生一系列气滞血瘀、肺出血的症状。

第四节　肺出血证的临床表现

根据疾病的不同和邪气侵袭部位的不同，肺出血证的临床症状可分为三个类别：邪犯皮毛，邪犯肺络，邪犯他脏。

一、邪犯皮毛

“肺通天气”，外邪侵袭首先犯肺，肺与皮毛相表里，使肺气被束，肺失宣发肃降，或邪热犯肺，灼伤经脉，迫血妄行，血溢脉外。可见鼻衄，齿衄，舌衄，温病发斑等症。

二、邪犯肺络

久病导致正气不足，外感邪气反复损伤肺络，或肺积、肺岩浸润、侵蚀肺脏组织及肺络血脉，或感染痨虫，侵蚀肺脏，耗损肺阴，致阴虚火旺，或气阴两虚，甚则阴损及阳。先天禀赋不足，或情志不遂，忧思过度，或劳倦伤脾，或病后失养，均可导致气血不足，肺络失养，肺络之血溢出脉外。可见口干舌燥，声音嘶哑，神疲乏力，口渴气喘，痈痿咳嗽，痰中带血，或咳血不止，呕血吐脓等症。

三、邪犯他脏

肺出血证除表现在肺脏本身以外，亦可见于其他脏腑疾病。如水肿之病，感受外邪、正气亏虚，病在心、脾、肾、肺，心主血脉，阳气不足，心阳衰弱致能力不足，且脾虚失转输，水饮内生致气滞血瘀，上凌心肺。可见端坐呼吸，烦躁不安，呼吸困难，喘息不止，心率加快，频繁咳嗽，咳出红色泡沫样痰。木升金降，共司气机调畅，怒逆肝木，气机紊乱，郁久化火，循经侮肺，肺络受损，肺气不利。张介宾谓："凡病血者，虽有五脏之辨，然无不由于水亏，水亏则火盛，火盛则刑金。"久病耗气伤阴，肾水亏虚，肺金不润，水不涵木，虚火上炎，伤及肺络。可见咳嗽咳痰，咳吐浊唾脓痰，或痰中带血等症。

第五节　肺经与肺出血证

肺经为十二经脉首起之经，不仅具有经脉系统的共同生理功能，同时也是肺脏发挥功能的重要结构基础。肺经作为经脉系统的一部分，承载着运行气血，营运阴阳，渗灌濡养，属络脏腑肢节的作用。同时，肺经将脾胃的水谷精微物质运送至肺脏，化生气血。当肺经出现病变时，其主导的生理功能也会随之紊乱，表现为一系列病症。历代以来的医籍文献对"肺经"的单独论述相对较少，大多是将其放在整个经脉系统中稍加阐释，缺乏具体系统的总结及认识。

因此，对肺经的相关理论展开系统研究，包括肺经的概念、演变、循行、临床表现、肺经主时的概念及内涵、肺与其他脏腑的经络关系、肺经病的病因病机、归肺经中药的总结及认识等内容，可以从整体上把握肺经的生理及病理机制，为肺出血证的辨证治疗提供理论支持。

一、手太阴肺经的形成演变

手太阴肺经首见于马王堆汉墓出土的两种古经脉学佚书——《足臂十一脉灸经》和《阴阳十一脉灸经》，从记载上来看，手太阴经当时被称为“臂泰阴脉”或“臂矩阴脉”，其循行是由肢端向心流注，为向心性循行。《帛书》所载其走向亦是从手至心中。而《灵枢·邪客》中的记载则是相反的由心走手，从胸向肢端流注，为远心性循行。因此，这两种学说的存在，亦是由《帛书》向《灵枢·经脉》变化过程的体现。《内经》中也见有手太阴从手向上循行的记述。《帛书》言手太阴至心中，所述的病候也为心的病变，《灵枢·经脉》言手太阴属肺，所录病候亦多与肺有关。这两种学说对当时的针灸临床都有重要的影响。

二、手太阴肺经穴位的演变

在《灵枢·本输》中，肺手太阴之脉只提到了其五输穴：“肺出于少商，少商者……为井；溜于鱼际……注于太渊……行于经渠……入于尺泽……手太阴经也。”井、荥、输、经、合共五个穴位。《黄帝内经明堂·手太阴》则在此基础上做了补充，“其脉从手至胸中三尺三寸，管穴十：中府、天府、侠白、尺泽、孔最、列缺、经渠、太渊、鱼际、少商”，共记载10个穴位。而《针灸甲乙经·手太阴及臂凡一十八穴》所载只有9个穴位“少商、鱼际、太渊、经渠、列缺、孔最、尺泽、侠白、天府”。更令人费解的是，《外台秘要》将中府、云门列入脾经。直至《铜人腧穴针灸图经·肺经卷》才将本经的腕穴纳入今日的正常规范，是在《黄帝内经明堂》10个穴位的基础上加入云门穴才成为完整的11个手太阴肺经经穴。

三、肺经的循行

《灵枢·经脉》言：“肺手太阴之脉，起于中焦，下络大肠，还循胃口，上膈属肺，从肺系，横出腋下，下循臑内，行少阴心主之前，下肘中，循臂内上骨下廉，入寸口，上鱼，循鱼际，出大指之端。其支者，从腕后直出次指内廉，出其端。”按照《灵枢·经脉》所述手太阴的循行是起于上腹部的中焦，向下联络相表里的大肠后，回转达胃口贲门，向上穿过膈肌连属于肺，从肺系（肺与喉咙相联系的部位）横行到腋下，沿上臂内侧，下行入肘窝中，又沿前臂内侧下入寸口，经过鱼际沿边缘出于拇指内侧端（少商穴处）。其支脉从列缺分出，沿示指内侧行至示指末端（商阳穴处），与手阳明大肠经相衔接，全身营卫之气的运行即从此开始顺经续下，循环往复，周流不息。

（一）手太阴肺经为何起于中焦

胃为气血生化之源，胃属中焦，所以，我们也说中焦是气血生化之源。中焦何在？《难经·三十一难》言："中焦者，在胃中脘，不上不下，主腐熟水谷。"《铜人腧穴针灸图经》在对肺经起于中焦注释时更详细地指出："中焦者，在胃中脘，主腐熟水谷，水谷精微，上注于肺，肺行荣卫，故十二经脉自此为始。""胃中脘"指胃腑，而非穴位。可知，中焦与胃接近，其部位当膈以下，脐以上，是腐熟水谷，化生血气的通道，包括在此部位内的某些脏器。既然气血之源在中焦，那作为十二经之始的肺经自然也起于中焦，这是没有疑问的。

（二）十二经流注何以起于肺经

1. 生理角度

（1）肺是人体之气聚集的部位　肺是气体交换的场所，通过肺的呼吸作用，不断吸入清气，排出浊气，吐故纳新，实现机体与外界环境之间的气体交换，以维持人体的生命活动。人体十二经脉中运行的气血流注于肺，经肺的呼吸，进行体内外清浊之气的交换，然后再通过肺气的宣降作用，将含有清气的血液通过百脉输送到全身，故十二经脉之气血运行始于手太阴肺经。

人体之气来源于先天之精所化生的先天之气（即元气）、水谷之精所化生的水谷之气和自然界的清气，后二者又合称为后天之气（即宗气），三者结合而成一身之气。脾胃为生气之源，脾主运化，胃主受纳，共同完成对饮食水谷的消化吸收。脾气升转，将水谷之精上输心肺，化为血与津，水谷之精及其化生的血与津液皆可化气，统称为水谷之气，布散全身脏腑经脉，成为人体之气的主要来源，所以称脾胃为生气之源，肺为生气之主，主司宗气的生成，在气的生成过程中占有重要地位。《素问·五脏生成》言："诸气者，皆属于肺。"一方面，肺主呼吸之气，通过吸清呼浊的呼吸功能，将自然界的清气源源不断地吸入人体内，同时不断地呼出浊气，保证了体内之气的生成及代谢。另一方面，肺将吸入的清气与脾气上输水谷精微所化生的水谷之气结合起来，生成宗气。若肺主气的功能失常，则清气吸入减少，宗气生成不足，导致一身之气衰少。《素问·经脉别论》言："食气入胃，浊气归心，淫精于脉，脉气流经，经气归于肺，肺朝百脉。"《灵枢·营气》言:"谷入于胃,乃传之肺,流溢于中,布散于外,精专者行于经隧,常营无已,终而复始,是谓天地之纪。"《灵枢·营卫生会》言:"人受气于谷,谷入于胃,以传与肺,五脏六腑皆以受气。"也即脾胃为生气之源,肺为生气之主。

(2)肺是津液输布的枢纽 《灵枢·营卫生会》指出:"中焦亦并胃中,出上焦之后。此所受气者,泌糟粕,蒸津液,化其精微,上注于肺脉,乃化而为血,以奉生身,莫贵于此,故独得行于经隧,命曰营气。"说明水谷入胃以后,其精微之气通过中焦散发上行。这里值得注意的是,水谷精微之气上注于肺脉后才化生为血。这与现代医学中肺吸入的氧气对血液的生成有作用是十分相似的。《灵枢·决气》中"中焦受气取汁,变化而赤,是谓血"的论述也说明了这一点。中焦脾胃受纳运化饮食水谷,吸取其中的精微物质,即所谓"汁",其中包含化为营气的精微物质和有用的津液,二者进入脉中,变化而成红色的血液。营气和津液是血液化生的主要物质基础,而营气和津液都是由脾胃运化转输饮食水谷精微所产生的,故脾胃为血液生化之源。脾胃运化水谷精微所化生的营气和津液由脾向上输于心肺,与肺吸入的诸气相结合,贯注心脉,在心气的作用下变化而成红色血液。清代张志聪《侣山堂类辩·辩血》言:"血乃中焦之汁……奉心化赤而为血。"《灵枢》中还有不少有关这方面的论述,如《灵枢·营卫生会》说"人受气于谷,谷入于胃,以传与肺,五脏六腑皆以受气";《灵枢·营气》认为"营气之道,内谷为宝。谷入于胃,乃传之肺,流溢于中,布散于外,精专者行于经隧";《灵枢·动输》还说"胃为五脏六腑之海,其清气上注于肺,肺气从太阴而行之";《灵枢·营卫生会》言"此所受气者,泌糟粕,蒸津液,化其精微,上注于肺脉,乃化而为血",也指出了肺脏在血液化生中的重要作用。

全身的血脉统属于心,而血的运行又赖于气,尤其是宗气的推动,随着气的推动而运行全身。肺主一身之气,通过呼吸调节全身气机,所以血液的运行赖于肺气的敷布、推动和调节。也就是说,血液的运行是通过肺气的宣发这一主要动力将精微物质输送于各经脉中,即肺朝百脉。上焦的"开发,宣五谷味,熏肤,充身,泽毛,若雾露之溉,是谓气",就是指肺的这种功能。气血的运行,心搏的力量和节律等皆与宗气有关。宗气充盛则脉搏徐缓,节律一致而有力;反之,则脉来躁急,节律不规则,或微弱无力。

宗气的生成离不开肺脏的作用,生成之后积聚于胸中,胸中为肺脏之所在,而宗气又推动血液运行,气血借宗气推动而运行全身,故十二经脉之气血运行始于手太阴肺经。

2. 病理角度

《灵枢・师传》曰"五脏六腑者，肺为之盖"，说明了肺经为诸经之首的重要性。本经的病变常导致呼吸短促、气喘无力、咳嗽、胸闷、缺盆痛、肩背和上肢掌面桡侧痛、手心热、小便频数等症状。《足臂十一脉灸经》述肺经病候为"其病，心痛，心烦而意（噫）"。《灵枢・经脉》则叙述得较为概括："气盛有余则肩背痛，风寒汗出，中风小便数而欠。气虚则肩背痛寒，少气不足以息，溺色变。"杨上善在注《黄帝内经太素》时将此经文做了较为详尽的解释："气盛有余则肩背痛，肺气盛，故上冲肩背痛也。风寒汗出，中风不浃，数欠。肺脉盛者则大肠脉盛，天有风寒之时，犹汗出脏中，身外汗少，故曰不浃，祖夹反，谓润洽也。有本作'汗出中风，小便数而欠'。阴阳之气上下相引，故多欠也。气虚则肩背痛寒，盛气冲满，肩背痛也，肩背元气虚而痛也，阳虚阴并，故肩背寒也。少气不足以息，溺色变。肺以主气，故肺虚少气，不足以息也，大肠脉虚，令膀胱虚热，故溺色黄赤也。"由此可以看出，肺经的病机所导致的证候可以覆盖全身，使整个机体受到不同程度的影响，由此可见"众疾之首，在于肺卫"。

四、肺经的生理功能

肺经隶属于整个经脉系统，除具有经脉总的生理功能外，还具有其特定的功能。

（一）肺经是人体进行气体交换、宗气生成的主要通路，是肺主气、司呼吸功能的结构基础

《素问・五脏生成》说："诸气者，皆属于肺。"全身的气均由肺来主持和管理。肺主气包括主呼吸之气与主一身之气两个方面。

1. 肺主呼吸之气

肺主呼吸之气是指肺是行使呼吸功能的主要器官。人的一生都在不断地进行新陈代谢，在物质代谢过程中，一方面要消耗大量的清气，同时又不断地产生大量的浊气，清气需不断地进入体内，浊气需不断地排出体外，都要依靠肺的生理功能。肺既是主气、司呼吸运动的器官，又是气体交换的场所。通过肺的呼吸功能，从自然界吸入清气，又把体内的浊气排出体外，从而保证了新陈代谢的顺利进行。肺主气、司呼吸功能正常，除了肺本身的生理功能正常外，还与气道的通

畅与否有关。所谓气道，是指气体进出体内外的通道，包括气管、支气管、咽喉等。气道通畅，也是维持呼吸正常的重要条件。从中医角度而言，气道还应包括无形的肺经、肺络。因而，肺经的通畅与否也会影响肺所主的呼吸功能。

2. 肺主一身之气

肺主一身之气是指肺有主持、调节全身各脏腑经络之气的作用。肺主一身之气这一功能主要体现在气的生成，特别是宗气的生成方面。宗气是由脾胃化生的水谷精气与肺从自然界吸入的清气相结合，积于胸中而成。手太阴肺经起于中焦，下络大肠，还循胃口，说明脾胃所化生的水谷之气中的精微部分经由手太阴肺经上输于肺，才与清气相合生成宗气。因此，肺经的通畅与否直接影响到宗气的生成。而宗气通过心脉布散到全身也要靠肺气的协助。所以肺通过宗气的生成与布散，起到主持一身之气的作用。其次，肺主一身之气还体现在其对全身的气机具有调节作用。宗气的生成以肺经为通路和场所，且肺经是其循行全身及发挥作用的起点。

（二）肺经是肺主宣发肃降功能的主要通路

肺主宣发，即肺脏具有向上、向外升宣布散的生理功能。肺脏以肺经为主干通路：其一是通过肺的气化，使体内浊气不断排出体外；其二是使气血、津液输布至全身，以发挥滋养濡润所有脏腑器官的作用；其三，宣发卫气，调节腠理之开阖，通过汗孔将代谢后的津液化为汗液排出体外。

肺主肃降，即肺脏具有肃清、排出肺内毒邪与异物的作用。肺为娇脏，属清虚之器官，异物不容，毫毛必咳，肺内不能容有任何水湿痰浊和异物停留。肺脏以肺经为主要通路：一是吸入自然界清气；二是把肺吸入的自然界清气和脾转输来的水谷精微下行布散；三是肃清肺和呼吸道内的异物，以保持呼吸道的洁净。

肺气的宣发肃降功能是肺的生理功能相辅相成的两个方面。在生理情况下，二者相互依存、相互配合、相互制约，使呼吸保持平稳状态。若肺经发生病变，气血阴阳失衡，则会导致肺宣发肃降功能失职，出现肺系病证候。

（三）肺经是肺通调水道功能的主要通路

人体的水液代谢在生理活动中具有十分重要的作用，它主要包括水的摄入、在体内的转输利用和代谢后水液的排泄等几个环节，是在多个脏腑参与下共同完成的，肺是其中之一，故有“肺主行水”“肺为水之上源”之说。肺调节水液代谢的作用称为通调水道，而肺经则是水道的主干部分，主要体现在以下两个方面。

一是肺主宣发，调节汗液的排泄。排泄汗液，是人体水液代谢的一部分。肺主宣发，将水谷精微和津液宣散于周身，特别是使布散到体表的津液，通过汗孔，以汗液的方式排泄于体外。二是肺气肃降，使水道维持通畅。水道，即体内水液运行、排泄的道路。水道的通行畅达是维持水液代谢平衡的重要条件。肺经通畅则水道通调。

（四）肺经是肺朝百脉、主治节功能的主要通路和载体

在古代，全身之脉称为“百脉”，肺朝百脉，即全身血液都朝会于肺。肺朝百脉的生理意义在于：全身血液通过肺经流注于肺，通过肺的呼吸功能进行气体交换，然后输布到全身。肺主一身之气，调节全身之气机，而血液的正常运行亦赖于肺的敷布和调节，故有“血非气不运”之说。肺经是十二经脉气血循环流注的起点，在此血得气之推动而运行全身，周流不息。从现今观点认识，犹如血红蛋白得氧气之推动形成氧合血红蛋白由肺静脉涌出，营养全身。

《素问·灵兰秘典论》说：“肺者，相傅之官，治节出焉。”这是将肺比喻为辅助一国之君主的宰相，协助心君，调节全身。肺的治节作用主要体现在四个方面：一是肺主呼吸；二是肺通过有节律的呼吸运动，协调全身气机升降运动，使脏腑功能活动有节；三是辅佐心脏，推动和调节血液的运行；四是通过肺的宣发与肃降，治理和调节津液的输布、运行与排泄。因此，肺的治节功能实际上代表着肺的主要生理功能。肺主治节功能的正常维持有赖于肺经的承载。

（五）肺经是肺与其他脏腑形体官窍联系的通路

心、肺同居上焦，心主血而肺主气，心主行血而肺主呼吸。心与肺的关系主要表现在血液运行与呼吸吐纳之间的协同调节关系。肺司呼吸而摄纳清气，脾主运化而化生谷气；肺主行水，脾主运化水液。肺与脾的关系主要表现在气的生成和水液代谢两个方面。肝主升发，肺主肃降。肝与肺的生理关系主要体现在人体气机升降的调节方面。病理状态下，肝、肺病变可相互影响。肺为水之上源，肾为主水之脏；肺主呼吸，肾主纳气；肺属金，肾属水，金水相生。肺与肾的关系主要表现在水液代谢、呼吸运动及阴阳互资三个方面。肺与大肠相表里，肺与大肠的生理联系主要体现在肺气肃降与大肠传导之间的相互为用。肺在体合皮，其华在毛，肺与皮毛相互为用，肺在窍为鼻，喉为肺之门户，而肺经恰恰就是肺与身体各个部位相联系的结构基础。

五、肺与其他脏腑的经络关系

人体是一个有机整体，肺与各脏腑形体官窍之间关系密切，功能上相互为用，病变时相互影响，其理论基础除阴阳五行外，尚与经络循行密切相关。手太阴肺经下络大肠，与手阳明大肠经互为表里，肺与大肠因经络构成脏与腑的相合关系。肝经的支脉直接注入肺中，《灵枢·经脉》曰“肝足厥阴之脉……其支者，复从肝别贯膈，上注肺”，肺经与肝经密切联系。手太阴肺经“还循胃口”，与胃有着密切联系，临床上肺、胃常互为影响，相兼而病。

六、肺经的病理变化

肺经有常有变，常则通，变则病，病则必有“病经”产生，“病经”生则经病成。在生理状态下，肺能够促进经中气血的双向流动；在病理状态下，肺之功能失常又可以影响经中气血的双向流动，产生相应的经脉病变。肺经病是以肺经气血运行不畅，气滞血瘀痹阻肺经，痰瘀胶结凝滞肺经，肺经失养损伤等为主要病理变化的一类疾病；病机以易滞易瘀、易入难出为特点；病证涉及中医“咳嗽”“喘证”“胸痹”“肺胀”等范畴，临床常伴有咳嗽、气喘、胸部憋闷等症状，与毒邪、痰瘀直接相关，多因正虚邪盛，邪正交争，邪恋不去，邪毒蕴结于肺经所致。以下论述其病机转换。

（一）肺经气血运行不畅

“肺通天气”，外邪侵袭首先犯肺，使肺气被束，肺失宣发肃降。或邪热犯肺，灼伤经脉，迫血妄行，血溢脉外而痹阻肺经。或伤于外感寒邪，经脉凝滞而痹阻，如《素问·举痛论》所言“寒气入经而稽迟，泣而不行，客于脉外则血少，客于脉中则气不通”。或湿邪留滞，胸阳不振，肺经阻滞不畅而痹阻，如《素问·痹论》云“风寒湿三气杂至，合而为痹也”。以上原因均可导致肺经运行失畅，流动灌渗动力不足，气机运行失常，宣发肃降功能失调，从而产生一系列相关症状。

（二）气滞血瘀，痹阻肺经

《灵枢·脉度》云：“气之不得无行也，如水之流，如日月之行不休。”气在经脉中运行不息，若经运不畅，便会影响气的运行而产生气机郁滞。“气为血帅，气行则血行”，气虚气滞，可致血气运行受阻，均可滞留为瘀；血瘀阻滞经脉，反过来也会加重气滞。气滞血瘀痹阻肺经是在肺经运行不畅基础上发展而来的，是由功能性病变转向器质性损伤的重要阶段，肺经痹阻引起肺脏的功能失常，产生一系列气滞血瘀的症状。

（三）痰瘀胶结，凝结肺经

痰浊与瘀血互为因果，互生互化。痰浊黏滞易阻，经脉气血流注受阻，血滞为瘀；痰浊停聚于经脉内外，阻滞肺经气机，气滞则血瘀。瘀血阻滞经脉，致使脉中之津不能经心化赤为血而郁于经中，脉外之津亦不能还流于经内而聚于脉外，郁积日久，逐渐化生痰浊；同时血瘀于经脉内外，阻滞经脉气机，气不化津，津凝而产生痰浊。痰瘀互结，阻滞肺经，又成为新的病理因素，化为“凝痰败瘀，混处经络”，蕴积成毒，败坏形体，加速气道狭窄，终致“痰夹瘀血，遂成窠囊”。痰瘀胶结，凝结肺经是脏腑气血津液功能代谢失常的进一步表现，是多种病理因素相互胶着并作用于经脉的结果，是肺经病病势深伏而进行性发展的重要环节。

（四）肺经失养损伤

气血阴阳是肺经发挥功能的物质基础，脉中气血充沛，输布渗灌正常，则脏腑得其濡养；各种原因损伤肺经，肺失所主，经脉不充，无力鼓动则痹阻。肺经痹阻日久，营卫功能失调，气血津液生化不足，气不足则血行迟缓，血不足则经脉愈发失于充养，经愈虚则邪愈滞，病气、病血加重，小疾积大。气滞津凝血停，痰浊、瘀血相搏，蕴结不解，邪气益胜，积而成毒，毒损脏腑，败坏肺经，至虚有隙，留邪更甚，险症环生，各种肺经病的最后转归均会出现此证型。

第六节　肺络与肺出血证

近年来肺络理论越来越受到重视，许多医家认为咳嗽、胸闷、疼痛、瘀血证、肺出血证、胸水、虚劳等肺系病证与肺络瘀阻有关。已有医家运用络脉理论探讨肺系难治性疾病（如肺纤维化、COPD、肺癌等）的病理机制和治疗，取得了满意的结果，证实了络病学说之肺络理论具有重要临床价值。肺络理论在肺出血证临床辨证分析中占据重要地位。

一、络脉的含义及生理功能

《内经》首次提出“络脉”这一概念。《灵枢·经脉》曰：“经脉十二者，伏行分肉之间，深而不见……诸脉之浮而常见者，皆络脉也。”络脉是经脉支横别出的分支，包括别络、浮络、孙络、五脏六腑之络。

络脉具有双向流动的特点，即络脉中的气血既能离经脉方向流动而布散于脏腑组织，又可向经脉方向流动而注入络脉，具有“双向流动”“满溢渗注”的特点。

络脉循行于体表部位的是阳络，循行于体内的为阴络，阴络多分布于体内脏腑，为“脏腑隶下之络”，随其分布区域不同而称为心络、肺络、脑络、肝络、肾络等。

络脉具有沟通表里上下，联系脏腑器官；渗灌气血，濡养脏腑组织；互渗津血，贯通营卫；保证经气环流等四大功能。其分布广泛，遍布周身内外，五脏六腑，五官九窍。络脉是一网状系统，以经脉为干，别出的络脉由大到小呈树枝状、网络状分布于体表、脏腑，将机体从内到外、从上到下构成了一个纵横交错、通达全身的系统。络脉系统包括运行血液的“脉络”和运行经气的“气络”，前者与现代医学中小血管、微血管，特别是微循环具有同一性；后者则与免疫网络高度相关，神经递质、神经肽、激素、细胞因子等信息分子及其受体不仅是神经—内分泌—免疫网络通用的生物学语言，同时也应是气络在分子水平上的生物学基础。

二、肺络理论

（一）肺络的含义

肺络有广义、狭义之别。广义之肺络，包括行于表和布于里的别络、浮络及孙络。如前贤张志聪所说：“盖络乃经脉之支别，如肺之经脉，循于鱼际尺泽臑腋之间，即其间所见之络脉，乃肺之络。”

狭义之肺络，是指布散于肺和肺系之络脉，如肺内络。肺之络脉还有血络、气络之分。血络行血属阴，循行分布于内；气络行气属阳，循行分布于外，此即张介宾所说“血脉在中，气络在外”。血络以行营血为主，濡养本脏，化生神气；气络以行气津为主，温养机体，感传信息。

（二）肺络的实质探析

1. 从分布关系及组织结构分析

肺络是由肺经支横别出的分支，从肺经分出后，又逐层细分，形成由别络至孙络的各级分支组成的网络系统，布散于肺和肺系，这其中，气络类同于肺内支气管树，气管再分为左右支气管后进入两肺，经反复分支，逐次分为肺叶支气管、肺段支气管、亚肺段支气管、细支气管，呼吸性支气管、肺泡管、肺泡囊和肺泡，肺内支气管分支达24级，管径越分越细，如同树木分枝；而血络类似于肺内微循环网络（如肺内动脉、静脉等），与肺段支气管相伴而行或走行于肺段之间。肺络经肺经主干分支细化出来的网络系统又发生着不同层次的横向联系，特别是网络的末端即孙络及孙络之间的"缠绊"，从气络角度讲，与肺内终末细支气管以下分支的具有呼吸功能的呼吸性细支气管、肺泡管、肺泡囊和肺泡非常类似；从血络角度讲，与肺内微循环网络之间的迂回通路、直捷通路、动－静脉短路具有高度相似性。

2. 从生理功能分析

肺络涵盖了气管、支气管的功能：肺络作为肺主气、司呼吸的通路，其作用与现代医学气管、支气管的通气和换气功能高度一致。肺络作为肺脏的有机组成部分，成为气体交换的场所，这与肺内终末细支气管以下分支的呼吸性细支气管、肺泡管、肺泡囊和肺泡在生理功能上也是相似的。

肺络涵盖了肺内微循环系统的功能：肺内毛细血管既可以吸收各器官转化的物质（宗气）进入血液，又可将这些物质分送到各组织并带走二氧化碳和其他代谢产物（浊气），这一功能也是气体交换的重要环节，因而毛细血管也是气体交换的重要场所。毛细血管的网状分布特性及弥散途径也为气体交换提供了重要途径。毛细血管及毛细淋巴管的通透性既保证了组织的物质交换，又在调节体内水液代谢方面有非常重要作用。这种通透性既能保证供给组织充分的物质和水，又能带走组织的代谢产物和多余水分，通过不同途径而排出体外，保证了体内代谢平衡。这种作用机制正好符合肺主通调水道的作用特点。同时，肺主通调水道的作用需要多个脏腑（脾、肾等）共同作用才能完成，与微循环系统通透性受神经、体液、脏腑局部的自动调节功能及组织液压和渗透压等诸多因素的影响是相似的。

3. 从肺的防御功能分析

中医学认为，肺主一身之气，宣散卫气，固护肌表，司开阖，防止外邪侵袭肌体。肺的生理特性是清肃，所谓清肃，即是清洁、肃清的意思，也就是肺气从太阴而行，上走息道，司呼吸，具有肃清其本身和呼吸道内异物，以保持呼吸道洁净、通畅的特性。《灵枢·本脏》称："卫气者，所以温分肉，充皮肤，肥腠理，司开阖者也。”明代孙一奎在《医旨绪余·宗气营气卫气》中言“卫气者，为言护卫周身……不使外邪侵犯也”，说明卫气具有免疫抗病、抵御外来病原侵袭的作用。

卫气循行依托于脉络，如《研经言·原营卫》称：“荣行脉中，附丽于血；卫行脉外，附丽于津。”营气、卫气即脉络之气阴阳属性的体现。“营中亦自有卫也”，营卫循脉络相偕而行，内外相贯，阴阳相随，运行于周身，无处不到。

可见肺的防御功能与肺主卫气和肺的宣降功能有密切关系。卫气乃脉络之气，肺卫循行依托肺络，肺之宣降功能以肺络为通道。可以说肺络在肺的防御功能上发挥了重要作用。

现代研究认为，呼吸道具有防御功能，一方面是非免疫性防御功能，如呼吸道黏膜上皮细胞清洁功能、气管支气管黏膜下层分泌功能及呼吸道生理结构有利于保持呼吸道通畅的功能等；另一方面是免疫性防御功能，如呼吸道的补体系统、中性粒细胞和肺巨噬细胞、溶酶菌、乳铁蛋白、干扰素及蛋白分解抑制酶等是呼吸道的非特异性免疫防御因素，以及由抗体和免疫淋巴细胞所介导的特异性免疫防御功能。而产生抗体的场所，现认为是与支气管相关的淋巴组织。另外，肺血管的内皮细胞也可能转化为具有吞噬能力的细胞。可见呼吸道内气管支气管、血管、淋巴管等都参与了呼吸道的免疫防御反应。

三、肺络的生理功能

肺络隶属于整个络脉系统，又自成一体形成肺脏的有机组成部分，除了具备承接络脉运行气血的功能外，还为肺脏功能的发挥奠定了基础。

（一）肺络是肺内气体交换、宗气生成的通路和场所，是肺主气、司呼吸功能的基础

肺主气包括主呼吸之气和主一身之气两个方面。《素问·五脏生成》说：“诸气者，皆属于肺。”

首先，肺主呼吸之气，是指肺是气体交换的场所。通过肺的呼吸作用，不断吸入清气，排出浊气，吐故纳新，实现机体与外界环境之间的气体交换，以维持人体的生命活动。《素问·阴阳应象大论》说：“天气通于肺。”在这个过程中，清气的吸入和浊气的呼出均有赖肺络为其通路，而同时肺络又是吸入之清气与体内之浊气进行交换的场所。

其次，肺主一身之气，是指肺有主司一身之气的生成和运行的作用。《素问·五脏生成》说："诸气者，皆属于肺。"肺主一身之气主要体现在宗气的生成。宗气属后天之气，由肺吸入的自然界清气与脾胃运化的水谷之精所化生的谷气相结合而生成。宗气在肺中生成，积存于胸中"气海"，上走息道出喉咙以促进肺的呼吸，如《灵枢·五味》所说"其大气之抟而不行者，积于胸中，命曰气海，出于肺，循喉咽，故呼则出，吸则入"，并能贯注心脉以助心推动血液运行，还可沿三焦下行脐下丹田以资先天元气，故在机体生命活动中占有非常重要的地位。宗气的生成以肺内络脉为通路和场所，其在全身的循行、分布，以及作用的发挥同样以肺络为通路。

（二）肺络为肺主宣发肃降功能的通路

肺主宣发，即肺脏具有向上、向外升宣布散的生理功能。肺脏以肺络为通路发挥其宣发功能。其一是通过肺的气化，使体内浊气不断排出体外。其二是使气血、津液输布至全身，以发挥滋养濡润所有脏腑器官的作用；其三，宣发卫气，调节腠理之开阖，通过汗孔将代谢后的津液化为汗液排出体外。

肺主肃降，即肃清、排出肺内毒邪与异物的作用。肺脏通过肺络发挥其肃降功能。一是吸入自然界清气；二是把肺吸入的自然界清气和脾转输来的水谷精微下行布散；三是肃清肺和呼吸道内的异物，以保持呼吸道的洁净。

（三）肺络是肺通调水道功能的通路

人体的水液代谢在生理活动中具有十分重要的作用，它主要包括水分的摄入、在体内的转输利用和排泄等几个环节，是在多个脏腑参与下共同完成的，肺是其中之一，肺调节水液代谢的作用被称为"通调水道"，主要体现在下述两个方面。一是肺主宣发，调节汗液的排泄。排泄汗液，是人体水液代谢的一部分。二是肺气肃降，使水道维持通畅。水道，即指体内水液运行、排泄的道路，实际上是肺络功能的一部分。水道的通行畅达，流通无阻，是维持水液代谢平衡的重要条件。因此，有"肺主行水""肺为水之上源"的说法。

（四）肺络是肺朝百脉、主治节功能的通路和载体

在古代，全身之脉称为百脉，肺朝百脉，即全身血液都朝会于肺。肺朝百脉的生理意义在于：全身血液通过肺络流注于肺，通过肺的呼吸功能，进行气体交换，然后再通过肺络输布全身。肺主一身之气，调节全身之气机，而血液的正常运行，亦赖于肺的敷布和调节，故有"血非气不运"之说。由此可见，气血密切相关、可分不可离，同时也说明基于“行气血”功能而将肺络分为气络和血络的两大网络系统实际是相互影响、相辅相成的。

肺的治节作用，实际上代表着肺的主要生理功能，概括起来，主要体现在四个方面：一是肺主呼吸；二是肺通过有节律的呼吸运动，协调全身气机升降运动，使脏腑功能活动有节；三是辅佐心脏推动和调节血液的运行；四是通过肺的宣发与肃降，治理和调节津液的输布、运行与排泄。而以上各种作用的发挥均有赖于肺络作为其通路和载体的功能。

四、肺络的病理变化

肺络有常有变，常则通，变则病，病则必有“病络”产生，“病络”生则络病成。在生理状态下，肺能够促进络中血气的双向流动，在病理状态下，肺之功能失常又可以影响络中血气的双向流动，产生相应的络脉病变。肺络病是以肺络运行不畅，气滞血瘀痹阻肺络，痰瘀胶结凝结肺络，肺络失养损伤等为主要病理变化的一类疾病；病机以易滞易瘀、易入难出为特点；病证涉及中医“咳嗽”“喘证”“胸痹”“肺胀”等范畴，临床常伴有咳嗽、气喘、胸部憋闷等症状，与毒邪、痰瘀直接相关，多因正虚邪盛，邪正交争，邪恋不去，邪毒蕴结于肺络所致。肺络受损亦可见于肺出血证，以下论述其病理表现。

（一）肺络运行不畅

“肺通天气”，外邪侵袭首先犯肺，使肺气被束，肺失宣发肃降。或邪热犯肺，灼伤脉络，迫血妄行，血溢脉外而痹阻肺络。或伤于外感寒邪，经脉凝滞而痹阻，如《素问·举痛论》所言“寒气入经而稽迟，泣而不行，客于脉外则血少，客于脉中则气不通”。或湿邪留滞，胸阳不振，肺络阻滞不畅而痹阻，如《素问·痹论》云“风寒湿三气杂至，合而为痹也”。以上原因均可导致肺络运行失畅，流动灌渗动力不足，气机运行失常，宣发肃降功能失调，从而产生一系列相关症状。

（二）气滞血瘀，痹阻肺络

《灵枢·脉度》云：“气之不得无行也，如水之流，如日月之行不休。”气在络中运行不息，若络运不畅，便会影响气的运行而产生气机郁滞。气为血帅，气行则血行，气虚气滞，可致血气运行受阻，均可滞留为瘀；血瘀阻滞络脉，反过来也会加重气滞。气滞血瘀痹阻肺络是在肺络运行不畅基础上发展而来的，是由功能性病变转向器质性损伤的重要阶段，肺络痹阻引起肺脏的功能失常，产生一系列气滞血瘀的症状，血瘀不行，肺络受损，可见肺出血证。

（三）痰瘀胶结，凝结肺络

痰浊与瘀血互为因果，互生互化。痰浊黏滞易阻，络中气血的流注受阻，血滞为瘀。痰浊停聚于脉络内外，阻滞肺络气机，气滞则血瘀。瘀血阻滞络道，致使络中之津不能经心化赤为血而郁于络中，络外之津亦不能还流于络内而聚于脉外，郁积日久，逐渐化生痰浊。同时血瘀于络脉内外，阻滞络中气机，气不化津，津凝而产生痰浊。痰瘀互结，阻滞肺络，又成为新的病理因素，化为“凝痰败瘀，混处经络”，蕴积成毒，败坏形体，加速气道狭窄，终致“痰夹瘀血，遂成窠囊”。痰瘀胶结，凝结肺络是脏腑气血津液功能代谢失常的进一步表现，是多种病理因素相互胶着并作用于络脉的结果，是肺络病病势深伏而进行性发展的重要环节。

（四）肺络失养损伤

气血阴阳是肺络发挥功能的物质基础，络中气血充沛，输布渗灌正常，则脏腑得其濡养；各种原因损伤肺络，肺失所主，络脉不充，无力鼓动则痹阻。肺络痹阻日久，营卫功能失调，气血津液生化不足，气不足则血行迟缓，血不足则络脉愈发失于充养，络愈虚、邪愈滞，病气、病血加重，小疾积大。气滞津凝血停，痰浊、瘀血相搏，蕴结不解，邪气益胜，积而成毒，毒损脏腑，败坏肺络，至虚有隙，留邪更甚，险症环生，各种肺络病的最后转归均会出现此证型。

第九章

肺出血证诊疗规范的建立

第一节　肺出血证的诊断

肺出血证的病位在肺，基于中医的整体理论对肺的定义范畴为肺脏本身，肺之经络，肺脏的在志、在液、在体、在窍。

肺出血证的病因既有外因又有内因，根本病机为邪损肺络，血溢脉外，病性虚实夹杂。

望诊可见的主要临床症状范围为因邪损肺络，血溢脉外，而于肺系可见出血的症状。例如，咳痰带血，咳血，吐血，咳吐浊脓，皮下出血如紫癜，鼻衄，齿衄，舌衄，喉头血肿等。

肺出血证次要临床症状为：因外因者，可见咳嗽咳痰，痰中带血，声音嘶哑，鼻塞咽痛，发热恶寒，皮肤发斑，胸痛胁痛，舌红苔黄，脉浮数；因内因者，可见神疲乏力，面色暗淡少华萎黄，唇、舌、爪甲淡白，皮毛憔悴，毛发泛黄而不泽，细长而不茂，皮肤干枯粗糙，胸闷憋喘，气短乏力，舌质淡，脉细弱。

综上所述，肺出血证的中医诊断标准为满足其病因病机而见主要临床症状者。

第二节 肺出血证类证鉴别

一、肺出血证临床常见症状鉴别

（一）鼻衄与经行衄血

鼻衄：为鼻腔出血，多由火热迫血妄行所致。其中以肺热、胃热、肝火为常见，但也可因血失统摄或阴虚火旺引起。

经行衄血：又名倒经、逆经，其发生与月经周期有密切关系，多于经行前期或经期出现，与内科所论鼻衄机制不同。

（二）齿衄与舌衄

齿衄：为血自齿缝、牙龈溢出，又称为牙衄、牙宣。胃热、肾虚是其最主要的病机，尤以胃热所致者多见。循经上炎，肺出血证则见齿衄、鼻衄。

舌衄：为血出自舌面，舌面上常有如针眼样出血点，与齿衄不难鉴别。

（三）咳血与吐血、鼻腔出血、口腔出血及咽喉出血

咳血、吐血、鼻腔出血、口腔出血、咽喉出血的相同点是血液均从口而出。

1. 咳血

血由肺及气管外溢，经口咳出，表现为痰中带血，或痰血相兼，或纯血鲜红，兼夹泡沫均称为咳血，亦称为嗽血或咯血。咳血病因病机总由肺络受损所致。感受热邪，热伤肺络，是咳血最常见的原因。其次为情志郁结，郁久化火，肝火犯肺，以及肺肾阴虚，虚火内炽，损伤肺络。咳血之血由肺而来，咳血之前多有咳嗽、胸闷、喉痒等症状，血色多鲜红，经气道随咳嗽而出，常混有痰液。大量咳血后，可见痰中带血数天；少量咳血或没有将较多咳到口腔的血吞咽入胃则粪便不呈黑色。但若肺内大血管受损可引发大咳血，极易与吐血混淆。

2. 吐血

血由胃来，经呕吐而出，血色红或紫暗，常夹有食物残渣，称为吐血，亦称为呕血。其病机概由胃络受损所致。因胃腑本身或他脏疾患的影响，导致胃络损伤，血溢胃内，以致胃气上逆，血随气逆，经口吐出，其中以暴饮暴食、饥饱失常、过食辛辣厚味，致使胃中积热，胃络受损。或肝气郁结，脉络阻滞，郁久化

火，逆乘于胃，胃络损伤。或劳倦过度，中气亏虚，气不摄血，血溢胃内。由此三种情况所致的吐血为多见，不归属于肺出血证。

3. 鼻腔出血、口腔出血及咽喉出血

咽喉指舌根后喉腔最宽处，是口腔与肺之气管、食管之间的通道，全身有许多经脉循行于此。肺开窍于鼻，鼻咽部、齿龈及口腔其他部位的出血常为纯血或随唾液而出，血量少，血色鲜红，不夹食物残渣，并有口腔、鼻咽部病变的相应症状，可归属于肺出血证。

（四）斑、疹与温病发斑、丹毒

紫斑与温病发斑皮肤斑块的表现类似，但病情、病势、预后迥然有别。

1. 温病发斑

发病急骤，常伴有高热烦躁、头痛如劈、昏狂谵语、四肢抽搐、鼻衄、齿衄、便血、尿血、舌质红绛等，病情险恶多变。

2. 杂病发斑（紫斑）

一般不如温病发斑急骤，常有反复发作史，也有突然发生者，虽时有热毒亢盛表现，但一般舌不红绛，不具有温病传变急速的特点。且紫斑隐于皮内，压之不褪色，触之不碍手。

3. 疹

疹高于皮肤，压之褪色，摸之碍手。斑隐于皮内，压之不褪色，触之不碍手。二者成因、病位均有不同。

点大成片，色红或紫，抚之不碍手的叫作“斑”，多由于热郁阳明，迫及营血而发于肌肤。形如粟米，色红或紫，高出皮肤之上，抚之碍手的叫作“疹”（但亦有不高出皮肤，抚之无碍手之感的），多因风热郁滞，内闭营分，从血络透发于肌肤。

4. 丹毒

丹毒属外科皮肤病，以皮肤色如红丹而得名，轻者压之褪色，重者压之不褪色，但其局部皮肤灼热肿痛，与紫斑皮肤无灼热肿痛有别。

肺出血的临床表现包括咳嗽咯血、胸闷、呼吸困难等症状。肺出血有多种证候，并且针对不同的证候，中医有不同的治疗方法。

二、肺出血证临床常见证候

（一）肺虚出血证

肺虚出血证是指肺气虚弱，导致肺部出现出血现象。其主要症状包括咳嗽咯血，气短乏力，面色苍白，舌淡红少津等。此证的治疗应以益气养阴，止血化瘀为主。益气养阴可选用人参、黄芪、党参等，止血化瘀可选用生地黄、熟地黄、当归、川芎等。

（二）肺热出血证

肺热出血证是指肺部有热毒，导致肺部出现出血现象。其主要症状包括咳嗽咯血，烦躁口渴，舌红苔黄，脉数等。此证的治疗应以清热凉血，止血化瘀为主。清热凉血可选用生地黄、玄参、黄连、黄芩等，止血化瘀可选用桃仁、红花、三七等。

（三）肺瘀出血证

肺瘀出血证是指肺部有瘀血，导致肺部出现出血现象。其主要症状包括咳嗽咯血，胸痛，发绀，舌紫苔黧，脉涩等。此证的治疗应以活血化瘀，止血为主。活血化瘀可选用川芎、当归、红花、桃仁等，止血可选用三七、龙胆草、蒲公英等。

（四）肺燥出血证

肺燥出血证是指肺部有燥热，导致肺部出现出血现象。其主要症状包括干咳咯血，口干唇燥，便秘，舌红少津，脉细数等。此证的治疗应以滋阴润燥，止血为主。滋阴润燥可选用沙参、麦冬、玉竹等，止血可选用三七、黄芩等。

第三节　肺出血证的治法

肺出血证不是一种病名，也不完全属于八纲辨证、六经辨证、三焦辨证中的任何单一的一种，它是张伟教授在中医整体观念指导下，通过对脏腑辨证进行深入理解，并结合其几十年的临床经验，基于肺血理论而整理得出的一种肺系病的常见病证。肺出血证是因外感邪气，损及肺络，瘀阻肺络，新血不生，或脏腑久病，肺气虚耗，气虚难以摄血以致血液不循常道，血溢于脉外，以咳痰带血，鼻衄，唾血，呕血吐脓等为主要表现的肺系病证。其根本治疗大法为补虚泻实，止血清肺。因为其病因复杂，肺出血证的表现多建立在原有的肺系基础疾病之上，张伟教授根据不同情况总结出了如下除止血法外的治疗方法。

一、宣肺法

宣肺法，又称宣白法，指宣通肺气的方法。“宣”即为宣发之义，宣发，从字面来讲是宣布和发散的意思，有向上、向外的意义。肺主宣发，是指肺气向上的升宣和向外周的布散。向上升宣，主要是排出体内的浊气和升散水谷精气于头面诸窍。向外周布散，可将由脾转输的水谷精微和津液布散到全身，以滋养脏腑、经络，充养肌肤皮毛，亦可布散卫气于皮肤肌表，使肌肤致密，毛孔开合正常，利于汗液排出和抵御外邪入侵。另外，肺的宣发作用，可使水谷精微物质贯注心脉，化而为血。“经脉流动，必由于气，气主于肺”，可见，血液运行也需肺宣发作用的协助。肺主宣散，肺气不宣则表现为咳嗽气喘，痰多胸闷，中药宜用麻黄、杏仁、桔梗、紫菀、紫苏之类宣通肺气，化痰止咳。针灸常选肺俞、中府、列缺、合谷、尺泽、风门等穴，根据疾病性质，采用不同补泻手法。

二、敛肺法

敛肺法，即收敛固涩之法，早在《内经》中就有“散者收之”的治疗原则。敛法是中医治法中的重要一环，主要用于收敛、固护正气，治疗精气涣散，正气不固，出太过而入不及的情况。按收敛的生理物质不同可分为敛气、敛阳、敛血、敛阴、敛津等；按作用脏腑不同可分为敛肺、敛肝、敛肾、敛肠等；按作用强度不同又可分为收涩、固脱。

敛肺，收敛耗散之肺气也，是据“散者收之”的原则针对肺气耗散而设。肺主气，司呼吸，肺气足则呼吸正常，气血和调。久咳久喘或久病及肺，易使肺气耗散，宣肃无力，气血津液失于布散，卫外不固，营卫失调，而出现短气乏力，气喘自汗，久咳不愈等症状。“肺欲收，急食酸以收之。”喘咳则气上，呼吸频数，足以耗散其肺气，故用酸以补肺体，收敛肺气，使肺气得敛，则诸症乃愈。需要注意的是，敛肺法有一定的适用范围，如用于肺系病后期、无痰久咳等，咳嗽初期、痰多壅盛者不宜应用，应注意避免闭门留寇。

肺与金、秋相应，秋天呈现收敛的气象。因此，肺也以收敛为其性。酸味具有收敛的作用，酸涩药物具有补肺的作用，即张介宾所说："肺应秋，气主收敛，故宜食酸以收之。肺气宜聚不宜散，故酸收为补，辛散为泻。"

中医常用治疗八法"汗、吐、下、和、温、清、消、补"中的补法主要是通过补益、滋养人体气血津液阴阳，加强脏腑功能，治疗因气、血、阴、阳不足或脏腑虚弱等引起的一系列虚损症状。敛法可以隶属于补法，而又不同于补法。补与敛可以用"开源节流"来比拟。"补"为开源，增添新的物质来填充其不足；"敛"为节流，堵塞其泄漏耗散。开源而不节流，单纯补益而不加收敛，沧海亦易枯竭，气血阴阳难补充，脏腑功能难增强。止血法亦可归属于敛法。

临床上治疗疾病很少单独使用敛法，寓敛于补为的是避免正气耗散，敛散同施，升降宣敛复合立法为的是调气使之正常运行。清代周学海在《读医随笔》中有言："凡欲发汗，须养汗源，非但虑其伤阴，亦以津液不充，则邪无所载，仍不得出也……凡辛散之剂，佐用甘酸，皆此义也。小青龙之五味子，大青龙之石膏，桂枝汤之白芍，最可玩味。"张介宾对敛法的应用提出了"虚者可固，实者不可固；久者可固，暴者不可固，当固不固，则沧海亦将竭；不当固而固，闭门延寇也"，生动形象地阐述了敛法的适用范围。中药宜用五味子、白果、乌梅、诃子肉之类敛肺止咳。针灸常选肺俞、鱼际、尺泽、手三里、中府、孔最、太冲、阳陵泉等穴。

三、清肺法

"清"在中医概念中常指代清法，清法最早见于清代程钟龄《医学心悟》，但早在《素问·五常政大论》"治热以寒……治温以清"及《素问·至真要大论》"热者寒之，温者清之"中就有所体现。

肺居胸中，其位最高，对其他脏腑有覆盖、保护作用。肺清虚而娇嫩，不耐寒热，其性情虚而喜煦润，喜润恶燥，易受内外之邪侵袭而致病，吸之则满，呼之则虚，为百脉之所朝会，又开窍于鼻，外合皮毛，故外感六淫之邪易从皮毛或口鼻而入，邪必先伤于肺而发为病；其他脏腑病变，亦常累及肺。风热袭肺，或风寒郁而化热，或肺脏火盛、热毒炽盛，或木火刑金、痰火内灼等形成肺热证。热气壅肺，肺失宣肃，临床表现为咳嗽声粗，咳痰黄稠，发热面赤，口苦咽干，渴喜冷饮，舌红绛，苔黄，脉洪数等症状。当用清肺法清泻肺脏邪热，恢复肺之宣降。

清肺者，清其热也，故又称清热法，是用苦寒或甘寒药物清除肺热的一种治法，包括辛凉解表、清泻肺热、清肺化痰、清肺凉血、清肺解毒等方法。《素问·至真要大论》有“治热以寒”“温者清之”“热者寒之”之说。凡由温、热、火、暑邪致病而形成的表热证、里热证均以此法治疗，临床多用于肺热证。热邪又有表热、里热、虚热、实热、毒热、湿热之分。对于实热证，多用苦寒清热药，如石膏、黄芩等；表热者，常用辛凉解表法，如薄荷、金银花等；里热者，常用清泻肺热法，如桑白皮、知母等；湿热者，常用清肺化痰法，如川贝母、芦根等；毒热者，常用清肺解毒法，如牡丹皮、鱼腥草等。对于虚热证，多用甘凉清热药，常用清肺养阴法，如百合、沙参等。苦寒清热之品多损及脾胃，影响运化功能，故临床中注意清法不宜久用，且大病后体质虚弱者及女性产后需慎用清法。

四、泻肺法

泻肺，即泻肺清热及泻肺中水饮、痰浊的方法，是根据“实者泻之”的治疗原则，针对热、痰、饮或三者兼夹犯肺，壅滞于肺，阻塞气机，导致肺气不降而设。泻肺法主治热邪、水饮、痰浊壅滞肺中，咳嗽，胸满喘息，甚则不能平卧。肺留伏火郁热，水饮痰浊壅滞，均以邪实为患，遏阻气机，治以泻肺为主。具体来讲，泻肺包含四层含义：泻肺清热、泻肺逐饮、泻肺逐痰、泻肺排脓。

若外感风热或风寒入里化热，内蕴于肺，肺热壅盛，或水饮痰浊上犯于肺，均可导致肺的清肃失常，可出现咳嗽、气喘、口渴烦热、舌红苔黄、脉洪数等肺热壅盛证，或咳喘痰多、咳声重浊等痰涎壅盛证，或咳嗽胸满、不能平卧、心悸浮肿等水饮犯肺证。治宜泻其肺内郁热或水饮痰浊。泻肺内郁热常选桑白皮、地骨皮、枯芩等，临床代表方剂有麻杏石甘汤（麻黄、杏仁、石膏、甘草）、泻白散（桑白皮、地骨皮、甘草、粳米）。若肺热甚，还可加枯芩、石膏、知母、鱼腥草、芦根、天花粉等。泻肺水常选葶苈子、芫花、桑白皮等，临床泻肺水代表方剂有葶苈大枣泻肺汤（葶苈子、大枣）、十枣汤（芫花、甘遂、大戟、大枣），具有泻肺行水、下气平喘、攻逐水饮的作用。泻肺痰常选用葶苈子、皂荚、射干等，临床代表方剂有葶苈大枣泻肺汤、皂荚丸。泻肺排脓常选用鱼腥草、桔梗等，临床代表方剂有千金苇茎汤、葶苈薏苡泻肺汤。

由于邪热壅肺，灼津为痰，痰热互结，遏阻气机，临床常见痰热壅肺证，故泻肺热常佐以清化热痰药，如瓜蒌、海浮石、浙贝母、天南星等，以免热去而痰留，痰留化热，使肺热更甚。临床泻肺水多用于实证，对体虚邪实非泻不可者，应先补后攻或先攻后补，抓住主次，对症用药，中病即止，以免耗伤气阴。

泻肺法临床应用较为广泛，常用于急慢性支气管炎、COPD、肺炎、哮喘、支气管扩张症并感染、肺脓肿、间质性肺疾病、肺水肿、胸腔积液等疾病的治疗。

五、补肺法

补养人体气血阴阳之不足，治疗各种虚证的方法，即是补法。《素问·至真要大论》“虚者补之”“损者益之”，指出了补法的适用范围。《素问·阴阳应象大论》言：“形不足者，温之以气；精不足者，补之以味。”虚有气虚、血虚、阴虚、阳虚等不同，故补法有补气、补血、补阴、补阳等区分，此为证治相应。肺为“华盖”，为脏腑之外卫；肺为娇脏，为清虚之体，与天气直接相通，六淫等外邪侵入，最易犯肺。肺难调而易伤，有“肺常虚”之论。外感、内伤诸多因素，均可伤及肺脏，表现为感冒、咳嗽、哮喘、肺胀、肺痿等，而致肺虚证候。肺虚亦表现为肺气不足、肺血不足、肺阴亏损或肺阳不足，临证需以补肺法治疗。

中国古代医家普遍重视扶正。因肺主一身之气，五脏之虚常由肺始，多种疾病之虚证大多可见肺虚的表现，补肺法是临床常用的治法。历代医家结合医学实践，对补肺法的应用论述颇丰。现代中医对补肺法的临床应用展开了全方位的研究，成果累累。

明清是名家辈出的时代，对补肺法的探讨和说理也达到了高峰。《景岳全书》对虚实喘证的症状做了详细描述：“盖实喘者有邪，邪气实也，虚喘者无邪，元气虚也。实喘者，气长而有余，虚喘者，气短而不续。”其认为“凡病人久嗽声哑者，必由元气大伤，肺肾俱败。但宜补肺气，滋肾水，养金润燥，其声自出；或略加诃子、百药煎之类，兼收敛以治其标，务宜先本后末，庶可保全。”并多次强调补肺：“面如枯骨，目白反视，惊跳反折，摇头吐沫，其声如鸡者曰肺痫。肺气虚者，用补肺散。”

《冯氏锦囊秘录》指出：“凡伤风久而肺气已虚，发热咳嗽，服发散药而嗽愈甚，或被发散太过者，当用收敛之剂补之。”其认为“日间嗽多，吐痰白沫”为肺气虚特征，治疗以“六君子汤加款冬、五味子”。《幼幼集成·胎病论》认为小儿先天肺气不足，特征是“肺气不足，则皮薄怯寒，毛发不生”，并描述了肺虚者的临床症状为“气逆虚鸣，面白飧泄”。

汪绮石在《理虚元鉴》中认为，“肺主皮毛，外行卫气，气薄而无以卫外，则六气所感，怯弱难御，动辄受损”，言气虚则卫虚于外，强调调理肺虚在调理体虚中的重要性。其列举了很多补益药物，如“人参大补元气，冲和粹美，不偏不倚，故在阴补阴，在阳补阳，能温能清，可升可降……治肺之道，一清、一补、一敛，故麦冬清，人参补，五味敛”。《寿世保元》列举了典型病案：“论咳嗽面白，鼻流清涕，此肺气虚而兼外邪，补中益气汤加茯苓、半夏、五味而愈。”“论咳嗽吐痰，手足时冷，此脾肺虚寒，以补中益气汤加炮姜、半夏。”并提出了补肺法的食疗方：“用白鸭一只，去五内，用薏仁、杏仁各一两，入鸭腹中。饭上蒸熟，去药只吃鸭肉，大能补肺。”

《幼科铁镜·辨肺热肺寒肺虚》提出了“肺虚”的特点和治疗方案，“肺虚，面色惨白，外无感冒，治宜用五味子、白术、白茯、陈皮、款冬花、甘草”。龚信《古今医鉴》云“肺虚肺寒，必有气乏表怯，冷痰如冰之症者。法当温补，如官桂、阿胶之类是也”，此为肺阳虚证的阴中求阳之法。《血证论》言“肺痿咳痰，取参草胶菀，以滋补肺阴”，指明肺阴是指肺的阴气，为肺痿阴虚证厘定了主要治疗药物。

《本草求真·脏腑病症主药》对肺病提出了三重用药的指导，其第三重用药为与“补土”“滋水”同用，“若使肺气空虚，而肺自嗽不已，是为金空而鸣，肺气衰弱，而气不得上升以胜，是为金衰而钝，皆当用以人参、黄芪、桔梗以为振拔，或兼白术补土以生金。惟有肺气内伤，声哑不开。是为金破不鸣，治当滋水清肺、如熟地、山药、枸杞、阿胶、天冬、麦冬、人参之类”，是金水相生之用于阴精不足证治。《血证论》则执金水相生之阳虚一端，“肺肾之阳俱虚，元气不支，喘息困惫者，则宜用保元汤加五味”。陈士铎也认为，“独肺经不可正治”，而且说“补肺必须补脾，而补脾必须补肺”，提倡“脾肺同一治”。正如《石室秘录》所言：“治肺之法，正治甚难，当转治以脾，脾气有养，则土自生金。”用脾肺双解饮治疗咳嗽喘病、呕吐泄泻。陈士铎对“培土生金”亦有所发挥，“土必得水以润之，而后可以生金。倘土中无水，则过于亢热，必有赤地千里、炼石流金之灾，不生金而反克金矣”，认为补脾时不能专补脾气，要加以滋脾阴的药物，以防生热而伤肺。

六、通肺法

肺叶娇嫩，不耐寒热，凡外邪袭人，易从口鼻、皮毛而入，首先犯肺，肺脏有病，则其主气、司呼吸功能受损，治理调节全身气血津液功能失调，易出现肺气不利、通调失司、气血运行失调、水谷精微布散失常等病理改变，临床可见咳、痰、喘、肿、呼吸困难、毛发失养、小便不利、大便秘结等诸多症状，究其缘由，皆为气机郁滞、宣降失常所致，根据“通可去滞”理论，肺系疾病治疗大法当以“通”为先，或通利，或通泻，或通调，或通达，或通透，或通补，随证变通，皆旨在祛除外邪，化除痰浊血瘀，畅达肺窍，通利血脉，使正气复，卫表固，气血调畅，肺复清虚之体、宣肃之职，气机升降自如，肺气和，则呼吸利矣。

肺为多气多血之脏，肺络作为整个经络系统的一部分，承载着经络运行气血、营运阴阳、渗灌濡养、络属脏腑肢节的作用。故而肺络病多以肺络运行不畅，气滞血瘀，痹阻肺络，痰瘀胶结，凝结肺络，肺络失养损伤为主要病理变化，病机以易滞易瘀、易入难出为特点。六淫外邪，尤其是风寒燥热等邪气内侵，或是七情内伤，或是痰湿瘀血阻滞，或是久病伤及气阴，均可损伤肺络而导致肺络病的发生，产生络虚不荣、肺络郁滞、肺络绌急、毒邪滞络、肺络瘀阻、肺络损伤及络息成积等主要病理变化，其实质则为“不通”。肺络病主要临床表现为咳嗽、咳痰、气喘、胸痛、咯血。治疗上，以“络以通为用”为治疗原则。络虚者宜通补，络痹者宜辛通。

络虚者宜通补。肺属金，主气，司呼吸；肾属水，纳气，为先天之本。先后天相辅，金水相生，阴阳相交，呼吸乃和。肺络气虚日久，母病及子，肺病及肾，肾不纳气，终致肺肾两虚，肺络痹阻。临床常表现为咳喘无力，少气短息，动则益甚，咳痰清稀，语声低怯，乏力，或自汗畏风，神疲体倦，面色淡白，耳鸣，腰膝酸软，舌淡苔白，脉弱等症。常用益气通络方如补阳还五汤、玉屏风散，中药如人参、黄芪、党参、山药等。

络痹者宜辛通。辛味通络，适用于络脉不通，气机不畅之证。《素问·至真要大论》言“辛甘发散为阳”，指出辛味具有发散之性。《本草经疏》云“五味之中，惟辛通四气”，叶天士云“气辛则通”“辛香流气”“辛香走窜”“非辛香无以入络”，故以辛治肺络痹阻。“络以辛为泄”“攻坚垒，佐以辛香，是络病大旨”，强调了辛味药对疏通络脉有重要作用。临证应用时，辛味通络多细分为辛温通络、辛润通络及辛香通络。如辛温通络法中，应用桂枝、细辛、薤白、肉桂、羌活、独活、威灵仙等辛温辛甘化阳之品，适用于阴寒凝络病证。辛润通络法即应用当归尾、桃仁、泽兰、肉苁蓉、鹿角霜等味辛性润的药物，既可辛通络脉，又可防止辛燥伤阴，适用于络脉不通并见精血失养者，即叶天士所言“议通血络润补，勿投燥热劫液”。辛香通络法中，常用药物有麝香、冰片、白檀香、小茴香、沉香、薤白、乳香等。临床应用时常辨证施治，选择合适的辛味药物，同时常配以利湿、化痰、祛风、解毒通络药物，审因论治，及时祛除络病病因即可达到通畅络脉的作用。

第四节　肺出血证分病论治

一、咳嗽之肺出血证

临床表现：干咳少痰，或痰中带血，午后或夜间嗽多，咽喉干燥，声音嘶哑，皮毛憔悴，毛发泛黄而不泽，细长而不茂，皮肤干枯粗糙，舌淡苔少，脉细无力等。

证候分析：久病阴血暗耗或失血病后，导致肺血亏虚，肺气逆于上，故干咳少痰，血属阴，故午后咳甚。肺外合于皮，其华在毛，若肺血外溢，不能输布血于皮毛，皮毛失养故见皮毛憔悴，毛发泛黄而不泽，细长而不茂，皮肤干枯粗糙，舌淡少苔，脉细无力等。外邪袭于肺卫，肺气宣降失常，阳气鼓动邪出无力，郁积于里，邪气入内，伤营动血，以致肺络受损，血溢脉外，可见发热头痛，恶风不恶寒反恶热，咳嗽咳痰，色黄黏稠难咳，或干咳少痰，咽干鼻燥，咳甚胸痛，伴血腥味或血丝，舌绛红，苔黄燥，脉洪数。

治法：疏风清肺，养血止咳。

方药：桑杏汤合四物汤加生地黄、白茅根。方中桑叶、杏仁为君药，二药配伍疏风清肺，肃降肺气，宣肺止咳；淡豆豉辛凉透散，以助桑叶轻宣发表；浙贝母清化痰热；沙参、梨皮、栀子皮，三药相伍，滋阴润燥而泻火。诸药合用，共奏清宣温燥，润肺止咳之功。辛凉甘润，透散温燥而不伤津，凉润肺金而不滋腻。当归、熟地黄、白芍、川芎滋阴养血，润肺止咳，其中当归、川芎活血行气，生地黄，白茅根凉血止血，使全方补而不滞。若见咽喉干燥者，可加石斛、麦冬、玄参等药物以滋阴润燥。

二、喘证之肺出血证

临床表现：喘促短气，动则喘甚，呼多吸少，咳吐粉红色泡沫样痰，口咽干燥，面白萎黄无华，皮肤干糙，毛发色憔，严重者可见呼吸急促，气不得续，汗出肢冷，舌淡苔白，脉细濡等。

证候分析：慢性咳嗽、肺痨等肺系病症迁延未愈，耗伤元气；或各种失血，导致肺血亏虚，气无所主，肺气上逆，心气不足，气虚以致血运失司，则见短气喘促，呼多吸少。肺血亏虚，皮毛失于滋润濡养，则见皮肤干燥或皮毛憔悴，面色萎黄无华，津血不能上承则见口燥咽干。舌淡苔白，脉细弱皆为肺血亏虚之佐证。

治法：滋阴养血，宣肺平喘。

方药：百合固金汤合太圣肃白汤加减。百合固金汤方由熟地黄、生地黄、当归、白芍、麦冬、百合、玄参、贝母、桔梗等药物组成，诸药合用共同发挥补养肺血、润肺化痰、降气平喘之功。太圣肃白汤中黄芩、金银花、石膏、栀子清泻肺热，凉血止血；浙贝母、蒲公英、瓜蒌、枇杷叶清热化痰，降逆平喘；炙麻黄、炒杏仁、桔梗宣利肺气；生甘草和中。喘促较甚者，加五味子、紫苏子敛肺平喘。若见呼吸急促，气不得续，汗出肢冷等喘脱危证者，宜急用参附汤送服黑锡丹配合蛤蚧粉等以益气固脱，镇摄肾气。

三、肺胀之肺出血证

临床表现：呼吸浅短难续，甚则倚息不能平卧，气怯声低，咳嗽，或喉中痰鸣，咳粉红色泡沫样痰，咳吐黄色脓痰，痰中带血，面色萎黄无华或面色淡白，易于感冒，舌质淡，苔薄白或白腻，脉弦细。

证候分析：肺胀痰饮内伏，则见呼吸浅短难续，甚则倚息不能平卧，咳嗽，喉中痰鸣或粉红色泡沫样痰。反复发作，缠绵难愈，耗伤气血，则见气怯声低，易感冒；热邪入里则见咳吐黄色脓痰，痰中带血；肺血亏虚，失于濡养，则见面色萎黄无华或面色淡白；气虚血瘀，则见面色晦暗，舌下脉络怒张，舌质暗，苔黄燥或白腻，脉弦弱。

治法：清肺化瘀，祛痰平喘。

方药：益气活血汤合清气化痰丸。益气活血汤方中重用熟地黄、当归、白芍、川芎滋阴养血，兼以活血；防风解表祛风；细辛、半夏合用温肺化痰；白术、党参、黄芪、淫羊藿等温补中焦，以资气血生化之源，从而纠正肺气、肺血亏虚；甘草既能止咳化痰，又可调和诸药。诸药合用，共奏养血调血，益气固表，温补肺肾之功。清气化痰丸系二陈汤去甘草、乌梅，加胆南星、瓜蒌仁、黄芩、杏仁、枳实而成。胆南星为君药，味苦，性凉，功善清热豁痰。臣药为黄芩、瓜蒌仁、制半夏，甘寒质润而性滑，长于清热化痰，黄芩苦寒，功善清泻肺火，瓜蒌仁清热化痰，二者合用，助君药以增强清肺热、化痰结之力；制半夏虽属辛温之品，但与苦寒之黄芩相配，则避其性温助热之弊，而独取化痰散结、降逆止呕之功。佐以杏仁、陈皮、枳实、茯苓，治痰者当降其火，治火者必顺其气，故佐以杏仁降利肺气，陈皮理气化痰，枳实破气化痰，并佐茯苓健脾渗湿。使以姜汁为丸，既可制半夏之毒，又增强祛痰降逆之力。苦寒与辛燥合法，清化佐以行降，气顺火清痰消。气短难续，气怯声低，易见于感冒等气虚明显者，可以配伍党参、黄芪等以健脾益气。

四、肺痿之肺出血证

临床表现：咳嗽，咳痰无力，咳吐浊唾涎沫，唾呈细沫黏稠，或白如雪，或带白丝，或咳血，或不咳，气息短，或动则气喘，面色㿠白，神疲乏力，畏寒肢冷，或全身性紫癜，舌质暗淡，苔白，脉浮无力。

证候分析：肺系疾病迁延不愈，久病耗气伤血，气血同源，子病及母，脾胃气血化生乏源，肺络失冲，肺失濡养，导致肺血亏虚，则见面色㿠白；肺气不固，可见皮下紫癜，咳痰无力，咳吐浊唾涎沫，神疲乏力，舌质暗淡，苔白，脉浮无力。

治法：补肺健脾，活血补血。

方药：补肺汤合六君子汤。补肺汤中重用黄芪、党参为君药，益气健脾，培土生金；臣以当归、丹参补血活血；桔梗、杏仁止咳平喘，宣肺祛痰；五味子收敛固涩，益气生津；佐山药、白扁豆健脾化湿，增强培土之意。六君子汤君药人参甘温，能大补脾胃；臣药白术、半夏、陈皮以健脾燥湿，白术与人参相须，益气补脾之力更强；佐药茯苓，脾喜燥恶湿，喜运恶滞，故又以茯苓健脾渗湿，合白术互增健脾祛湿之力；佐使药炙甘草益气和中，既可加强人参、白术益气补中之功，又能调和诸药。诸药相伍，重在健补脾胃之气，兼司运化之职，温而不燥，补中兼渗，为平补脾胃之良方，以滋化血之源。

五、肺痨之肺出血证

临床表现：咳嗽，咳痰，气促，呼吸困难，乏力，消瘦，午后潮热，盗汗，胸痛。在肺痨的基础上，出现咳嗽、咳痰带血或咯血，甚至咳血量多，伴有呼吸困难，是肺出血证的典型表现。

证候分析：肺痨日久，阴伤气耗，肺叶枯萎，肺络损伤，血溢脉外，而成肺出血证。其病机为阴虚火旺，血热妄行。

治法：滋阴清热，凉血止血。

方药：百合固金汤加味。百合固金汤主以甘寒，肺肾同治，金水相生，润中寓清。以熟地黄、生地黄为君，滋补肾阴亦养肺阴，熟地黄兼能补血，生地黄兼能凉血。臣药百合、麦冬、玄参，以百合、麦冬滋养肺阴并润肺止咳；玄参咸寒，协熟地黄、生地黄滋肾，且降虚火。君臣相伍，滋肾润肺，金水并补。佐以贝母、桔梗、当归、芍药，贝母清热润肺，化痰止咳；桔梗载药上行，化痰散结，并利咽喉；当归、芍药补血敛肺止咳。甘草调和诸药，且与桔梗为伍以利咽喉。诸药相合，滋阴凉血，降火消痰。如痰多加半夏、陈皮等；咳血多加茜草、白及等。

六、肺痈之肺出血证

临床表现：突然高热寒战，热甚口渴，胸痛，咳嗽，呼吸困难，痰中带有脓血，甚至可能出现咯血。同时，患者可能伴有头痛、胸闷、疲乏、食欲减退等症状，舌红，苔黄燥，脉滑数。

证候分析：热伤肺气，蒸液成痰，热壅血瘀，血败肉腐。由于邪热郁肺，蒸液成痰，邪阻肺络，血滞为瘀，而致痰热与瘀血郁结，血败肉腐化脓，肺络损伤，脓疡溃破外泄。其病理主要表现为邪盛的实热证候，脓疡溃后方见阴伤气耗之象。成痈化脓的病理基础主要在于血瘀，血瘀则热聚，血败肉腐酿脓。

治法：清热化痰，排脓止血。

方药：清肺排脓汤加大黄、黄连、黄芩。清肺排脓汤以桔梗、杏仁为君，清热化痰，利咽止咳；杏仁兼能润肺。臣药生地黄、黄芩、连翘，以生地黄滋阴清热，凉血止血；黄芩清肺热，泻火解毒；连翘清热解毒，消肿散结。君臣相伍，清热化痰，金水并泻。佐以贝母、半夏、甘草，贝母清热润肺，化痰止咳；半夏降逆止咳，化痰排脓；甘草调和诸药，且有清热解毒，润肺止咳之效。诸药相合，清热化痰，润肺排脓。大黄、黄连、黄芩，三者皆为清热泻火之品，其中大黄苦寒清热，且能攻下燥湿；黄连苦寒清热，且能泻火解毒；黄芩苦寒清热，且能利咽利尿，有清热化痰，排脓止血之效。在肺痈的治疗过程中还应当分期论治，在痈脓溃破时，蓄结之脓毒尚盛，邪气仍实，治当以排脓为主。桔梗常用为排脓的主药，可与薏苡仁、冬瓜仁、浙贝母、瓜蒌皮、桃仁等合用，且用量宜大。排脓不畅者，加皂角刺、金荞麦等。

七、肺癌之肺出血证

临床表现：肺癌早期可能无明显症状，随着病情的发展，患者可能出现持续性咳嗽、咳痰、咯血、胸痛、呼吸困难等症状。此外，可能还伴有全身性症状，如体重下降、食欲不振、乏力等。肺癌晚期可能出现恶病质症状，如极度消瘦、贫血、乏力等，舌暗，苔少，脉沉弱。

证候分析：肺癌的发病机制主要与肺气阴虚、痰热凝结、毒邪内侵等因素有关。一般来说，肺癌发病是一个由表及里、由虚及实的过程。早期，肺气阴虚，肺失宣降，痰热凝结，肺经不畅，表现为咳嗽、咳痰等症状；随着病情的发展，毒邪侵犯肺脏，肺经闭塞，肺气不通，可能出现咯血、胸痛等症状；晚期，毒邪内侵，病邪遍布全身，肺气阴虚，出现恶病质症状。

治法：扶正祛邪，化痰止血。

方药：参苓白术散合血府逐瘀汤。参苓白术散中君药为人参、白术、茯苓，人参大补脾胃之气；白术、茯苓健脾固本。以山药、莲子肉、白扁豆、薏苡仁为臣药，山药、莲子肉既能健脾，又有涩肠止泻之功，二药可助人参、白术健脾益气，兼以止泻；白扁豆、薏苡仁健脾渗湿，二药助白术、茯苓健脾助运。佐药砂仁、桔梗，砂仁芳香醒脾，行气和胃，畅达气机；桔梗宣开肺气，通利水道，并能载药上行，以益肺气而成培土生金之功。炒甘草健脾和中，调和药性。诸药相合，共奏扶正祛邪之功。血府逐瘀汤活血与行气相伍，祛瘀与养血同施，升降兼顾，气血并调，活血止血。

第十章

肺血虚证

第一节　肺血虚的含义

肺血的病理变化，包括肺出血、肺血瘀、肺血虚等，历代医家对肺出血及肺血瘀等内容的论述较多，而较少涉及肺血虚证。各种肺系疾病反复发作，缠绵难愈，日久伤及气血，或长期痰中带血，阴血暗耗，或突然大咯血，失血过多；或他脏久病，累及于肺，均可导致肺血亏虚证。

历代文献少提肺血虚证，而现代医家对其定义有不同的表述。翟华强认为，肺血虚证为肺中血液不足或肺血的濡养功能减退的病理变化。周兆山认为，肺气亏虚，不能将水谷精微及清气布散于全身以化营气，则血无以生，而致血虚，肺病日久，脉络瘀阻，新血不生，而致肺血亏虚证。曹科、文小敏认为，所谓肺血虚证是肺气亏虚，气不生血，津液不足，生血之源亏少所导致的血虚证候。邸若虹、晏飞认为，肺血虚是指由肺气虚弱，肺之宣发肃降功能失常，血之生化乏源引起的血虚证。

各医家论述肺血虚证的定义时，主要从肺气虚，气不生血；肺津不足，肺血生化乏源；肺的宣发肃降功能失常，不能正常生血；肺络瘀阻，新血不生等几个方面来论述，但上述几个方面更偏重于说明肺血虚证产生的机制，无论哪种原因，最后的结果还是导致了肺中血液不足，或肺血的功能异常，濡养功能减退。另外，临床上心血虚证、肝血虚证较为常见，心血虚证的定义是心血不足，不能濡养心脏所表现的证候；肝血虚证是指肝血亏虚，所系组织器官失养所表现的证候。笔者在综合各家论述的基础上，同时参照血虚证、心血虚证、肝血虚证的定义模式，结合肺及血的生理功能，认为肺血虚证的定义为：肺血不足或肺血的濡养功能减退，导致肺脏及其所系组织器官失于滋润濡养的病理变化。

第二节　肺血虚证存在的依据

历代医家及文献更多地强调肺主气、司呼吸及肺通调水道、肺主津的功能，所以在病理变化上则更多强调肺气虚及肺阴、肺津不足，鲜有提及肺血虚者。然而通过对中医文献的梳理及长期临床观察，我们认为肺血虚是存在的。

一、从疾病症状而言

全国高等中医药院校规划教材《中医诊断学》虽然没有将肺血虚证型单独列出来，但并不意味着完全否定了肺血虚证的存在，如该书描述了血虚证的临床表现为“面色淡白或萎黄，口唇、眼睑、爪甲色淡白”，这些血虚症状都是出现在人体面部、皮肤等。而《素问·咳论》曰：“皮毛者，肺之合也。”《素问·五脏生成》记载：“肺之合皮也，其荣毛也。”所以，人体皮部的血虚失养与肺有着极大关系。另外，在肺气虚证中有“面色淡白，舌淡苔白，脉弱”等肺血虚的见症。并且，由于气血关系密切，肺气虚可直接影响血的生成导致肺血虚。所以，肺血虚证是存在的。

二、从病机而言

脾胃虚弱，气血生化乏源，是导致血虚的重要原因。而其所导致的血虚应该是全身性的血液亏虚、濡养不足，而不仅是心血虚和肝血虚，所以肺血虚证应该存在。而且，从五行学说而言，肺属金，脾属土，土生金，脾与肺为母子关系。由“母病及子”可知，脾胃虚弱，气血生化乏源所致的血虚应对肺的影响极大，所以肺血虚证存在的可能性也极大。再者，如果是因为“心主血”“肝藏血”的重要性而相应有了“心血虚证”和“肝血虚证”，那么，肺生血、肺为血脏，故有“肺血虚证”也就不应为过。

三、从“肺为血脏”而言

《灵枢·营卫生会》：“中焦亦并胃中，出上焦之后，此所受气者，泌糟粕，蒸津液，化其精微，上注于肺脉，乃化而为血，以奉生身，莫贵于此，故独得行于经隧。”由此可知，血液首先生于肺脏，再从肺脏输布到全身，营养各脏腑组织。《素问·经脉别论》言：“食气入胃，散精于肝……浊气归心，淫精于脉，脉气流经，经气归于肺，肺朝百脉，输精于皮毛，毛脉合精，行气于腑，腑精神明，留于四脏，气归于权衡。”《中医基础理论》在论及肺的主要生理功能时对于肺“朝百脉”有这样一段解释：“肺朝百脉，是指全身的血液通过百脉会聚于肺，经肺的呼吸，进行体内外清浊之气的交换，然后再将富含清气的血液通过百脉输送到全身”。所以肺亦为血脏，肺脏多血。既然肺脏多血，当然就可能会有各种原因而导致的肺血虚证。

四、从现代医学研究而言

2017 年 3 月，《自然》杂志发表了颠覆教科书认识的一项研究：肺不仅是呼吸器官，还参与人体的造血过程，是造血器官。研究表明，小鼠体内超过一半的血小板都是在肺部生成的；而且肺不仅生成血小板，还能生成各类血细胞，包括中性粒细胞、B 细胞与 T 细胞等免疫细胞；表明肺部是大量血液祖细胞与干细胞的居住地，并且在血小板减少症和骨髓中相对干细胞缺乏的情况下，这些祖细胞可以迁移出肺部，重新填充骨髓，表明肺在人类的血液生成中也起着关键性的作用。这一观点与本团队 2013 年提出的“肺生血”“肺为血脏”的观点不谋而合，直观地印证了“肺生血”“肺为血脏”观点的科学性及先进性。这改变了既往单纯的“肺主气”“肺为气之主”的传统认识，为肺系疾病的论治提供了新的思路和方法。本团队在实验中成功建立了肺肾气虚合并红细胞及血小板减少的动物模型，以中药方剂灌胃干预后，血细胞及促红细胞生成素和促血小板生成素均有不同程度的恢复，进一步证实了肺生血。上述研究同样表明，肺生血，肺为多血之脏，肺脏多血则易于出现肺血亏虚。

张伟教授运用自拟养血益气汤（白芍、川芎、熟地黄、当归、黄芪、白术、防风、党参、补骨脂、甘草等）治疗迁延期慢性支气管炎 51 例，控显率为 82.35%，有效率为 96.1%，而不加养血药的益气固表对照组（即养血益气汤去掉具有养血作用的四物汤）控显率为60%，有效率为93.3%，且养血益气汤可改善患者肺功能，对用力肺活量、第一秒用力呼气量、最大呼气中期流量均有改善作用；亦可使患者血清免疫球蛋白（immunoglobulin，Ig）G、IgA明显增高。并通过实验大鼠观察到养血益气汤具有明显改善慢性支气管炎大鼠血液流变学，降低血栓形成，降低血小板黏附性的作用；养血益气汤与益气固表汤对实验性小鼠均有明显保护免疫器官，提高细胞免疫、体液免疫的作用，但养血益气汤的作用均明显优于后者，说明兼施养血法在提高免疫力方面的作用更加突出。张伟教授通过COPD模型小鼠观察到，大量肺泡周围的毛细血管受肺泡膨胀的挤压而退化，使肺毛细血管床大量减少。这一病理变化与中医肺血亏虚的认识是一致的，佐证了COPD患者病变过程中肺血亏虚的存在。这一实验结果提示肺血作为人体正气的一部分能够起到防御邪气的作用，且肺血虚证是存在的。

五、从历代文献记载而言

宋代陈自明《妇人大全良方》云“大便坚涩，内热日瘦，脾肺血虚也”，在解释一妇人病的病机时，指出肺血不足可能导致上述症状，可以认为是较明确提及肺血虚的文献。《医学正传》言“咳嗽声嘶者，乃血虚受热”，指出肺血虚受热而致咳嗽的特点。明代秦景明《症因脉治》中描述血虚咳嗽的病因为“形役阳亢，阴血亏损，血虚则内热，煎熬真阴，阴火日旺，肺金被克，而咳嗽之症作矣”，血虚咳嗽之症为“盗汗自汗，潮热骨蒸，下午嗽多，形体黑瘦，五心烦热，此血虚咳嗽之症也”，其脉象“左寸细数，肺阴有损，中虚脉弱，气不生血；左脉弦数，肝火煎熬，两尺细数，肾虚水竭”，血虚咳嗽之治为“血虚补血，海藏四物汤、归芎地黄汤、天地煎。虚寒之人，血脱益气，四君子汤合生脉散。虚热之人，肝肾阴虚，龙雷之火刑肺而嗽者，宜敛阴降火，家秘肝肾丸合黄芩泻白散”。清代唐容川《血证论·咳嗽》载：“血者火化之阴汁，津者气化之水液，二者本相济相养。水不济火，则血伤；血不养气，则水竭；水竭则津不润，肺血伤。”周兆山提出慢性支气管炎从血分论治的观点，认为慢性支气管炎的患者病程日久而致肺气亏虚，不能将水谷精微及清气布散于全身以化营气，则血无以生，而致血虚。另外，慢性支气管炎为患，肺气郁闭，痰血内郁肺脉，脉络瘀阻，使肺脏本身流动着的新鲜血液减少而致肺血亏虚。肺血亏虚，肺失濡养，可使肺功能衰减，临床可见呼吸短促，咯痰多有咸味，同时可见面色不华、皮肤干枯粗糙、毛发欠光泽或泛黄、眩晕、心悸等其他血虚见证。由上可知，临床上肺血虚证是存在的。

六、从历代方药而言

历代文献记载了诸多治疗肺血不足的治法和方药。元代朱丹溪《活法机要·胎产证》中的卫生汤，由白芍、当归各二两，黄芪三两，甘草一两组成，方中白芍、当归养血补血活血，黄芪、甘草补气以生血。明代张介宾《景岳全书》中载金水六君煎，方中熟地黄、当归滋阴以补肺血，半夏、陈皮、茯苓、炙甘草、生姜燥湿化痰。明代医家周之干所著《周慎斋遗书》中创制百合固金汤，方中当归、熟地黄、麦冬、芍药、生地黄滋补肺阴血之不足,《神农本草经》载当归尚可“治咳逆上气”；以玄参、百合滋养肺阴；贝母、桔梗润肺化痰；甘草调和诸药。明代李梴《医学入门》载：“阴虚喘者，血虚则阳无所依附而上奔，宜四物汤，倍芍药加人参、五味子以收之。”明代秦景明《症因脉治·咳嗽》言“血虚咳嗽之治，血虚补血。海藏四物汤、归芍地黄汤、天地煎”，明确指出肺血虚可导致咳嗽，而且详细记载了血虚咳嗽的治则及方药。明代李时珍《本草纲目》中提出了用阿胶补益肺血“阿胶之补肺血”，不仅提出了肺血是存在的，同样反证了临证时肺血虚证是存在的，并指出了肺血虚的治疗原则。所以，历代医家不仅记载了养肺补血类方剂，并明确提出肺血虚证的存在性。由以上分析，可见肺血虚证是存在的。

第三节　肺血虚证的病因

一、失血过多，新血不生

失血是引起血虚证的主要原因之一。如长期痰中带血，肺血暗耗，引起肺血不足；或突然大咯血，失血过多，新血未能及时补充，导致肺血亏虚。

二、他脏久病，累及于肺

脾、肺关系密切，五行之中肺属金，既刚强，可统一身之气，又柔润，约气运如环无端；脾属土，兼具生化、承载、受纳之功，运化水谷精微，濡养脏腑经络。土为金母，脾、肺亦成母子关系，相生、相及，密不可分。肺、脾二脏通过经脉相连，在十二经脉中，独肺脉起源于中焦，脾位于中焦，可见肺与脾关系密切；手太阴肺经与足太阴脾经同为少阴脉，同气相求，同声相应。脾为肺之母，对肺脏有着资生、促进及助长之功。脾胃为后天之本，气血生化之源，若脾胃虚弱，气血生化乏源，则脾血不足，母病及子，金失所养，则肺血亏虚。

肾藏精，为肺之子，精血同源，《医方类聚·血病门》指出“精为血之本”。久病肾精大亏，精不化血，则导致肺血不足。

三、瘀阻肺络，新血不生

血喜畅通，不通则生瘀血。各种原因均可导致瘀血阻滞肺络，瘀血内停，则新血无以化生，亦可导致肺血亏虚，宋代陈无择《三因极一病证方论》言“瘀蓄在内，使人面黄唇白”。

四、肺脏自病，生化乏源

气、血关系密切，气能生血，血为气之母；肺主气，若肺脏病变导致肺气不足，肺气虚不能化生血液，则可见肺血亏虚。肺藏津，津血互化，津血同源，肺脏病变耗伤津液，则肺血生化乏源，亦可导致肺血不足。肺阳在肺生血的过程中发挥着重要的作用，若久病肺阳虚，可引起肺的宣发、肃降、敷布水谷精微的功能失职，生血之源不足而引起肺血虚。

第四节　肺血虚证的病机特点

根据气、血、阴、津之间的关系，肺脏的生理特性及肺与其他脏腑的关系，肺血虚证的病机变化特点可以总结为以下几点。

一、肺血虚常伴有肺阴津亏耗

《血证论》载：“失血家，十有九咳。所以然者，肺为华盖，肺中常有津液，则肺叶腴润，覆垂向下，将气敛抑，使其气下行。气下则津液随之而降，是以水液四布，水道通调，肝气不逆，肾气不浮，自无咳嗽之病矣。血者火化之阴汁，津者气化之水液，二者本相济相养。水不济火则血伤，血不养气则水竭。水竭则津不润肺，血伤则火来克金。金被火克，不能行其制节，于是在下之气始得逆上。”血和津液都是由水谷精微所化生的，津血同源，津血互化，相互依存；而肺中常藏津液，肺中所藏津液是肺血化生的重要组成部分。若各种原因致肺血亏虚，不能化生津液，则导致肺中阴津不足，故肺血虚常常与肺阴津亏虚并见，兼见口燥咽干、五心烦热、颧红盗汗等，故临证在补益肺血的同时需配伍养阴生津之品，如麦冬、玄参、沙参等。

二、肺血虚常与肺气虚证并存

肺主气，司呼吸，肺为气之本，肺生血。气、血关系密切，血为气之母，血能载气、生气，为气的生成和气的功能提供物质基础，血足则气旺；血亦能载气，气存于血中，赖血之运载而达全身。《不居集》载：“气即无形之血，血即有形之气……一身气血，不能相离，气中有血，血中有气，气血相依，循环不已。”可见气、血关系密切，若肺血亏虚，无以生气，则可引起肺气亏虚而出现神疲少气，咳喘无力，动则喘甚，声音低怯等而形成肺气血两虚证。

三、肺血虚易引发肺气不降

肺为气之主，气为阳，肺为血脏，血为阴，血能载气，故肺血亏虚可直接影响肺气。《太平圣惠方》言：“夫产后虚喘者，由脏腑不和气血虚伤……血冲于肺，气与血并故令虚喘也。”《妇人大全良方》言：“因产所下过多，荣血暴竭，卫气无主，独聚肺中，故令喘也。”可见，古代医家已经认识到肺血可以滋养肺脏，涵养肺气，若各种原因导致肺血不足时，肺气无所依附而逆于上，则肺气宣发、肃降失常而见咳、喘等病变。

四、肺血虚易与他脏血虚并存

（一）肺病及脾，肺脾血虚

脾土、肺金，二者为母子之脏，脾土能生肺金。肺与脾在经络上也息息相关，脾与胃为表里，手太阴肺经起于中焦脾胃，还循胃口，说明肺、脾二脏有正经相连。肺主气，直接参与血的生成，脾为后天之本，气血生化之源。有医家认为，肺、脾同为气血生化之源，后天之本，二者相互为用；气、血、津液的生成及运行均依赖于肺、脾。肺、脾二脏生理上关系密切，病理上必然相互影响，若肺血亏虚，子盗母气，肺病及脾，则脾血不足，脾运化功能失常，生血乏源，则肺失滋润濡养，脾病及肺，在病机上形成恶性循环，最终导致肺脾血虚证的形成。

（二）肺病及心，心肺血虚

肺脏生血、行血。“心生血”“心主身之血脉”，故心、肺二脏在一身血液的生成和运行中共同发挥重要作用。同时，肺主气，藏津液，津血同源；若肺津不足，血生化乏源，不仅可导致肺血亏虚，亦可波及心，引起心血亏虚，最终导致心肺血虚的发生。

第五节　肺血虚证的临床表现

全身各脏腑、经络等都依赖于血的滋润、濡养而维持各自的生理功能，一旦肺血不足，就会出现全身或局部失于滋润、濡养，功能活动逐渐衰退等虚弱证候。正如张介宾云：“人有此形，惟赖此血，故血衰则形萎，血败则形坏，而百骸表里之属，凡血亏之处，则必随所在而各见其偏废之病。”肺血既虚，则肺脏本身及其所属组织器官失养而出现相应的临床症状，如咳嗽声嘶，干咳无痰或痰中带血，喘促气短，呼多吸少，面白无华或萎黄，唇、舌、爪甲淡白，皮毛憔悴，毛发泛黄而不泽，皮肤干枯粗糙，精神萎靡或焦虑，气短懒言，易于感冒，或见心悸多梦，或可见女性月经量少、色淡，经期后延，甚则闭经，舌质淡，脉细无力等。

一、肺血亏虚，肺脏失养

肺血不足，肺脏本身失于滋润、濡养，肺之宣发、肃降功能失常，则会出现咳嗽声嘶，气短喘促，痰中带血等症状。如《太平圣惠方》中记载了由于妇女产后血虚，肺气无所依附，出现肺气上逆咳喘、气促等。《妇人大全良方》云：“因产所下过多，荣血暴竭，卫气无主，独聚肺中，故令喘也。”可见，古代医家已经认识到肺血可以滋养肺脏，涵养肺气，若各种原因导致肺血不足时，肺气无所依附而逆于上，则肺气宣发肃降失常而见咳、喘等病变。

二、肺血不足，所络属组织器官失养

肺外合皮毛，肺血不足，会出现各种皮毛失养的症状。《灵枢·决气》言："血脱者，色白，夭然不泽，其脉空虚，此其候也。"王冰注曰"夭，谓不明而恶"，指出了血虚导致的面色、肤色及脉象的异常。《诸病源候论》载"血极，令人无颜色，眉发堕落，忽忽喜忘"，说明了血虚不能荣华颜面而毫无色泽。发为血之余，血虚不能荣发而致眉发脱落。肺外合皮毛，肺血亏虚，血少失荣而致的皮毛之见症是他脏血虚少见的。

三、肺血亏虚，魄无所藏

血为神志活动的主要物质基础。《灵枢·营卫生会》言："血者，神气也。"血液供给充足，则人体神志活动正常。《灵枢·平人绝谷》言："血脉和利，精神乃居。"人体精血充足，则精神饱满，神志清晰，意识清楚，思维敏捷。《灵枢·本神》云："生之来，谓之精……并精而出入者，谓之魄。"魄者，五神之一，指与生俱来、人所固有的本能意识、感觉和动作，在人的精神、意识和思维活动中占有重要位置。《中西汇通医经精义》言："人身血肉块然，阴之质也，有是质，即有宰是质者，秉阴精之至灵，此谓之魄。"《素问·宣明五气》云："肺藏魄。"魄既以精为物质基础，又藏之于肺，为肺血所濡养。如果肺血亏虚，则"百合病恍惚不宁，魄受扰也，魇魇中恶，魄气所掩也"。肺血不足，导致魄无所依，出现情志异常，表现为精神萎靡或焦虑，失眠，多梦，烦躁，甚至神志恍惚等。

四、舌脉变化

血虚有特征性的舌象及脉象。舌象变化方面，清代俞根初在《重订通俗伤寒论·六经舌苔》中提出"血虚，舌色多红"；戴天章在《重订广温热论》中明确指出血虚舌象为"舌苔嫩红而干，或绛底浮白，或舌绛而燥"；唐宗海在《医学见能·头证》中指出血虚的舌象为"舌淡"。脉象变化方面，《伤寒论》明确指出"阳脉浮阴脉弱者，则血虚"；南宋张锐《鸡峰普济方》提出血虚证候的脉象特点为"脉浮大"；《类经》注解《素问·刺志论》提出"脉虚血虚"；明代龚廷贤《寿世保元》提出"气虚，脉细或缓而无力，右手弱。血虚，脉大或数而无力，左手弱"；清代唐宗海在《医学见能·头证》中指出血虚的脉象为"脉虚"；

俞根初在《重订通俗伤寒论·按胸腹》中指出“轻按洪大，重按虚细者，血虚之候”；李用粹在《证治汇补》中提出血虚的脉象为“脉细无力”。

五、肺血虚的兼证

血为气之母，肺血虚无以生气，肺气不足而致肺气血两虚，又可出现神疲少气，咳喘无力，动则喘甚，声音低怯等。

若肺血不足影响宗气的生成，导致宗气生成不足，不能助心行血，出现心悸、心慌、脉细等。

津血同源，肺血虚证还可导致肺津亏乏而见无汗或少汗等症状。

若肺血虚合并肺阴虚，可见干咳，或痰少而稠，或咳嗽带血，口燥咽干，声音嘶哑，五心烦热，盗汗颧红，午后潮热，形体消瘦，舌红少苔，脉细数等。

肺血虚合并脾血虚，则可见女性月经量少、色淡，经期后延，甚则闭经。

肺血虚合并心血虚，心血亏虚，心神失养，则可见失眠，心悸，头晕，盗汗等。

第六节　肺血虚证的现代研究

现代研究表明，肺血虚患者在机体免疫功能、血液流变学、肺组织、微循环、毛发、微量元素、自由基代谢及骨髓造血功能方面均有改变，现分述如下。

一、肺组织病理变化

钱志平以乙酰苯肼溶血法建立血虚证动物模型，光镜下观察血虚型大鼠肺组织病理变化，可见肺泡壁增厚，毛细血管扩张淤血，肺泡腔内大量浆液、红细胞渗出，部分肺组织可见明显出血灶，说明血虚对肺组织影响较大。血虚型大鼠肺组织中一氧化氮和降钙素基因相关肽的含量都有显著增高，一氧化氮 / 内皮素比值明显降低，内皮素 / 降钙素基因相关肽比值显著增高。说明血虚可导致肺组织血管内皮损伤。而血虚大鼠出现的血管舒缩功能平衡失调，可能是导致血虚大鼠肺组织淤血、出血的主要因素之一。

二、毛发改变

中医认为，发为血之余，只有气血充足才能养脑滋发而使毛发润泽。血既亏则无以余，而使毛发失泽、脱落。肺外合皮毛，肺血亏虚，皮毛失养，会表现出毛发的异常。刘卫民等通过发的异常与血虚证的关系探讨，发现发的异常与血虚证密切相关，且发的异常程度与血虚证程度呈正相关，并认为可把观察发的异常作为血虚证诊断的一个标准。刘建文等借助现代科学技术中材料力学的强度、脆性测定原理及光学扫描电镜技术，研究血虚证患者头发强度及超微结构变化。结果显示，血虚证患者的头发应力强度和应变强度均明显低于正常人，其超微结构改变主要表现为毛小皮纹路紊乱、边缘不整、缺损等，为血虚证提供了一项新的客观标志。

三、血液流变学变化

血虚证患者全血比黏度（高切、低切）降低，全血还原黏度明显升高，血沉加快，血细胞比容降低，红细胞数量减少，血红蛋白含量降低，网织红细胞增多，红细胞变形能力降低。陈昌华等和石林阶等研究了肝血虚证患者的血液流变学和红细胞变形能力，肝血虚证患者全血比黏度高切、低切均降低，呈低黏血症，但还原黏度高切变率增高，血沉增高，血细胞比容降低，红细胞变形能力降低。说明肝血虚证患者不仅有“血虚”，同时，因微循环阻力增大而存在“血瘀”现象。同时，红细胞变形能力降低，易被网状内皮系统破坏，使红细胞寿命缩短。血虚证轻、中、重型与血液流变学指标的关系十分密切，其全血黏度、血细胞比容越低，则血虚证程度越重。

四、红细胞变形及微循环改变

邓成珊等通过对 74 例血虚证患者甲襞微循环初步观察发现，血虚证患者的甲襞管袢血色淡红或苍白，管袢减少、排列不整齐，畸形管袢数增多，管袢长度变短；血流断线或粒流，可见到管袢出血或淤血。另外，红细胞变形能力对维持血液流态的正常，保证脏器微循环血液的正常灌注非常重要，而血虚证红细胞变形能力降低，红细胞变形性差，则难以通过毛细血管网，从而引起微循环障碍。欧敏进一步观察了 30 例血虚证患者及 20 只血虚家兔模型的红细胞变形性，认为决定红细胞变形程度的3个因素是红细胞膜的黏弹性、细胞内液黏度、细胞几何形态，其中任何一项因素异常可影响红细胞的变形性。实验表明，无论血虚证患者，还是血虚证家兔，其红细胞变形性呈不同程度降低，原因可能与血浆脂质过氧化物水平增高及红细胞膜腺苷三磷酸酶的合成减少有关。研究还提示，血虚证患者是否贫血与其红细胞变形性无明显差异。

五、免疫功能变化

血虚与免疫功能有着非常密切的关系。血是人体正气的一部分，血虚时，人体防御功能下降，进而导致各种病邪侵入。现代医学亦证实，人体在贫血状态时，各种免疫功能均下降。免疫功能包括细胞免疫、体液免疫及红细胞免疫等。

淋巴细胞转化率、白细胞介素（interleukin，IL）-2及肿瘤坏死因子（tumor necrosis factor，TNF）活性均为反映细胞免疫功能的指标。袁栎等应用环磷酰胺造成小鼠血虚模型，观察血虚小鼠此三项指标变化，结果与正常组相比，血虚小鼠淋巴细胞转化率显著降低（$P < 0.01$），血虚小鼠分泌的IL-2活性明显低于正常组，血虚小鼠TNF活性显著高于正常组。梁春敏等观察到应用环磷酰胺造成小鼠血虚模型后，小鼠脾脏组织学结构有不同程度损伤，白髓减少，结构紊乱，巨噬细胞、巨核细胞减少。王燕平等用乙酰苯肼和环磷酰胺制备的血虚模型小鼠免疫功能低下，主要表现为T细胞增殖能力下降，即T细胞免疫功能降低（$P < 0.05$）。杨耀芳等应用环磷酰胺建立小鼠血虚动物模型，随着血虚模型的形成，小鼠的红细胞C3b受体花环率下降，血清抗心磷脂抗体（anticardiolipin antibody，ACA）、ACA-IgG、ACA-IgA含量明显升高，体重下降及脾脏、胸腺重量减轻。以上结果均表明，血虚与免疫功能有非常密切的关系。

六、自由基代谢变化

正常情况下，机体的抗氧化酶能不断清除代谢过程产生的自由基。血虚状态下，能量代谢受阻，新陈代谢降低，超氧化物歧化酶（superoxide dismutase，SOD）活力下降，使机体清除自由基的能力降低，自由基在体内增多。陈如泉等研究显示，血虚证患者和动物模型红细胞的SOD活力均降低，脂质过氧化物（lipid peroxide，LPO）含量升高。方邦江等研究表明，血虚证患者全血谷胱甘肽过氧化物酶活力及血硒含量降低，且二者的降低呈正相关。在动物实验中，通过对血虚证模型家兔的治疗，显示补血方剂具有增强红细胞免疫功能，改善自由基代谢，使 SOD 活力提高，LPO 水平下降，同时红细胞的变形性得到改善。

七、激素及神经递质变化

肝血虚证患者出现多种激素分泌紊乱的现象，包括血浆降钙素基因相关肽和醛固酮升高，心钠素降低。心钠素的降低和醛固酮的升高，用以维持肝血虚证患者机体相对恒定的循环血量及保持机体内环境相对稳定；血浆降钙素基因相关肽含量的增高可使血管扩张，外周阻力下降，以改善肝血虚证患者血液有形成分减少后机体组织细胞的有效灌注；血浆去甲肾上腺素、肾上腺素降低，表明其外周交感 – 肾上腺髓质系统功能减退；血清甲状腺素降低，提示机体代谢率降低，组织器官供能不足；血浆血栓素 B2 升高，6– 酮 – 前列腺素 F1α 降低，二者比值升高。血栓素 A2 与前列腺素 I2 具有相反的生理作用，在维持组织的正常灌注及血流畅通方面起重要作用。血虚证时，前者的升高和后者的降低可能与血虚证氧自由基产生过多有关。王蕾认为中医的肝调节血量是通过体内的这两种血管活性物质的平衡而实现的。肝血虚证患者血浆血栓素 A2 升高和前列腺素 I2 降低，同时扩张血管的血浆降钙素基因相关肽含量增高，提示肝血虚证存在调节血管活性物质的紊乱。

八、微量元素变化

微量元素有广泛的生理功能，参与体内多种酶的合成、催化和代谢过程。陈如泉等对 30 例血虚证患者的多种血清微量元素进行了检测，结果表明，血虚证患者血清中的铜、锌、铁、镁、锰、钙和硒水平显著下降。其中具有刺激或参与造血功能的铜、锌、铁元素的缺乏，反映出血虚状态时造血系统的造血功能可能受到影响。与上述结论稍有不同的是，方邦江的研究提示血虚证时血清硒的含量明显降低，而血清锰的含量却显著上升，并认为硒作为机体的抗氧化剂，其含量减少可导致自由基清除力减弱，促使血虚证的形成和发展。柴琳等通过临床试验发现，血虚证患者全血微量元素铜、铁、锌均较对照组低（$P < 0.05$），气虚证患者全血中铜较对照组升高，铁、锌较对照组降低。

九、骨髓造血系统变化

（一）血虚证与骨髓造血细胞

梁毅等用免疫介导法制出的小鼠血虚模型，其骨髓红系祖细胞［红系集落形成单位（colony-forming unit-erythroid，CFU-E）、红系爆式集落形成单位（burst-forming unit-erythroid，BFU-E）］和粒单系祖细胞［粒巨噬细胞集落形成单位（colony-forming unit-granulocyte/macrophage，CFU-GM）］在体外培养环境下其集落形成均显著减少，与骨髓有核细胞数下降呈一致性，反映出骨髓造血功能的衰竭。其发病机制可能在于：电离辐射直接损害造血干细胞，使之有源于脾集落形成单位（colony-forming unit-spleen，CFU-S）阶段的造血生成能力缺陷；体内产生了有造血抑制效应的细胞及血浆抑制活性物。而应用中药复方地甘口服液（由大剂量的炙甘草、熟地黄等组成）、四物口服液对免疫介导的血虚小鼠模型进行治疗，然后对小鼠的骨髓细胞体外培养，发现两种复方均能促进CFU-E、BFU-E、CFU-GM集落的形成，表明两种口服液均能使损伤的骨髓造血干细胞继续分化与增殖，从而改善骨髓的造血功能。但是，用不同浓度的复方及不同组合的配方灌服受损小鼠，其骨髓培养效果存在一定差异。100%浓度的复方地甘口服液治疗组小鼠骨髓细胞体外培养CFU-E、BFU-E、CFU-GM集落的形成明显多于200%浓度组及四物口服液组。综合放血血虚证小鼠模型体外培养CFU-E、BFU-E、CFU-GM集落形成亦呈明显下降，但各治疗组均有良好的治疗效果，不存在差异。分析上述原因可能是多重复合因素激发体内产生过多的具负调节影响的细胞因子或影响到造血干细胞的质素，从而使其体外分化增殖的效率下降。研究还表明，针对综合放血做出的血虚小鼠模型，复方地甘口服液（两种浓度）和四物口服液均有良好的治疗效果，不仅能有效改善体征、红细胞计数及骨髓有核细胞计数，还能明显恢复其造血干细胞的分化，增强功能，使骨髓细胞体外培养CFU-E、BFU-E、CFU-GM集落形成恢复正常水平。

（二）血虚证与骨髓造血微环境

梁毅的研究还表明，免疫介导血虚证模型成纤维细胞集落形成单位（colony-forming unit-fibroblast，CFU-F）形成缓慢，数量明显减少，维持时间短，形态有异常，甚至存在形成缺陷；其基质层对正常小鼠骨髓细胞CFU-GM的生长支持力明显下降，而经两种不同中药复方治疗后，表现为复方地甘口服液组小鼠

CFU-F 集落形成显著增加，优于四物口服液组，且对正常小鼠骨髓细胞 CFU-GM 的支持力明显高于四物口服液组。综合放血血虚证模型在 CFU-F 集落形成上则表现为异常增多，同样也存在形态异常及存活时间短等，对 CFU-GM 的支持力并不随其 CFU-F 集落的增多而增强；复方地甘口服液和四物口服液对综合放血血虚模型效果良好，均可使异常增高的 CFU-F 集落数恢复到正常范围内。

第七节　肺血虚与肺系病的相关性

一、肺血虚的显性与潜性

肺血不足则血的营养和滋润作用减弱，可引起全身或局部症状，并从各个方面表现出来，根据显现症状的多少，肺血虚有显性和潜性之分。显性者即表现为面白无华或萎黄，唇、舌、爪甲淡白，皮毛憔悴，毛发泛黄而不泽，细长而不茂，皮肤干枯粗糙，精神萎靡，气短懒言，咳嗽，喘，哮，舌质淡，脉细等；而潜性肺血虚者没有明显的血虚症状或体征，或仅有轻度的肺血虚表现，单从症状上难以判断，但可以从年龄、病史、病程等方面加以分析判断。

刘卫民等对 3 312 人进行了血虚证的流行病学调查，结果表明，在年龄分布上，不同年龄组均可发病，但在 49 岁以上群体，其发病率则明显增加，体现出年老之人体质渐弱，气血不足，更易患血虚证。肺系疾病如肺间质纤维化、COPD、肺癌等亦多见于中老年人，且病程较长，反复发作，迁延不愈。中老年人原本即体质渐弱，气血不足；且肺系疾病病程较长，久病多虚，耗气伤血，导致肺血不足；久病多瘀，久病入络，瘀血阻滞肺络，导致肺脏本身流动着的新鲜血液减少而致肺血亏虚；且瘀血阻滞，新血不生，亦可导致肺血不足。上述诸因素所致的肺血亏虚皆属于潜性肺血虚证。

二、肺血虚与临床

（一）肺血虚与感冒

血虚感冒在临床上并不少见，是由各种因素形成血虚，而后复感风寒所致。

患者症状以头痛身热，恶寒无汗，舌淡苔白，脉虚缓常见。《灵枢·营卫生会》说“夺血者无汗，夺汗者无血”，汉代张仲景《伤寒论》又言“亡血家，不可发汗”，故血虚感冒立法以养血解表为原则。杨章福分析了237例虚证感冒，其中，血虚型占16.24%。《素问·刺法论》云：“正气存内，邪不可干。”血是人体正气的一部分，起着防御外邪侵入的作用，肺血充足，则卫外固表之功正常，邪无外袭之机。如果因产后、术后失血过多，或女性月经失血过多，或久病失于调摄，或用脑过度而使阴血消耗太过，或素体脾胃亏虚，化源不足，或气滞血瘀造成阴血亏虚，复感外邪，则导致血虚感冒的发生，表现为身热头痛，微恶风寒，无汗，唇甲苍白，面色萎黄，舌淡苔白，脉浮无力或脉芤。多以《外台秘要》葱白七味饮加减治疗。方中葱白宣通阳气，解散表邪，为君药；葛根能升清阳之气，又有清热生津之效，一方面助葱白宣散表邪而通阳，一方面又可以生津养阴以助阴血之恢复，为臣药；佐以麦冬、干地黄滋补肺肾之阴血，血得濡养滋补则正气不虚，邪自可解；淡豆豉、生姜辛散表邪，既助葱白、葛根解表，又可防麦冬、干地黄滋阴敛邪。综观本方，滋阴而不敛邪，解表又可养血，诸药合用，可达养血解表之功，对于血虚感冒尤为合适。亦可辨证选用正柴胡饮、四物汤加解表药等治之。

张琳运用葱白七味饮加减治疗1例血虚感冒的患者，疗效显著。患者女性，47岁。1996年11月7日初诊。形体消瘦，面色晦暗，睑结膜、唇、甲均色淡，脉浮细无力，舌淡苔白。近因外感而头痛发热，体温37.8℃，恶寒无汗，头晕心慌，咳痰不爽，偶吐黄色痰。咽不痛，无充血，心肺听诊未见异常。贫血病史近20年，红细胞常在3.0×10^{12}/ L以下，血红蛋白多不足100 g/L。有痔疾，时便血。患者诉称，以往也常感冒，多采用西药治疗，往往缠绵月余始瘥，故甚惧怕感寒。近闻中医治外感，法简药廉效速，特来一试。诊断其为血虚感冒，治以养血解表兼清热止咳，投方葱白七味饮加味。葱白30 g，生地黄12 g，淡豆豉10 g，麦冬10 g，葛根15 g，生姜6 g，金银花15 g，连翘10 g，黄芩10 g，荆芥10 g，紫苏叶10 g，杏仁9 g，瓜蒌皮10 g。水煎服3剂，汗出而病愈。

（二）肺血虚与咳嗽

久病或失血后，肺血亏虚，肺金失养，肺肃降无权，肺气上逆而见咳嗽无力，声低息微等。古代医家对血虚咳嗽的临床特点、治则、方药都进行了详尽的论述。

《丹溪心法·咳嗽》中载“治咳嗽声嘶者，此血虚火多”，用“青黛、蛤粉。上为末。蜜调，噙化”，明确提出肺血虚所致咳嗽的特点，并列出了相应的方药，说明了血虚咳嗽在临证时是可以见到的。《明医杂著·咳嗽》言“咳嗽者……治法须分新久虚实……气虚则补气，血虚则补血，兼郁则开郁，滋之、润之、敛之，则治虚之法也”，明确提出用补血的方法治疗肺血虚所致的咳嗽，并指出了常用药物，如“若咳嗽久肺虚，滋气补血，加人参、黄芪、阿胶、当归、生姜、天门冬、款冬花、马兜铃、芍药之类”。

明代秦景明《症因脉治》明确提出血虚可致咳嗽，提出“血虚咳嗽”之名，并对“血虚咳嗽”之“症”“因”“脉”“治”进行了详细论述，“盗汗自汗，潮热骨蒸，下午嗽多，形体黑瘦，五心烦热，此血虚咳嗽之症也”“血虚咳嗽之因，形役阳亢，阴血亏损，血虚则内热，煎熬真阴，阴火日旺，肺金被克”“血虚咳嗽之脉，左寸细数，肺阴有损，中气虚弱，气不生血；左脉弦数，肝火煎熬，两尺细数，肾虚水竭”“血虚咳嗽之治，血虚补血，海藏四物汤、归芍地黄汤、天地煎”。

清代《冯氏锦囊秘录》中分析虚嗽有二，其中“夜嗽多口渴，痰不易出发热，为血虚”，治疗宜“六味地黄料加麦冬、五味子”。清代景冬旸《嵩厓尊生书》指出血虚咳嗽特点为“日轻夜重”，治疗宜“二陈加当归”。均指出了血虚咳嗽日轻夜重的临床特点及常用方药。

当代名医岳美中详细论述了血虚咳嗽的治疗：“凡属阴虚血少，或脾胃虚寒之辈，最易感冒致嗽。但察其脉体稍弱，胸膈无滞，或肾气不足，水泛为痰；或心烦呕恶，饥不欲食，或年逾六旬，血气渐弱，而咳嗽不能愈者，悉宜金水六君煎加减主之。”

目前临床上较少提及肺血虚型咳嗽，可能与肺气虚、肺阴虚证型相比，肺血虚型咳嗽临床较少见有关。刘伟观察了 55 例咳嗽患者，其中肺血虚型咳嗽 6 例，占 10.90%，肺阴虚型 25 例，占 45.45%，肺气虚型 19 例，占 34.54%。且肺血虚证较少单独出现，多与他脏血虚证并存，如肺脾血虚、心肺血虚等。笔者以“血虚咳嗽”“血虚 + 咳嗽”为关键词，在中国知网检索了自 1972 年以来的相关文献，结果只检索到 2 篇，其中一篇是关于当归固血口服液申请专利的文章。虽然肺血虚型咳嗽少见，但临床上确实存在，所以临证时应重视血虚咳嗽的辨证论治。

（三）肺血虚与支气管哮喘

支气管哮喘是呼吸内科临床常见病症之一，其病因病机历代医家多责之于痰，如朱丹溪说“哮喘专主于痰”；而虚多责之于肺气虚、脾气虚，肾阴虚、肾阳虚。

我们在前期的研究中提出了肺生血、肺亦为血脏、肺血虚的存在性及血虚从肺论治等观点，根据临床实践及历代中医文献记载，发现肺血虚亦可导致哮喘的发生，从而丰富了支气管哮喘的中医病机理论。

对于血虚致哮，历代医家亦多有论述。宋代王协中云“哮喘一证，古无良方，盖因其病有痰有火，有血虚，有真阴涸竭。若竟消痰清火，病未减而元气日亏”，提出了血虚、阴虚也可致哮喘的发生。《太平圣惠方》中明确提出肺血亏虚，气无所主，独聚肺中，升降不利则为咳、喘的观点。《医学入门》云“阴虚喘者，血虚则阳无所依附而上奔，宜四物汤倍芍药，加人参、五味子以收之”，不仅指出了血虚致喘的机制，还明确了治疗的方药。清代沈金鳌《杂病源流犀烛》对血虚致哮论述较详尽，肺血虚病以四物汤为主，对血虚挟火热，喘咳声音嘶哑者，用芩连四物汤；气血两虚，喘咳短气者，用宁肺汤；肺肾亏虚，血不荣金，相火内动，患者自觉有热气从脐下上冲于肺而喘不休者，用四物汤加知柏、麦冬、五味子，配用六味地黄丸以滋肾润肺，引火归原。唐容川《血证论》中载“血虚则火盛津伤，肺叶痿而不下垂，故气不得降，喘息鼻张，甚则鼻敞若无关阑”，指出血虚致哮的病机和临床症状。肺血虚导致哮喘的病机变化如下。

1. 肺血虚易引起肺气不降

肺为气之主，气为阳，肺为血脏，血为阴，血能载气，故肺血亏虚可直接影响肺气，导致气无所附而逆于上，则肺气宣发肃降失常而哮喘作。《内经》已经认识到肺血可以滋养肺脏，涵养肺气，肺血充盈，气有所主，则肺的宣发肃降功能正常，可见肺脏得到血的滋润濡养才能保持其肃杀之性。《妇人大全良方》中记载“因产所下过多，荣血暴竭，卫气无主，独聚肺中，故令喘也”，唐容川《血证论》中载“血虚则火盛津伤，肺叶痿而不下垂，故气不得降，喘息鼻张，甚则鼻敞若无关阑”，均指出血虚致哮，并描述了其临床症状。可见临床上多种原因致肺血不足，血不养金，则气无所主，肺气上逆，宣降失常则导致哮喘发作。若肺血充足，则可濡养肺络，涵养肺气，从而增强肺主气的功能。

2. 肺血虚易致外邪侵袭

外邪侵袭是诱发哮喘发作的一个重要原因，如何防邪成为预防哮喘发作的重要一环。《内经》云“正气存内，邪不可干”，血是人体正气的一部分，起着防御外邪侵入的作用，肺血充足，则卫外固表之功正常，邪无外袭之机。如果产后、术后失血过多，或女性月经失血过多，或久病失于调摄，或用脑过度而使阴血消耗太过，或素体脾胃亏虚，化源不足，或气滞血瘀造成肺血亏虚者，则易于感受外邪而导致支气管哮喘的发生。另外，血虚日久，血枯不荣，无以充脉，则脉道涩滞、血行不畅而形成瘀血，瘀血夹痰阻于气道，则气道挛急而导致哮喘发作。

3. 血虚生风，易受外邪引动而发病

久病或素体阴血亏虚，则血虚生风，阴虚风动而内风上扰，摇钟而鸣。先有虚风内伏易感之体，易受外邪引动，外邪袭肺，外邪引动内风上扰于肺，肺失宣降，气不布津，聚液生痰，风盛痰阻，气道挛急。栗庆林等自拟乌蛇蜂房四物汤（四物汤加乌梢蛇、蜂房、蝉蜕、僵蚕、丹参、麻黄）加减治疗血虚生风型缓解期哮病。方中以四物汤养血柔肝，活血化瘀，血行风自灭；乌梢蛇、蜂房、蝉蜕、僵蚕祛风解痉；丹参助四物以养血活血；麻黄平喘。诸药合用，气血盈畅，阴阳调和，风祛喘平，临床疗效颇佳。

另外，血虚日久，血枯不荣，无以充脉，则脉道涩滞、血行不畅而形成瘀血，瘀血夹痰阻于气道，则气道挛急而导致哮喘发作，正如清代唐容川在《血证论》中言“盖人身气道，不可有塞滞。内有瘀血，则阻碍气道，不得升降，是以壅而为咳。气壅则水壅，气即是水故也。水壅即为痰饮，痰饮为瘀血所阻，则益冲犯肺经……是以倚息不得卧也”，指出痰瘀互结乘肺而发为喘促的病机变化。

4. 现代临床对肺血虚所致哮喘的认识

据近年来的文献报道，在治疗支气管哮喘时，适当运用补血法，以熟地黄、当归等养血药治之者屡见不鲜，并收到满意疗效。张建明提出“哮喘有因血虚论”，认为哮喘也不乏血虚者，并提出养血之品治之，量皆以重为宜。张伟认为，在支气管哮喘临床治疗中适当应用养血法可显著提高临床疗效，并经临床及动物实验证实，养血方（当归、熟地黄、白芍、川芎）具有显著提高血清 IgG、IgA 水平，明显改善用力肺活量、第一秒用力呼气量、最大呼气中期流量的功能。李娜通过研究支气管哮喘证素分布特点，指出女性哮喘与血虚的相关性高，可能与“女子以肝为先天”有关。关杉指出，支气管哮喘病性证素集中分布于气虚、阳虚、阴虚、血虚及痰、湿、饮、水停周围。可见血虚，尤其肺血虚，在支气管哮喘的发病过程中是存在的，亦是引起支气管哮喘的原因之一。

因此，血虚致哮这一病机应该加以重视，既可以丰富支气管哮喘的病机学说，又为其治疗提供了新的方法及思路，从而提高其临床疗效。

（四）肺血虚与 COPD

中医学对COPD病机的认识，着眼于气分失调者众，而探究其血分失常者鲜。COPD 的慢性迁延期多属正虚邪实，其正虚除肺、肾阳气不足外，还存在肺血亏虚这一重要病机。肺为血脏，具有生血的功能，而 COPD 患者病程较长，反复发作，日久伤正，肺气亏虚，不能将水谷精微及清气布散于全身以化营气，则血无以生，而致血虚。另外，COPD 为患，痰、瘀内停，肺气郁闭，妨碍新血生成，亦可导致肺血不足。张伟教授观察到，COPD 患者大量肺泡周围的毛细血管受肺泡膨胀的挤压而退化，使肺毛细血管大量减少。这一病理变化与中医肺血亏虚的认识是一致的，佐证了 COPD 患者病变过程中肺血亏虚的存在。“血为气之母”，肺血亏虚，血不濡气，亦可使肺、肾之气更虚，互为因果，恶性循环，从而使病情加重；肺血亏虚可导致机体防御能力降低，易致外邪侵袭，而导致 COPD 反复急性加重。另外，临床上部分 COPD 患者没有明显肺血亏虚的见症，但由于COPD 多见于中老年人，发病率与年龄增加呈正相关，且一般病程较长，反复发作，所以会存在潜性肺血不足的病机变化。因此，临床上对于 COPD 的治疗，除补益肺肾外，还要重视养血法的应用，肺血充盛，则肺体得养，又可濡养肺气，为虚损的肺脏提供物质基础，从而增强肺主气的生理功能，加速 COPD 的痊愈。

张伟教授运用自拟养血益气汤（白芍、川芎、黄芪、党参、熟地黄、当归、防风、补骨脂、白术、甘草等）治疗迁延期慢性支气管炎 51 例，控显率为 82.35%，有效率为 96.1%，而不加养血药的益气固表对照组（即养血益气汤去掉具有养血作用的四物汤）控显率为 60%，有效率为 93.3%，且养血益气汤可改善患者肺功能，对用力肺活量、第一秒用力呼气量、最大呼气中期流量均有改善作用；亦可使患者血清 IgG、IgA 明显增高。通过实验观察到养血益气汤具有明显改善慢性支气管炎大鼠血液流变学，降低血栓形成，降低血小板黏附性的作用；养血益气汤与益气固表汤对实验性小鼠均有明显保护免疫器官，提高细胞免疫、体液免疫的作用，但养血益气汤的作用均明显优于后者，说明兼施养血法对提高免疫力作用更加突出。马坤认为 COPD（寒喘）患者存在着血虚血瘀、卫外不固、肺肾阳虚的病机，确立了养血活血、益气固表、温补肺肾的治法，拟养血益气汤进行 COPD 的防治，结果表明，养血益气法能有效缓解 COPD（寒喘）患者的临床症状，提高生活质量。实验研究表明，养血益气汤能够纠正 COPD 大鼠体内的免疫失衡，降低 TNF-α 和 IL-8 含量水平，进而抑制炎症反应。田梅应用四物合二陈汤加味治疗 COPD 稳定期属肺血亏虚、痰瘀内停者，结果显示，四物合二陈汤加味能显著改善 COPD 患者的症状、体征，CAT 量表评分、改良版圣乔治呼吸问卷评分、6 分钟步行距离等，并能提高 COPD 患者的第一秒用力呼气量水平。

可见，在 COPD 的发病过程中存在肺血亏虚的病机变化，以潜性变化为主，故临床治疗时适当配伍养血法可提高疗效，促进疾病恢复，减少急性发作次数。

（五）肺血虚与肺间质纤维化

肺间质纤维化是以进行性、不可逆性的肺泡结构破坏为特征，最终导致肺功能丧失和呼吸衰竭的间质性肺疾病。临床以逐渐加重的呼吸困难、限制性通气障碍伴弥散功能降低、低氧血症及双肺弥漫性病变和肺功能不可逆性下降为特征，严重威胁人类健康和生命，预后不良。根据肺间质纤维化的病机变化特点及临床表现，其归属于中医学“咳嗽”“喘证”“肺痿”“肺痹”“络病”等的范畴，历代医家对其病机及治法的认识虽然不一，但多认为其病机不外乎痰、虚、瘀、毒等方面，治疗上亦多从补虚、化痰、活血通络、清热解毒等入手。其中的“虚”，历代医家多认为以肺、脾、肾脏的气、阴亏虚为主，而较少提及肺血虚证。作者认为，在肺间质纤维化病程的各个阶段中均有不同程度的肺血虚病理变化的存在。

1. 肺间质纤维化初期

《素问·刺法论》云“正气存内，邪不可干”，《灵枢·口问》说“故邪之所在，皆为不足”，因此，虚是疾病发生的主要内在基础，人体正气亏虚，抗邪无力，病邪得以乘虚侵袭则发病。由此可见，疾病的发生均是由正气虚弱，机体无力御邪所致。故正虚邪袭，肺失宣肃是肺间质纤维化发生的起始病机，其主要病因为反复感受六淫或时邪、先天禀赋不足。作为人体正气一部分的肺血具有濡养肺脏、涵养肺气、维持肺的宣发肃降之功，从而起着防御邪气入侵的作用。现代研究证实，血虚证存在不同程度的免疫功能低下或紊乱，而补血方药则可增强或改善机体的免疫功能。如张文卓指出，参红补血颗粒可以增加血虚证动物血清中 CD3（识别性 T 细胞）、CD4（辅助性 T 细胞）、CD8（杀伤性 T 细胞）、IL-2、IL-6、TNF 的表达水平。提示参红补血颗粒对血虚证动物的免疫功能有明显的促进作用，其机制可能与调节多种与免疫功能相关的细胞因子有关。若肺血充盛，肺体得养，则肺具有清肃之性，可保持呼吸道不受邪气侵袭，六淫、时邪无侵袭之机。若肺血亏虚，肺体失养，机体免疫功能低下，则肺外因素（如肺部感染、吸入粉尘、放射性损伤等）可直接侵袭肺脏，肺外因素（如免疫异常、药物化学作用)、他脏病变等均可影响肺，导致肺失宣肃，引起肺间质纤维化的发生。

2. 肺间质纤维化慢性迁延期

此期为肺泡炎症逐渐减弱，成纤维细胞异常增殖，且凋亡抵抗，细胞外基质大量分泌，逐渐向间质纤维化演变的过渡时期。其病机特点为正虚邪实，虚实夹杂。正虚表现为肺阴血亏虚，络脉不荣，邪实主要为痰瘀阻滞肺络。《灵枢·天年》谓“血气虚，脉不通”，肺血亏虚，脉道失濡，则脉道干涩，血之运行失于流畅，日久血枯停留于局部成瘀。瘀血形成后又阻碍新血的化生，使肺血愈虚，正如《血证论》云“瘀血不去，新血且无生机，况是干血不去，则新血断无生机”，可见肺血虚与肺血瘀互为因果，形成肺血不足、血行瘀滞的病机变化。“血不利则为水”“血积既久，亦能化为痰水”，瘀血形成后，津液运行不畅而生痰，痰瘀互结，深伏、凝结、痹阻肺络，终至因虚致实、因实致虚、虚者更虚、实者更实的恶性循环，导致肺间质纤维化反复发作，缠绵难愈。另外，肺间质纤维化病理过程中的肺泡壁增厚，渗出物机化，肺泡变形闭锁，间质中的纤维组织收缩及毛细血管数量减少，影响血液循环等的病理变化与中医学肺血亏虚、痰瘀阻络的病机相似。

3. 肺叶枯萎期(肺间质纤维化晚期)

肺间质纤维化晚期表现为肺泡壁破坏，蜂窝肺形成，中轴间质增粗及小叶内间质增厚混合存在，肺功能下降，肺活量及肺总量较前明显减少，肺体积减小、肺组织弹性降低，这与肺痿的肺叶枯萎并痿弱不用是相吻合的。《临证指南医案·积聚》中有言“百日久恙，血络必伤”，肺间质纤维化病程迁延日久，反复出现急性加重，久病肺脏虚损，不能化生血液，血液生化乏源则肺血亏虚；且久病伤正，耗伤肺血，亦可导致肺血不足；肺间质纤维化患者长期反复应用糖皮质激素，而中医学认为糖皮质激素为辛热之品，属“壮火”范畴，“壮火食气”，煎灼阴津，耗伤正气，津血同源，津枯肺燥，肺血生化乏源则肺血亏虚；气血相依，肺气虚损，则肺血无以化生。肺间质纤维化晚期病位亦由肺及脾、肾。肾藏精，精生血，脾胃为气血生化之源，肺间质纤维化后期肺、脾、肾俱虚，亦可导致血液生化无源，加重肺血亏虚；肺有生血之功，肺间质纤维化晚期肺结构破坏，肺泡数量明显减少，肺化生血液功能降低，使肺血愈虚。肺以血为体，以气为用，肺得血的滋润濡养方能保持其肃杀之性，肺间质纤维化晚期，肺血虚损，则气无所主，独聚肺中，肺气不降，肺气上逆，而见呼吸困难加重、呼吸浅而快、动则气短、喘促、干咳等症状，正如唐容川《血证论》中所载“血虚则火盛津伤，肺叶痿而不下垂，故气不得降，喘息鼻张，甚则鼻敞若无关阑”。治疗上宜补肺生血兼以肃肺平喘，如李梴《医学入门》载“阴虚喘者，血虚则阳无所依附而上奔，宜四物汤，倍芍药加人参、五味子以收之”。

4. 现代研究反证肺间质纤维化病程中肺血虚的存在

临床上应用具有补血作用的方药治疗肺间质纤维化取得了良好的疗效，这也反证了肺间质纤维化病变过程中肺血虚病理变化的存在。如现代研究发现，具有补血作用的中药当归具有抗肺间质纤维化的作用，主要通过降低肺组织羟脯氨酸含量、调节体内自由基水平，下调血清转化生长因子 β1（transforming growth factor β1，TGF-β1）水平，减少 TGF-β1 mRNA 的表达，改善肺功能，降低肺间质纤维化的肺组织中结缔组织生长因子 mRNA 水平，间接抑制成纤维细胞增殖、分化，从而抑制细胞外基质重塑，修复受损肺泡结构以防治肺间质纤维化。朱际平等研究表明，温润养血颗粒（当归、人参、蛤蚧）可以有效抑制由急性肺损伤引起的肺间质纤维化，有效抑制肺间质纤维化形成过程中胶原纤维含量的增加，明显降低支气管肺泡灌洗液中 TNF-α 的浓度，对肺间质纤维化有治疗作用。刘娜等观察到当归补血汤可显著降低博来霉素致肺间质纤维化模型大鼠血清丙二醛含量，升高 SOD、过氧化氢酶、谷胱甘肽过氧化物酶活性；降低肺组织蛋白激酶 D1（proteinkinase D1，PKD1），核因子 -κB（nuclear factor-κB，NF-κB），锰超氧化物歧化酶（manganese superoxide dismutase，MnSOD）mRNA 及蛋白表达，提示当归补血汤可通过调节 PKD1/NF-κB/MnSOD 线粒体核抗氧化通路，提高机体抗氧化能力，减弱氧化损伤，调节氧化 / 抗氧化失衡状态，从而抑制肺间质纤维化的病理进程。

由此可见，肺血虚亦为肺间质纤维化病程中重要的病机变化之一，故在肺间质纤维化的治疗中，除益气、养阴、生津外，还应该重视补肺生血法的应用，若肺生血，肺血充盛，则肺体得养，既可涵养肺气，又可为虚损的肺脏提供物质基础，亦可增强肺主气、主治节的生理功能，从而缓解肺间质纤维化患者胸闷憋喘、咳嗽等症状，减少肺间质纤维化急性加重次数、延缓肺间质纤维化病情进展、促进肺间质纤维化恢复，从而提高患者的生活质量，延长其生存时间。

第八节 肺血虚与肺血瘀、肺出血

肺血虚、肺血瘀、肺出血三者之间在病机上相互转化，互为因果，恶性循环，使病变更趋复杂化，现分述如下。

一、肺血虚与肺血瘀

（一）肺血虚可致肺血瘀

血于脉中止常循行，除以气的推动和调控、脉道通利为基本条件外，尚需血液充盈。血量充盈，血充于脉道，则脉道得养，舒缩功能正常，则血流通畅。若各种原因引起肺血不足，肺血亏虚则脉道不充，脉道干涩，血行瘀滞，瘀血内停，可见肺虚不足，亦可导致肺血瘀。血虚证的现代研究发现，血虚证患者红细胞的变形能力较正常人显著降低。由于红细胞变形能力差，难以通过毛细血管网，从而引起微循环障碍、血液有效灌注不足而呈血瘀现象，此亦为血虚致瘀的证据。因此，肺血虚日久常可导致肺血瘀之变。

（二）肺血瘀必见肺血虚

血喜畅通，若脉管内的血液瘀而不流，血行不畅则形成瘀血，离经之血蓄积于体内亦为瘀血，瘀血即为血液失却濡养之功，停于体内，瘀阻脉络，血行障碍，且瘀血内停，又会妨碍新血的生成，久而导致阴血亏虚。《血证论》言：“瘀血不去，新血且无生机，况是干血不去，则新血断无生机，故此时需诸虚毕见，总以去干血为主也。”“吐衄，便漏，其血无不离经。凡系离经之血，与荣养周身之血，已睽绝而不合……此血在身，不能加于好血，而反阻新血之化机。”提出瘀血或离经之血内停，久而致虚。故肺血瘀滞日久亦可引起肺血亏虚之候。

（三）肺血虚、肺血瘀常常相兼为病

血贵充盈，血量充足，盈满脉道，则血行流畅。若病久阴血亏虚、思虑太过，阴血暗耗或中焦运化失常，生化乏源，均可导致肺血亏虚，血虚则脉道不充，脉道干涩，则血行瘀滞不畅，形成瘀血，瘀血内停，“新血且无生机”，又妨碍新血的生成。所以血虚、血瘀常常相互影响，互为因果，相兼为病。因此，临证治疗时需养血药与活血化瘀药相配伍，动静结合，或选用补血而又兼具活血祛瘀之功

的药物如丹参、当归、鸡血藤等，以养血活血，祛瘀生新。

血虚证的现代研究发现，血虚证患者红细胞的变形能力显著降低。由于红细胞变形能力差，难于通过毛细血管网，从而引起微循环障碍、血液有效灌注不足而呈血瘀现象，此亦为血虚致瘀的证据。彭欣等以 6 月龄青年大鼠 8 只造成血虚证模型，其中伴有肺瘀血 6 例（占 75.0%）；以 18 月龄的老年大鼠 7 只造成血虚证模型，其中伴有瘀血 7 例（占 100%），说明瘀血的产生与年龄相关，年老高龄者更易产生瘀血。马坤认为，COPD（寒喘）患者存在着血虚血瘀、卫外不固、肺肾阳虚的病机，确立了养血活血、益气固表、温补肺肾的治法，并拟养血益气汤进行 COPD 的防治，取得了良好的临床效果，进一步说明肺血虚、肺血瘀常常相兼出现。

由于肺血瘀必见肺血虚，肺血虚、肺血瘀相兼，故在 COPD、肺间质纤维化等疾病的治疗过程中，要注意活血养血双向调节。由于肺血虚可致肺血瘀，故在治疗血虚咳嗽、血虚哮喘等疾病时，在养血的同时应注意配伍活血祛瘀之品。

二、肺血虚与肺出血

肺血亏虚，营血亏少，脉管失养，则导致肺出血；血溢脉外，则肺血更虚。

血虚证现代研究认为，由于缺血、缺氧等，微循环血管的内皮与血管壁的完整性受损，从而引起渗出、出血等。血虚证模型大鼠肺泡腔内红细胞渗出，部分肺组织可见明显出血灶。可见，肺血虚可以引起肺出血的病理变化，而肺出血，血溢脉外，又进一步加重肺血亏虚，所以二者常常互为影响，互为因果，相互转化，相兼为病。

三、肺血虚、肺血瘀、肺出血三者之间的关系

肺血亏虚，营血亏少，脉道干涩，可致运行缓慢，滞而为瘀；肺血亏虚，营血亏少，脉管失养，舒缩功能失常，则导致血溢脉外；血溢脉外，则肺血更虚；血溢脉外，离经之血，即为瘀血；瘀血形成后，又壅滞气机，阻碍血液的循行，导致血不循经而溢出脉外；瘀血形成，新血不生，又可加重肺血虚。可见肺血虚、肺血瘀、肺出血三者之间在病机上相互转化，互为因果，恶性循环，使病变更趋复杂化。

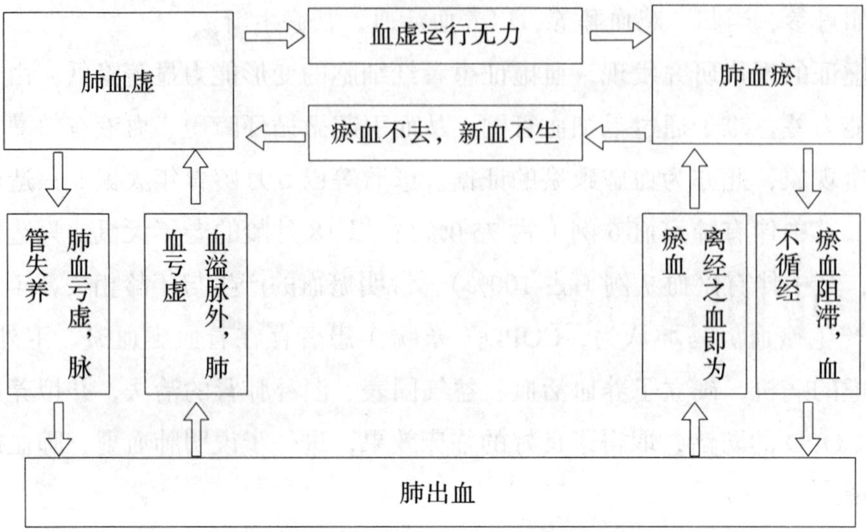

图 10-1 肺血虚、肺血瘀、肺出血三者之间的关系

血虚证的现代研究也发现，肺血虚与肺血瘀、肺出血有密切的关系。钱志平以乙酰苯肼溶血法建立血虚证动物模型，光镜下观察血虚型大鼠肺组织病理变化，可见肺泡腔内大量浆液、红细胞渗出，部分肺组织可见明显出血灶，肺泡壁增厚，毛细血管扩张淤血，说明在血虚的基础上，继发血瘀和出血的病理变化。彭欣以6月龄青年大鼠8只造成血虚证模型，微循环等均较正常大鼠有明显异常，表现为全血黏度（高、中、低切）、血浆黏度、全血还原黏度（高、低切），以及电泳指数和刚性指数均有明显升高；足底微循环显著障碍，流量明显降低；而出血、凝血时间明显延长，提示有凝血功能障碍的倾向。肺脏组织可见缺血损伤、淤血、出血的病理改变。以上论述可作为肺血虚、肺血瘀、肺出血关系的例证。

第十一章

肺血虚证诊疗规范的建立

第一节　肺血虚证的临床表现

中医血虚证不单纯属于某一疾病，而是表现于临床各科多种疾病过程中。五脏六腑、四肢百骸皆赖于血之滋养，故《素问·五脏生成》云“故人卧血归于肝，肝受血而能视，足受血而能步，掌受血而能握，指受血而能摄”。又如《景岳全书·血证》言：“故凡为七窍之灵，为四肢之用，为筋骨之和柔，为肌肉之丰盛，以及滋脏腑，安神魂，润颜色，充营卫，津液得以通行，二阴得以调畅，凡形质所在，无非血之用也。”故凡血虚之处，则必随所在而各见其偏废之病。收集整理古代文献，将血虚证出现的临床表现摘录如下。

一、咳嗽

《金匮钩玄·咳嗽》言：“咳嗽声嘶者，此血虚受热也。”《妇人大全良方·产后咳嗽方论》言：“夫肺者主气，因产后血虚，肺经一感微邪，便成咳嗽，或风，或热，或寒，或湿，皆令人咳嗽也。若产后吃盐太早而咳嗽者，难治。”秦景明《症因脉治》言：“盗汗自汗，潮热骨蒸，下午嗽多，形体黑瘦，五心烦热，此血虚咳嗽之症也。”“血虚咳嗽之因，形役阳亢，阴血亏损，血虚则内热，煎熬真阴，阴火日旺，肺金被克。”“血虚咳嗽之脉，左寸细数，肺阴有损，中虚脉弱，气不生血；左脉弦数，肝火煎熬，两尺细数，肾虚水竭。”“血虚咳嗽之治，血虚补血，海藏四物汤、归芎地黄汤、天地煎。”冯兆张《冯氏锦囊秘录·方脉咳嗽合参》分析虚嗽有二，其中“如夜嗽多口渴，痰不易出发热，为血虚”，治疗宜“六味地黄料加麦冬、五味子”。景冬旸《嵩厓尊生书》指出血虚咳嗽的特点为“日轻夜重”，治疗以“二陈加当归”。

二、哮喘

王协中云：“哮喘一证，古无良方，盖因其病有痰有火，有血虚，有真阴涸竭。若竟消痰清火，病未减而元气日亏。”《妇人大全良方》云：“因产所下过多，荣血暴竭，卫气无主，独聚肺中，故令喘也。”《太平圣惠方》载：“夫产后虚喘者，由脏腑不和气血虚伤……血冲于肺，气与血并故令虚喘也。”唐容川《血证论》载：“血虚则火盛津伤，肺叶痿而不下垂，故气不得降，喘息鼻张，甚则鼻敞若无关阑。”沈金鳌《杂病源流犀烛·咳嗽哮喘源流》言：“久咳者，属虚属郁。有由气虚者，宜补中益气汤；有由血虚者，宜阿胶四物汤；有由血虚火盛，喘咳声嘶者，宜芩连四物汤；有气血两虚者，宜宁肺汤。”

三、反复感冒

《外台秘要》载葱白七味饮，用于血虚外感风寒证。病后阴血亏虚，调摄不慎，感受外邪，或失血（吐血、便血、咳血、衄血）之后，感冒风寒致头痛身热、微寒无汗者。

当代名医岳美中云：“凡属阴虚血少，或脾胃虚寒之辈，最易感冒致嗽。但察其脉体稍弱，胸膈无滞，或肾气不足，水泛为痰；或心烦呕恶，饥不欲食，或年逾六旬，血气渐弱，而咳嗽不能愈者，悉宜金水六君煎加减主之。”

四、头痛

《金匮钩玄·头痛》云：“血虚头痛，自鱼尾上攻头痛，必用川芎当归汤。”《医宗必读·头痛》谓：“眉尖后，近发际曰鱼尾，鱼尾上攻头痛，属血虚。”《张氏医通·诸痛门·头痛》言：“因血虚而痛者，痛连鱼尾，善惊惕，其脉芤，或沉数。”《医碥·头痛》言：“偏头痛。旧分右属热与痰……以阳明胃府居右，多热多痰也。分左属风属血虚，以肝木主风居左，又左属血也。”

五、眩晕

《诸病源候论·目晕候》："五脏六腑之精华，皆上注于目。目为肝之外候，肝藏血，血气不足，则肝虚，致受风邪，风邪搏于精气，故精气聚生于白睛之上，绕于黑睛之际，精彩昏浊，黑白不明审，谓之目晕。"《景岳全书·眩晕》言："眩晕……有血虚者，乃因亡血过多，阳无所附而然。"《血证论·晕痛》："肝虚则头晕，《内经》云，诸风掉眩，皆属于肝。肝血不足，则生风。风主动，故掉眩。失血之人，血虚生风者多。"

六、惊悸

《诸病源候论·虚劳惊悸候》："心藏神而主血脉。虚劳损伤血脉，致令心气不足，因为邪气所乘，则使惊而悸动不定。"《妇人大全良方·产后门·产后脏虚心神惊悸方论》："夫产后脏虚，心神惊悸者，由体虚心气不足，心之经为风邪所乘也。"《证治准绳·杂病·惊悸恐总论》："心血一虚，神气失守，失守则舍空，舍空而痰入客之，此惊悸之所由发也。"《医学正传·怔忡惊悸健忘证》曰："属血虚有痰。有虑便动，属虚……瘦人多是血少，肥人只是痰多。时觉心跳者，亦是血虚。"《金匮钩玄·怔忡》："有虑便动，属虚……瘦人多是血少……真觉心跳者，是血少，用四物安神之类。"《血证论·脏腑病机论》言："血虚则神不安而怔忡。有瘀血亦怔忡。"《血证论·怔忡》言："俗名心跳。心为火脏，无血以养之，则火气冲动，是以心跳……凡思虑过度，及失血家去血过多者，乃有此虚证。"

七、不寐

《景岳全书·不寐·论治》言："无邪而不寐者，必营气之不足也。营主血，血虚则无以养心，心虚则神不守舍，故或为惊惕，或为恐畏，或若有所系恋，或无因而偏多妄思，以致终夜不寐，及忽寐忽醒而为神魂不安等证。"《血证论·卧寐》言："心病不寐者，心藏神，血虚火妄动，则神不安，烦而不寐。"《血证论·心烦》言："失血家亡血过多，心火失其滋养，故多发烦。火太甚者，舌上黑苔，夜不能寐，黄连阿胶汤主之；心中懊侬者，以火不得宣，故郁而不乐也，宜栀子豉汤加连翘、桔梗、大力、生地、远志、黄连、草梢治之。"

八、发热

《诸病源候论·产后虚热候》云："产后腑脏劳伤，血虚不复，而风邪乘之，搏于气血，使气不宣泄，而痞涩生热，或肢节烦愦，或唇干燥，但因虚生热，故谓之虚热也。"《明医杂著·发热论》言："又若劳心好色，内伤真阴，阴血既伤，则阳气偏盛而变为火矣，是谓阴虚火旺劳瘵之症，故丹溪发阳有余阴不足之论。"《明医杂著·产后发热》言："凡妇人产后阴血虚，阳无所依，而浮散于外，故多发热。"《薛氏医案·保婴撮要·肌肉不生》言："晡热内热者，血虚也。"《薛氏医案·保婴撮要·跌仆内伤》言："下后发热者，阴血伤也，用四物加参、术、牡丹皮。"《薛氏医案·保婴撮要·跌仆外伤》言："肌肉作痛，出血多而烦热者，血脱发躁也。"《血证论·产后发热》言："若因瘀血壅滞而发热者，必见身腹等处刺痛之证，生化汤治之。若去血过多，烦躁口渴，面赤身热者，当归补血汤主之。若阴虚阳无所附，孤阳外越而发热者，急进参附汤救之。"

九、虚劳

《金匮要略方论·血痹虚劳病脉证并治第六》言："男子面色薄者，主渴及亡血。卒喘悸脉浮者，里虚也。""脉弦而大，弦则为减，大则为芤，减则为寒，芤则为虚，虚寒相搏，此名为革。妇人则半产漏下，男子则亡血失精。"《诸病源候论·虚劳伤筋骨候》言："肝主筋而藏血，肾主骨而生髓，虚劳损血耗髓，故伤筋骨也。"《医门法律·虚劳论》言："荣血伤则内热起，五心常热，目中生花见火，耳内蛙聒蝉鸣，口舌糜烂，不知五味，鼻孔干燥，呼吸不利，乃至饮食不生肌肤，怠惰嗜卧，骨软足疲。荣行日迟，卫行日疾，荣血为卫气所迫，不能内守而脱出于外，或吐，或衄，或出二阴之窍。血出既多，火热迸入，逼迫煎熬，漫无休止，荣血有立尽而已，不死何待耶？"

十、月经不调

《证治准绳·女科准绳·杂证门上·惊悸》言："妇人以血旺气衰为本。心主血，肝藏血。今血衰而气盛者，由心气虚耗而不能主血，又不能制乎肺金，使肺金得以乘乎肝木。肝之亏损则血不能藏，渐至枯涸不荣经络，故月事不调矣。"《血证论·经闭》言："虚证经闭者，或因失血过多，面与爪甲之色，俱浅淡黄白。

血既从上而脱，更何从再注胞中，以为经水哉。治法宜止其吐衄之血，使其下行，再补其虚，则血生而气顺，下注胞中，斯经得通矣……或因过淫精竭，肾中天癸之水不至胞中……宜滋补其水，以益天癸……或因生产过多，伤血血枯……或室女血枯，名为童痨……此宜大滋其血之化源，使血骤生……又或妇人女子，不得隐曲，心念不遂，脾气抑郁，以致胃病，不思饮食，倦怠少神，怔忡健忘，脾不化汁，心不化赤，是血虚而无经水。”

十一、不孕

《金匮钩玄·子嗣》言：“瘦怯妇人不能孕育者，以子宫无血，精气不聚故也。”《张氏医通·妇人门上·经候》：“瘦弱而不能受孕，子宫无血，精气不聚故也，十全大补之类。”

十二、口干

《诸病源候论·虚劳口干燥候》言：“此由劳损血气，阴阳断隔，冷热不通，上焦生热，令口干燥也。”《血证论·发渴》言：“血虚发渴者，血为阴，气为阳，血少则气多，阳亢无阴汁以濡之，故欲饮水也，法宜补血，血足则气不热矣。”

第二节　肺血虚证的诊断

一、肺血虚证的诊断标准

对于肺血虚证的诊断标准，目前尚缺乏统一认识。

1986年在郑州召开的全国中西医结合虚证与老年病防治学术会议上，拟定了《中医虚证辨证参考标准》，认为证以气血阴阳与五脏相结合而成，如“心气虚＝心虚＋气虚”。按此类推，肺血虚＝肺虚＋血虚。肺虚的辨证参考标准为：久咳、痰白；气短喘促；易患感冒。具备其中2项，即可诊断为肺虚。血虚诊断标准为：面色苍白；起立时眼前昏暗；唇舌色淡；脉细。具备上述3项者，可诊断为血虚证。

同样道理，肺血虚证则为肺虚证与血虚证相结合而成，即肺血虚证＝肺虚证＋血虚证。

《中医证候鉴别诊断学》指出，血虚证是体内血液不足，肢体脏腑五官百脉失于濡养而出现的全身性衰弱证候。主要临床表现为面白无华或萎黄，唇色淡，头晕眼花，心悸，失眠，手足发麻，女子月经量少，延期，甚则经闭，舌质淡，脉沉细无力等症。

朱文峰编著的《中医诊断学》中记载，血虚证是指血液亏少，不能濡养脏腑、经络、组织而表现的虚弱证候。引起血虚证的原因，一是失血过多，新血未及时补充；二是生血不足，如脾胃运化功能减退，以致生血无源；三是思虑劳神太过，以致阴血暗耗；四是瘀血阻塞经络，引起新血生化障碍；五是久病、大病，伤精耗气，化血之源枯竭。主要临床表现为面色淡白或萎黄无华，口唇、眼睑、爪甲色淡白，头晕眼花，心悸多梦，手足发麻，女性经血量少色淡，经期错后或闭经，舌淡苔白，脉细无力等。

但上述各种血虚证的诊断标准还存在着一些问题，血虚证的诊断标准还有待于进一步修订完善，予以统一。

参照其他脏腑血虚证的诊断标准，并根据临床实践，结合上述肺虚和血虚证的诊断标准，初步拟定肺血虚证的诊断标准如下。

肺虚的症状：咳嗽，痰少或痰中带血，哮喘，声音嘶哑，易患感冒。

血虚证的主症：面白无华或萎黄，唇、舌、爪甲淡白，皮毛憔悴，毛发泛黄而不泽，细长而不茂，皮肤干枯粗糙，舌质淡，脉细。

血虚证的次症：头晕眼花，心悸多梦，精神萎靡，气短懒言，手足麻木。女性月经量少色淡，经期错后或闭经。

在上述3条诊断标准中，其中肺虚的症状和血虚证的主症是必须要具备的，每条症状中具有其中的1～2个症状即可诊断为肺血虚证。

二、肺血虚证类证鉴别

肺血虚证与肺阴虚证、肺气虚证在临床症状上有相似之处，临证时需加以鉴别区分，分述如下。

（一）肺血虚证与肺阴虚证

肺血虚证与肺阴虚证皆可出现咳喘气促、咯血或痰中带血等肺体失于清肃、濡润的症状。但肺阴虚临床表现以颧红盗汗，五心烦热，形体消瘦，舌红少苔，脉细数等阴虚火旺症状为特征，治疗以滋阴降火为原则，多选用甘寒滋阴降火之品如麦冬、天冬、北沙参、玄参等治疗。肺血虚证一般无热象，以唇、面、爪甲淡白无华等脏腑经络组织失于滋润濡养的表现为特征，多选用当归、熟地黄、白芍、黄精、阿胶等药物以补肺血，二者据此可鉴别。

（二）肺血虚证与肺气虚证

肺血虚证与肺气虚证均可见到咳喘气短，面色淡白，唇舌色淡等临床表现。肺气虚证以肺的功能减退，不能主气以司呼吸为特征，可见咳喘无力，痰多稀白，神疲乏力，声低懒言，自汗，易于感冒等气虚的表现，治以补益肺气为原则，多选用人参、黄芪、白术、炙甘草等甘温益气之品。肺血虚证是肺血不足，肺体失于濡养，进一步影响肺的功能，临床表现以咳嗽声嘶，干咳无痰或痰中带血，痰不易出，心悸怔忡、失眠等为特征，治以养血润肺为主，二者不难鉴别。

另外，由于血属阴，气血之间相互资生、相互转化，所以肺血虚证常常兼有肺阴亏虚、肺气不足而出现肺阴血亏虚、肺气血两虚等病理变化，临证时需仔细辨证。

第三节　肺血虚证的治疗原则

“虚则补之”“损则益之”，肺血虚证以补益肺血为总体治疗原则。根据肺与其他脏腑的关系，血与气、津液、精之间的关系，以及肺血虚兼夹证的不同，补益肺血的具体方法可分为以下几种。

一、直接治肺

（一）补益肺血

本法为直接治疗肺血虚证及血虚证的方法，应用具有补血作用的药物补益肺血，多选用熟地黄、当归、白芍、阿胶、何首乌、桑葚等甘润补血之品为主组方，其中四物汤为补益肺血的代表方，全方动静结合，补活同施，使补血而不滞血，活血而不伤血。

（二）补气生血

血之与气，相互维系，互为化生，血为气母，气能生血，有形之血生于无形之气，故气旺则血生。肺为气之主，肺气充盛则能生血，故肺血亏虚者可补益肺气以生血，正如《温病条辨》所载“血虚者，补其气而血自生”“善治血者，不求之有形之血，而求之无形之气”。补气药以人参、黄芪、白术、甘草、山药、莲子肉等为常用。如《症因脉治》所载圣愈汤，方中以人参、黄芪补气，熟地黄、白芍、当归滋补阴血，川芎活血，具有补气生血之功；《活发机要·胎产证》中的卫生汤由白芍、当归、黄芪、甘草四味药组成；《是斋百一选方》中的六和散，由当归、白芍、地黄、甘草、人参、白术组成；《内外伤辨惑论》中的当归补血汤，由黄芪、当归组成，补气以生血。以上诸方均为补肺气生血的代表方。

（三）温补肺阳

血属阴，阴之与阳，互为依存，所谓“无阴则阳无以化，无阳则阴无以生”。并且肺化生血液的过程离不开肺之阳气的推动，如果因肺之阳气不足、推动无力而引发的血虚证，临证时需以温补肺阳为治疗原则，如唐容川在《血证论》中借用陈修园的温补肺阳法，方选《博爱心鉴》所载保元汤（黄芪、人参、炙甘草、肉桂等）或《太平惠民和剂局方》六君子汤加炮姜、五味子以固护肺阳，使肺之阳气旺盛，推动功能正常而肺血虚证自愈。

（四）润肺补血

润肺补血法用于阴津不足，生血乏源而导致的肺血亏虚。血和津液都是由水谷精微所化生的，津血同源。肺中常藏津液，津液是血液化生的组成部分。若各种原因导致肺津不足，津液不能化生血液，即可引起肺血不足。临证时多选用润肺生津补血的方法治疗，如元代葛可久《十药神书》中的辛字润肺膏是润肺补血的代表方。

二、根据脏腑及气、血、精之间关系确立治法

（一）填精生血

精血同源，精血之间存在着相互资生和相互转化的关系，精能生血，血可化精。若阴精不足，肺血生化乏源，则可见肺血亏虚。张介宾《类经》云“精足则血足”，精是化生血液的重要物质基础，所以精亏可导致血虚。补肾益精，可使精充而血生。如《医宗金鉴》所载生脉补精汤，熟地黄、鹿茸、人参等益肾填精，

麦冬、五味子、当归等滋阴养血，用于治疗肾精不足，不能化血而致的肺血亏虚证。另外，如《症因脉治》所载归芍地黄汤、《景岳全书》之贞元饮皆为益精生血的代表方。

（二）健脾补血

脾主运化，胃主受纳，脾胃为后天之本，气血生化之源。肺主气，而肺又可生血，为多血之脏，所以肺、脾同为气血生化之源。且五行之中脾、肺为母子之脏，脾为肺之母，肺为脾之子。因此临证时，对于肺血亏虚的患者，除直接补益肺血外，还可依据“虚则补其母”“培土生金”的原则，从根本出发，首先调理脾胃，助其运化功能，通过健脾补血达到补肺血的目的，多选用黄芪、当归、党参、炒山药等以健脾补血。若脾胃运化受纳功能正常，气血生化有源，则肺血充盛，肺体得养。如《古今医鉴》所载的养血助胃丸，方中选用人参、白术、白茯苓、山药、莲肉、扁豆、甘草以健脾益气，当归、白芍、熟地黄等以滋阴补血，全方具有健脾养血之功。其他如滋血汤（《济阴纲目》）、五福饮（《景岳全书》）均为健脾养血的代表方。

（三）化瘀补血

本法适用于因瘀血不去，新血不生所致的血虚证。血喜畅通，不通则生瘀血。《血证论》曰：“旧血不去，则新血断然不生。”瘀血不去，新血不生，则肺血瘀易导致肺血亏虚，且新血不生，瘀血亦不能去，故立化瘀补血法，使瘀血去，新血生，则肺血足。组方常选用丹参、当归、鸡血藤、何首乌、刺五加等活血补血药。

三、根据兼证不同确立治法

（一）补血化痰

本法用于肺血亏虚兼有痰浊内蕴之证。痰是各种急、慢性肺系疾病中常见的病理产物和致病因素。若肺血不足，肺体失养，失其宣降，不能通调水道，则津聚为痰。肺金易燥，水竭则津不调，肺血伤则火克金，金被火克，不能行其制节则气逆，气逆则水津不行，凝结为痰。而津血同源，津聚为痰，津不化血，生血乏源，亦可导致肺血不足。四物合二陈汤、金水六君煎等均为补血化痰的代表方。

（二）补血化瘀（活血）

本法用于治疗肺血亏虚兼有瘀血内停者。肺血亏虚，脉道不充，血行亦失其畅达之性，每易涩滞成瘀，故补血的同时宜配伍少量活血化瘀之品。且补血之品多性质滋腻，易阻滞气机，妨碍血行，且易碍胃。故临证时多配伍少量活血化瘀之品，动静结合，使补血而不滞血，滋而不腻，对于肺血虚而兼有瘀血内停者尤为必要。如《太平惠民和剂局方》中所载芎䓖汤，方由当归、川芎组成，具有补血活血之功，现多用于治疗血虚兼有血瘀之证。

（三）补血安神

本法主要用于治疗肺血不足兼有神志异常者。血是神的物质基础，《灵枢·营卫生会》载"血者，神气也"，而血液的生成和运行受神的调节和控制影响，二者关系密切。异常的情志变化如思虑过度、狂躁不安等易耗伤阴血，而阴血不足，神不得养，又可导致神志异常。肺藏魄，肺血不足，魄无所依，则表现情志的异常如精神抑郁或焦虑，恍惚不安等。抑郁是 COPD 的主要合并疾病之一，提示肺系病证常伴有神志异常的临床表现。故临床在补益肺血的同时，应酌情配伍养血安神之品如夜交藤、柏子仁、酸枣仁、石菖蒲、远志、钩藤等。

（四）补血止血

本法适用于肺血不足兼有出血者。肺血亏虚，营血亏少，脉管失养，则导致肺出血；血溢脉外，则肺血更虚，二者可互为因果，相互转化。临床上对于肺血虚证患者虽没有明显的咯血或痰中带血的表现，但亦不能排除其隐性出血的可能性。故临床在补益肺血的同时，宜配伍少量具有止血作用的药物，如阿胶、三七、蒲黄、艾叶等，既可止血，又可以补为塞，如《重订严氏济生方·妇人门》中所载当归煎，方由当归、赤芍、牡蛎、熟地黄、阿胶、白芍、续断、地榆等组成，其中牡蛎具有收敛止血的作用，阿胶补血，既可止血，又可以补为塞，地榆凉血止血。其他如《杂病源流犀烛》中的阿胶汤、《金匮要略》中的胶艾汤均为补血止血的代表方。

第四节 补血方常用药物的选择

一、常用主药的选择

补血处方常用当归、熟地黄、何首乌、阿胶、白芍等为主药。

当归，辛、甘，温，入肝、心、脾经，功能补血和营，化瘀生新，为补血调经之要药。《韩氏医通》谓“血药不容舍当归”，《景岳全书·本草正》亦言当归“其味甘而重，故专能补血，其气轻而辛，故又能行血，补中有动，行中有补，诚血中之气药，亦血中之圣药也……大约佐之以补则补，故能养营养血，补气生精，安五脏，强形体，益神志，凡有形虚损之病，无所不宜”。当归补血多与熟地黄、白芍同用。

熟地黄，甘，温，入肝、肾经，功能滋阴填精补血，为补益肝肾之要药。《景岳全书·本草正》谓：“熟地黄……至若熟则性平，禀至阴之德，气味纯静，故能补五脏之真阴，而又于多血之脏为最要……诸经之阴血虚者，非熟地不可。”《本草新编》谓熟地黄为补血之要品，产前、产后皆可用之，“或问产前必用熟地以补血，不识产后亦可重用乎？曰：产后正宜重用也。产妇血大亏，不用熟地以生新血，用何药乎？……夫肾中元气，为后天之祖，熟地禀先天之气而生，产妇亏损血室，元气大耗，后天之血既不能速生，正籍先天之气以生之。用熟地以助后天，实有妙理，非泛论也”。熟地黄补血多与当归、白芍同用。本品滋腻，有碍脾胃运化，故气滞痰多、食少便溏者忌服，宜与砂仁、陈皮等健脾和胃药同用。

何首乌，苦、甘、涩，微温，入肝、心、肾经，功能补肝益肾，养血祛风，善治肝肾不足，须发早白，常与当归、枸杞子、菟丝子同用以补血。

白芍，苦、酸，微寒，入肝、脾经，本品养血柔肝，益阴缓急。《神农本草经疏》言其“补血”“酸以收之，甘以缓之，甘酸相合用，补阴血通气而除肺燥”。与当归、熟地黄相协，则补血养血之力益著。

阿胶，甘，平，入肺、肝、肾经，为补血止血之要药，亦能滋阴润肺。《本草纲目》言其“和血滋阴”，补血多与熟地黄、当归、白芍同用。

补血处方除选用补血药作为主药外，益气之品亦可为主药，如因大失血而致血虚者，当着重使用补气药，大补元气以固脱，所谓“脱血者先益其气”，常选用人参、黄芪等益气之品。人参，甘、微苦，微温，归肺、脾、心、肾经，为补气要药，亦能养血。《本草从新》谓其“大补元气，生阴血”。补血常与当归、熟地黄配伍。黄芪，甘，微温，归脾、肺经，功能益气补血。《本草备要》言其“生血、生肌”。《本草新编》云：“黄芪……其功用甚多，而其独效者，尤在补血。夫黄芪乃补气之圣药，如何补血独效。盖气无形，血则有形。有形不能速生，必得无形之气以生之。黄芪用于当归之中，自能助之以生血也。夫当归原能生血，何藉黄芪。不知血药生血其功缓，气药生血其功速，况气分血分之药，合而相同，则血得气而速生，又何疑哉。”可见，补气之品常与熟地黄、白芍、当归等补血药物配伍，而取其益气生血之能。

二、常用辅药的选择

补血处方辅药的选用常有补血药、益气药、滋阴药、活血化瘀药、温阳药、安神药、填精药等。

（一）补血药

当归、白芍、熟地黄、鸡血藤、龙眼肉等补血药在方中可为辅药，以加强主药的补血作用。当归、熟地黄、白芍既可为主药，亦可为辅药。因熟地黄养血益精，如精血亏虚则以熟地黄为主，当归、白芍为辅；白芍养血益阴，如阴血不足则以白芍为主，熟地黄、当归为辅；当归补血和血，如血虚兼瘀者则以当归为主，熟地黄、白芍为辅。鸡血藤，苦、甘，温，入肝、肾经，本品有补血活血、舒筋通络的作用。《本草纲目拾遗》谓其“治老人气血虚弱，手足麻木瘫痪等证……统治百病，能生血、和血、补血、破血，又能通七孔，走五脏，宣筋络”，治疗血虚手足麻木等症，多与当归、白芍、川芎、桃仁、红花等配伍。龙眼肉，甘，温，入心、脾经，补心脾，益气血，既不滋腻，又不壅气，为滋补良药，常用于思虑过度，劳伤心脾，暗耗阴血而致的心悸失眠等症，与酸枣仁、当归、白芍等配伍组方。

（二）益气药

血之与气，相互维系，互为化生，血为气母，气能生血，所谓“有形之血生于无形之气”。气的充盛则化生血液的功能增强，血液充足；气若虚亏则化生血液之功能减弱，亦致血虚病变。故而益气药可辅助主药加强补血之效，补血处方常以益气之品为辅。正如《温病条辨》所言："血虚者，补其气而血自生。""善治血者，不求之有形之血，而求之无形之气。"《证治准绳》亦云："气有神而无形，补之则易；血有形而无神，补血之药，难收速效。况气阳而血阴，阴从阳，血从气者，理也；故补气不补血，使气盛而充，则血自随而亦盛矣。"对于补气药的选用，常用人参、黄芪、党参、白术、甘草、大枣为宜。如《医方考》谓："人参、黄芪、白术、茯苓、甘草、陈皮，皆补气药也，荣血不足而补气，此《大易》之教，阴生于阳之义也。"《本草求真》亦说："讵知血属有形，凡有形之物，必赖无形之气以为之宰，故参、芪最为生血要药。"而此种配伍方法的机制和合理性已被越来越多的现代研究成果所揭示。如有研究表明，"补气生血"的生物学机制是通过诱导成纤维细胞、骨髓基质细胞和脾细胞等分泌较高的造血生长因子样活性物质，促进造血干细胞、祖细胞的增殖、分化，进而促进血细胞的生成；通过补气又可纠正与血虚相伴的机体功能下降，从而促进骨髓造血功能的恢复和外周血细胞的趋向正常。如人参、黄芪等补气药能促进和调控骨髓造血干细胞、祖细胞的增殖、分化，以促进骨髓造血；人参、黄芪与当归配伍，则能提升促红细胞生成素水平，刺激造血细胞的生长、分化和增殖，从而发挥其补血功能，显示补气药与补血药的协同增效作用。又如四物汤为补血的代表方，实验发现该方可改善骨髓造血功能，有明显抗贫血作用。四君子汤的抗贫血作用虽然较弱，但其与四物汤全方组成八珍汤时，则抗贫血作用显著增强，表明补气药可增强补血药的补血效能，气血双补的抗贫血作用较单纯补血为优。而对于急性大失血时，与单纯养血补血相比，补血与补气配伍疗效更好。

（三）填精药为辅

精能生血，血可化精，精血同源互生。正如《诸病源候论·虚劳精血出候》所言："肾藏精，精者血之所成也"。《景岳全书》谓："血即精之属也，但精藏于肾，所蕴不多，而血富于冲，所至皆是。""人之初生，必从精始。精之与血，若乎非类……血即精之属也。"肾藏精，精生髓，髓养骨。如《素问·生气通天论》云："骨髓坚固，气血皆从。"由此可见，精髓是化生血液的重要物质基础，故《类经》提出"精足则血足"，《侣山堂类辩》云"肾为水脏，主藏精而化血"。朱丹溪言："无子多由血少不能摄精。"临床因先天禀赋不足，或房劳过度，久病等而致阴精不足，髓海空虚，营血则日渐亏乏。是以补血处方常以填精药物为辅药，使精充而血生，助主药补血之力。常选填精药如鹿茸、鹿角胶、肉苁蓉、菟丝子、补骨脂、紫河车等为辅，配伍当归、白芍补血养血之品组方，以取“精能生血”之义。鹿茸，味甘、咸，性温，归肾、肝经。《本草纲目》载其“生精补髓，养血益阳”。鹿角胶，味甘、咸，性温，归肝、肾经。《本草分经》云“鹿角咸、温，熬胶炼霜，功专滋补，益肾强骨，生精血，能通督脉”。肉苁蓉，味甘、咸，性温，归肾、大肠经。《本草衍义补遗》言其“峻补精血”。菟丝子，辛、甘，平，入肝、肾、脾经，补阳益阴填精。《本草衍义补遗》谓其“主茎中寒，精自出”。补骨脂，苦、辛，大温，归脾、肾经，功能补肾精，益元阳。《本草害利》将其誉之为“温肾猛将”，云其“兴阳事，止肾泄，固精气，止腰疼。暖则水脏固，壮火益水之要药也”。紫河车，味甘、咸，性温，归肺、肝、肾经。《本草纲目》载其“安心养血，益气补精”。临床发现，以鹿茸、补骨脂、熟地黄、淫羊藿等组成的补髓益精补血方，可提高再生障碍性贫血患者体内超氧化物歧化酶（SOD）及谷胱甘肽过氧化物酶活性，降低自由基含量，解除自由基对骨髓组织中细胞系统的攻击，提高骨髓红细胞内质网的数量，加强细胞解毒功能，并可使骨髓微环境中上皮样细胞数量增加，从而改善骨髓造血功能。而实验研究表明，该方药可显著促进再生障碍性贫血小鼠骨髓造血细胞增殖及造血微环境结构的修复，提高外周血红系造血细胞、粒系造血细胞、巨核系造血细胞水平。以熟地黄、紫河车、当归、人参、丹参等组成的保元生血饮，对于由各种因素造成的肾脏促红细胞生成素不足，或尿毒症血浆中一些毒性物质干扰红细胞的生成和代谢而导致的肾性贫血有显著疗效，说明益精生血处方法对肾性贫血确有良效。

（四）滋阴生津药

津血同源互根，生理病理相互影响。津液是血液的组成部分，有调节血液浓度的作用，故对调节营血的盈亏有重要意义《灵枢·邪客》云：“营气者，泌其津液，注之于脉，化以为血。”《脾胃论》谓：“水入于经，其血乃成。”“津液至中宫，变化为血也。”《侣山堂类辩》谓：“中焦蒸水谷之津液，化而为血。独行于经隧，以奉生身，莫贵于此。”阐明了津血同源互化的关系。正是由于津和血相互渗透，汗液又为津液所化，所以汗出过多，常致血虚，故《灵枢·营卫生会》云“夺汗者无血”，此即津血同源之谓。因此，大凡久虚不愈，阴津亏耗，以及热病伤阴，或汗多津伤，或吐泻失津，以致津亏血虚，需补其阴血者，配以滋阴生津之品为辅，助主药补血之力。临床常选用养阴补血之品生地黄、枸杞子、麦冬、山茱萸等。生地黄，甘，寒，归心、肝、肾经。《得配本草》云其“生血以清阴火”。枸杞子，味甘，性平，归肝、肾经，滋补肝肾，明目。《本草求真》云“据书皆载祛风明目，强筋健骨，补精壮阳，然究因于肾水亏损，服此甘润，阴从阳长，水至风熄，故能明目强筋。是明指为滋水之味，故书又载能治消渴”。麦冬，甘、微苦，微寒，归肺、心、胃经，益阴生津。山茱萸，酸、涩，微温，归肝、肾经。《本草详节》载其“强阴益精”。以滋阴生津之品与补血药物配伍的处方如炙甘草汤，该方源于《伤寒论》，由炙甘草、生地黄、生姜、人参、桂枝、阿胶、麦冬、麻仁、大枣组成，具有滋阴养血、温阳复脉之功。方中滋阴补血药用量较重，且较补气温阳之品为多，并以酒煮，则其养血复脉之力益著。清代医家唐宗海赞誉此方为“补血之大剂”。又如《续名医类案》之一贯煎，由沙参、麦冬、当归、生地黄、枸杞子、川楝子组成。方中重用生地黄，并与当归、沙参、麦冬同用，滋阴生津养血，以补肝之阴血不足，充养肝体；更以少量川楝子疏肝理气，以遂肝木条达之性，与大队甘寒生津养血药相配，既无苦燥伤阴之弊，又引诸药达于肝经。《中风斠诠》云“凡血液不充，络脉窒滞，肝胆不驯，而变生诸病者，皆可用之，苟无停痰积饮，此方最有奇功”，故该方为治阴虚津亏血少、肝郁气滞的有效方剂。

（五）活血化瘀药

“血贵在流通”，若血蓄留瘀，经脉不利，常可影响新血的化生。《血证论》云：“瘀血不去，新血且无生机，况是干血不去，则新血断无生机，故此时虽诸虚毕见。”而且提出祛瘀生血的处方方法：“此血在身，不能加于好血，而反阻新血之化机，故凡血证，总以祛瘀为要。”而营血亏虚，百脉失养，脉道不充，血行亦失其畅达之性，又每易涩滞成瘀，《灵枢·天年》所谓“血气虚，脉不通”，《景岳全书》亦指出“凡人之气血，犹源泉也，盛则流畅，少则壅滞，故气血不虚则不滞，虚则无有不滞者”。因此，血虚与血瘀互为因果，血因瘀滞而生新受阻，脉因血虚而瘀滞益甚。且补血之品性多阴柔，若单独补血，又易碍血行，因此补血处方常选用活血化瘀之品如红花、丹参、桃仁、益母草、牛膝等，辅助补血主药以祛瘀生新。红花，味辛，性温，归心、肝经，《珍珠囊补遗药性赋》载“其用有四：逐腹中恶血；而补血虚之血；除产后败血；而止血晕之血”，《本草衍义补遗》云其“多用破留血，少用养血”。益母草，味辛、苦，性微寒，归肝、心包、膀胱经。《本草衍义补遗》谓之“行血养血”，《本草蒙筌》亦云“行瘀血，生新血”。丹参，苦、微寒，归心、肝经，活血祛瘀，凉血消肿，养血安神。

《古今药方纵横》云其“功能活血祛瘀，凉血消肿，养血安神”。桃仁，苦，微温，归肺、大肠经，活血化瘀，润肠通便。《珍珠囊药性赋》云其“治血结血秘血燥，通润大便，破蓄血”。牛膝，甘、微苦，平，归肝、肾经，活血化瘀，补肝肾。《神农本草经疏》云其“走而能补，性善下行”。补血之品配伍活血药物的处方如《医门八法》之桃红四物汤，由桃仁、红花、全当归、川芎、生地黄、乳香、生白芍、怀牛膝组成。方用桃仁、红花、全当归、生地黄、生白芍活血补血为主，辅以乳香、怀牛膝活血化瘀，而成化瘀补血之方。又如《金匮要略·血痹虚劳病脉证并治第六》之大黄䗪虫丸，由大黄、黄芩、甘草、桃仁、杏仁、芍药、干地黄、干漆、虻虫、水蛭、蛴螬、䗪虫组成。方中重用芍药、干地黄，合杏仁、桃仁濡养阴血；大黄、干漆、虻虫、水蛭、蛴螬、䗪虫活血化瘀；黄芩清热解郁；甘草和中补虚。而成祛瘀生新，化瘀补血之良方。现代研究表明，活血化瘀中药能促进骨髓微环境的修复和供氧，增强造血基质细胞黏附造血细胞的能力，加强基质细胞和造血细胞的相互作用，介导细胞周期及细胞周期蛋白依赖性激酶的调节，从而调节和促进造血细胞的分化和增殖；并能影响细胞凋亡调控基因，保护骨髓造血细胞。活血化瘀药与补血药合用，在促进造血、改善骨髓微环境方面有协同作用。

（六）温阳药

血属阴，阴之与阳，互为依存，相互化生，所谓“无阴则阳无以化，无阳则阴无以生”。补血剂中配伍少量温阳药，使滋阴生血药得温阳之品，可得化而为血。如孙一奎在《赤水玄珠·虚损治法》中云“夫五谷化为精血，非火不能”，又如沈又彭在《沈氏女科辑要》中谓“阳明为多血之经，血乃水谷之精气，借心火锻炼而成”。张秉成在《成方便读·补养之剂》中阐释十全大补汤之补血机制时所说：“且各药得温养之力，则补性愈足，见效愈多。非惟阳虚可温，即阴虚者亦可温。以无阳则阴无以生，故一切有形之物，皆属于阴，莫不生于春夏而杀于秋冬也。凡遇人之真阴亏损，欲成痨瘵等证，总宜以甘温之品收效。或虚之盛者，即炮姜、肉桂，亦可加入大队补药之中，自有神效。若仅以苦寒柔静，一切滋润之药，久久服之，不特阴不能生，而阳和生气，日渐丧亡，不至阳气同归于尽不止耳。”补血处方温里助阳之品，既可鼓舞气血生长，又能温通经脉、畅通血行。温阳之品常选用肉桂、附子、桂枝、干姜等。肉桂，辛、甘，大热，归肾、脾、心、肝经，补火助阳，温通经脉。《本草害利》云其“甘辛大热大温，气厚纯阳，入肝肾血分，补命门相火之不足”。附子，辛、甘，大热，有毒，入心、肾、脾经，补火助阳。《本草害利》谓其“补元阳，益气力……引补血药，以养不足之真阴”。干姜，辛，热，入脾、胃、心、肺经，温中回阳。《本草求真》云其“大热无毒，守而不走……同归芎则能入气而生血”。桂枝，辛、甘，温，归心、肺、膀胱经，温经通阳，常与白芍配伍以调和营卫。补血与温阳药物配伍的处方古今文献不乏其数，如《伤寒论》炙甘草汤，《太平惠民和剂局方》十全大补汤、人参养荣汤等方，均在补益阴血处方中配入肉桂或桂枝等温阳之品，助阳气而化生阴血。有研究表明，温阳益元生血方确能降低再生障碍性贫血患者体内异常升高的γ干扰素、α干扰素水平，调节紊乱的免疫状态，解除过高的负调控因子对造血细胞的过度抑制，从而发挥补血作用，其疗效明显优于其性阴柔的滋阴益元生血方。

（七）安神药

血液是神志活动的物质基础。如《灵枢·本神》说：“心藏脉，脉舍神。”《灵枢·营卫生会》说：“血者，神气也。”血在脉中运行不止，环流周身，滋养五脏六腑、四肢百骸、五官九窍，产生神的活动，保证组织器官的正常功能。杨上善注“血者，神明之气，而神非血也”。因此，心主血脉的功能异常，可出现神志的改变。故血虚则神怯，血尽则神亡。临床上，血虚每见神怯而恐，失血过多则神昏，甚至神亡身死。经脉营运气血流行全身，实赖神明之用。心藏神，主一身之血脉。神主宰经脉的运动和血液的生成、运行。如《素问·八正神明论》所言：“血气者，人之神，不可不谨养。”《灵枢·经水》言：“经脉者，受血而营之。”故神正则血气旺盛、血流和畅，否则，神恐则血气不升而面色㿠白，神怒则血气上逆而面色红赤，甚至血溢络伤而吐血。如女子月经不调，可见神躁易怒，且善悲易哭，亦有女子郁怒日久未解而致月经不调者，血与神二者相互影响。神志不安或狂乱则耗伤阴血，而成血虚神伤证，症见心悸怔忡、健忘、失眠、多梦、喜悲伤善哭等。故补血处方常以安神之品为辅。临床常选用养血安神药酸枣仁、柏子仁，淮小麦、朱砂等配伍白芍、何首乌、阿胶、熟地黄等补血之品组方。酸枣仁，味甘、酸，性平，归心、肝、胆经。《药品化义》谓“若胆虚血少，心烦不寐，用此使肝胆血足”。柏子仁，味甘，性平，归心、肾、大肠经。《名医别录》言其“益血止汗”，《景岳全书·本草正》载其为“滋阴养血之佳剂”。朱砂，甘，微寒，归心经，镇心安神。《神农本草经》云其“养精神，安魂魄”。补血之品配伍安神药的处方如《金匮要略》之酸枣仁汤，由酸枣仁、甘草、知母、茯苓、川芎组成。方中重用酸枣仁安神补血；茯苓宁神，与酸枣仁相配以加强补血安神之效；川芎调畅气机，顺其血性，与酸枣仁配伍具有养血调血安神之妙；知母清热除烦；甘草和中缓急，而成养血安神之剂。

三、常用佐药的选用

（一）活血药

血虚兼有血瘀之证者，常佐以活血化瘀药，如川芎、延胡索、桃仁、红花等。川芎，入肝、胆经，辛温香窜，走而不守，能上行头，下达血海，旁通四肢，乃血中气药，为血中良药。《本草纲目》曰："芎䓖，血中气药也……血虚者宜之。"《景岳全书·本草正》云："芎归俱属血药，而芎之散动尤甚于归，故能……逐血通经。"延胡索，辛、苦，温，归肝、脾经，活血，行气，止痛。《本草纲目》云其"活血利气，止痛"，《海药本草》谓其"偏主产后病也"。血行脉中，以通为贵，补血处方中补血之熟地黄、白芍等皆属纯阴凝滞之品，恐碍血行；且血虚之证，每有经隧涩滞之变，故佐以川芎、延胡索等，取其活血行气、通经达络之功，使补中有行，动静结合，补血而不滞血。

（二）理气药

补血处方往往由于补血之品性多阴柔滋腻，故常佐以理气药物，既顺其"气血贵在流通"之性，又可使补而不滞。另外，血虚兼见气滞之证者亦佐以理气之品。临床常选用香附、陈皮等药物。香附，辛、微苦、微甘，平，归肝、脾、三焦经，疏肝理气，调经止痛。陈皮，辛、苦，温，入脾、肺经，理气调中。《本草纲目》云其"苦能泻能燥，辛能散，温能和……同补药则补，同泻药则泻……但随所配而补泻升降也"。

（三）清热解毒药

女性经期、妊娠期、产后感受热毒之邪，出现血虚兼热邪或热毒之证者，补血处方应佐以清热解毒之品，常选用黄芩、黄连、栀子、金银花、连翘等药物配伍。黄芩，苦，寒，归肺、胆、脾、大肠、小肠经，清热泻火解毒。《神农本草经》云其"主诸热黄疸，肠澼泄痢，逐水，下血闭，恶疮疽蚀，火疡"。黄连，苦，寒，归心、脾、胃、肝、胆、大肠经，清热燥湿，泻火解毒。《神农本草经》谓其"主五脏冷热，久下泄澼脓血"。栀子，苦，寒，入心、肺、胃、三焦经，清热泻火，解毒凉血。金银花，甘，寒，归肺、心、胃经，清热解毒。《本经逢原》谓其“解毒祛脓，泻中有补，痈疽溃后之圣药”。连翘，苦，微寒，归肺、心、小肠经，清热解毒，消痈散结。《雷公炮制药性解》谓其“主心经客热”。清热解毒之品性味苦寒，与补养阴血之主药配伍时用量宜小，防其寒凉遏血致瘀之弊。

（四）清退虚热药

血本属阴，气本属阳。如因久病心肝血虚，或脾虚不能生血，或产后或术后失血过多，阴血亏虚，则阴不敛阳，虚阳外越，而成血虚发热之候。《读医随笔》指出：“久脱血者，必阳气浮越而发热；病后血少者……或身常发热。此皆血不足以维其气，以致气不能安其宅也。”故临床多见血虚兼虚热之证。因此，处方以补血为主，兼退虚热，常以补血主药佐以清虚热之品，如知母、地骨皮、牡丹皮等。知母，苦、甘，寒，归肺、胃、肾经，滋阴清热。《本草纲目》云其“辛苦寒凉，下则润肾燥而滋阴，上则清肺金而泻火，乃二经气分药也”。牡丹皮，苦、辛，微寒，归心、肝、肾经，清热凉血，退虚热，尤善清血中伏火。《本草纲目》言其“和血，生血，凉血，治血中伏火，除烦热”。地骨皮，甘，寒，归肺、肝、肾经，凉血退蒸。《汤液本草》谓其“泻肾火，降肺中伏火，去胞中火，退热，补正气”。阴虚则热，补血处方以补血药为主，“壮水之主，以制阳光”，佐以清退虚热之品以治标热，二者配伍主次有序，标本兼治。

（五）息风药

《素问·至真要大论》云：“诸风掉眩，皆属于肝。”肝主藏血，主疏泄，主筋。筋的柔韧、灵活，皆赖于肝脏阴血的濡润滋养，只有肝脏阴血充盈，才能“淫气于筋”，从而维持全身肌肉、关节的正常运动。肝体阴而用阳，如肝之阴血亏虚，则阴不潜阳，故风自内生，出现血虚生风之证，症见筋脉拘急、四肢麻木、瘛疭、痉厥等。临床处方应以补血药为主，佐以息风之品，如天麻、钩藤等。天麻，甘，平，归肝经，息风止痉，平肝潜阳。《珍珠囊药性赋》云其“治风虚眩晕头痛”。钩藤，甘，凉，归肝、心包经，息风止痉，清热平肝。《本草纲目》谓之疗“大人头旋目眩，平肝风，除心热”。天麻、钩藤二者药性平和，不伤阴血，为治血虚生风之证常用药物，而虫类息风药性猛走窜，耗伤阴血，处方时应慎用。补血药佐以息风之品，正合“治风先治血，血行风自灭”之义。

（六）解表药

素有血虚之证又感受外邪，而成血虚兼表证者，处方应以补血药为主，配以解表之品为佐，如麻黄、防风、荆芥、薄荷等。麻黄，辛、微苦，温，归肺、膀胱经，发汗散寒解表。《神农本草经》谓其“主中风，伤寒头痛……发表出汗”。防风，辛、甘，微温，入膀胱、肝、脾经，祛风解表，胜湿止痛。《本经逢原》誉其为“风药中润剂也”。荆芥，辛，微温，归肺、肝经，祛风解表。《本草纲目》云其“散风热，清头目，利咽喉”。薄荷，辛，凉，归肝、肺经，疏散风热，清利头目。《本草备要》谓其“消散风热，清利头目”。补血药佐以解表之品，滋补阴血而不敛邪，解表药配伍补血药，辛散祛邪又不伤阴血，扶正祛邪，标本兼顾。

（七）泻下药

阴血亏虚，肠道失润而致大便秘结者，治以养血通便，处方以补血药为主，佐以通便泻下之品，如大黄、芒硝、火麻仁等，又因当归既能补血，亦可润肠通便，故处方时当归用量可酌情加大。大黄，苦，寒，归脾、胃、大肠、肝、心包经，泻下攻积通便。《岳美中医学文集》云其“号称将军，有冲墙倒壁之喻”。芒硝，咸、苦，寒，归胃、大肠经，泻下通便，润燥软坚，清火消肿。火麻仁，甘，平，归脾、胃、大肠经，润肠通便。

（八）利湿通淋药

妊娠、产后小便不利，营血不足兼下焦湿热，治宜补养阴血，兼利湿通淋。处方以补血药为主，佐以利湿通淋之品，如泽泻、猪苓、滑石等。泽泻，甘、淡，寒，归肾、膀胱经，利水渗湿通淋。《本草纲目》载其“气平，味甘而淡，淡能渗湿，气味俱薄，所以利水而泄下”。猪苓，甘、淡，平，归肾、膀胱经，利水渗湿。《神农本草经》云其“利水道”。滑石，甘、淡，寒，归胃、膀胱经，利水通淋。《医学衷中参西录》云“因热小便不利者，滑石最为要药”。补血药佐以利湿之品，可使补血而不助湿；利湿通淋之品配伍补血药，又能利湿不伤阴血。正如《本草备要》所言：“古人用补药，必兼泻邪，邪去则补药得力，一辟一阖，此乃玄妙，后世不知此理，专一于补，必致偏胜之患矣。”

（九）止血药

“人之所有者，血与气耳”，血为人体精微之物，急、慢性出血均可致营血亏虚。尤其慢性出血，处方应以补血药为主，因阿胶既能补血，亦可止血，故常为主药，佐以止血之品，如三七、蒲黄、艾叶等。三七，甘、微苦，温，归肝、胃经，止血活血。《本草纲目》谓之“止血，散血，定痛”。蒲黄，甘，平，归肝、心包经，收涩止血，行血祛瘀。《日华子本草》载其疗“妊孕人下血坠胎”。三七、蒲黄二药既能止血，亦可化瘀，有止血不留瘀之妙。艾叶，苦、辛，温，归肝、脾、肾经，温经止血。补血药佐以止血之品，既可补已失之血，又能以养为塞，标本同治。

（十）化痰药

营血不足兼有痰浊内蕴，因津血同源，痰又为津液不归正化所致，痰蕴日久，又可加重阴血亏虚，临证处方以补养阴血之品配以化痰药物，如半夏、天南星等为佐。半夏，辛，温，有毒，归脾、胃、肺经，燥湿化痰。《本草纲目》言其“能主痰饮及腹胀者，为其体滑而味辛性温也”。天南星，苦、辛，温，归肺、肝、脾经，燥湿化痰。《得配本草》言其“主风痰之流滞……合诸药开导其痰，而湿气顿消”。补血药佐以化痰之品，使养血而不助湿生痰，化痰药配伍养血药物，又可使其辛温苦燥之性被制约，防其耗血动血之弊。另外，临证还应根据血虚兼夹痰之寒热不同而具体选药组方。

由于临床病证变化纷繁，因此，依据血虚兼夹证之不同，补血处方在以补血药为主治疗血虚主证的前提下，佐以多类药物以治疗不同的次证（兼证），正如程钟龄所言“一法之中，八法备焉；八法之中，百法备焉”。

四、使药的选用

补血处方常以甘草为使。甘草，甘，平，归心、肺、脾、胃经，缓和药性，调和诸药，解百药之毒。《本草崇原集说》云其“主治五脏六腑之寒热邪气者，五脏为阴，六腑为阳；寒病为阴，热病为阳。甘草味甘，调和脏腑，通贯阴阳，故理脏腑阴阳之正气，以除寒热阴阳之邪气也”。《名医别录》谓之“能安和草石而解诸毒也”。甘草为历代医家公认为“和诸药，解百毒”之品。现代药理研究表明，甘草可沉淀生物碱，甘草酸在肝脏分解为甘草次酸和葡萄糖醛酸，后者与毒物结合而解毒。甘草次酸有肾上腺皮质激素样作用，并改善垂体－肾上腺系统的调节功能。

综上，血虚证处方涉及药物种类繁多，但总以补血药为主，辅以益气、填精、温阳、滋阴、活血、安神等药物以增强主药的补血之效，另可根据兼夹证（次证）

之不同，佐以相应药物。处方是多味药物的有机配合，欲使血虚证处方更为合理、有效，必须分清主证、兼证及主症、次症，依据病情的轻重缓急，病势的进退变化，明辨主次，调配合适的药物来组方，使之主辅有序，相与宣摄，力求做到“证明，法合，药对，方精”。如张元素在《医学启源》所言：“识其病之标本脏腑，寒热虚实，微甚缓急，而用其药之气味，随其证而制其方也。是故方有君臣佐使，轻重缓急，大小反正逆从之制也。主病者为君，佐君者为臣，应臣者为使，此随病之所宜，而又赞成方而用之。”需要指出的是，以上血虚证的处方用药，既可单一行事，亦可联合为伍，不必尽用，总以恰合证情为要。

第五节　常用补血药物

中医文献中记载了数量庞大的具有补血作用的药物，这些药物，有的以补血为主要作用，有的则兼有补血之效。将其选录如下。

一、以补血为主要作用的药物

（一）熟地黄

熟地黄，味甘，性微温，归肝、肾经。功能滋阴补血填精。

《本草纲目》云其“填骨髓，长肌肉，生精血，补五脏内伤不足，通血脉，利耳目，黑须发”。

《本草求真》谓其“味厚气薄，专补肾脏真水，兼培黄庭后土，土厚载物，诸脏皆受其荫，故又曰能补五脏之真阴……阳浮而狂躁，或阴脱而仆地，阴虚而神散者，非熟地之守不足以聚之；阴虚而火升者，非熟地之重不足以降之；阴虚而躁动者，非熟地之静不足以镇之；阴虚而刚急者，非熟地之甘不足以缓之；阴虚而水邪上沸者，舍熟地何以自制？舍熟地何以归元？阴虚而精血俱损，脂膏残薄者，舍熟地何以厚肠胃？且犹有最玄最妙者，则熟地兼散剂能发汗，以汗化于血，而无阴不作汗也；熟地兼温剂能回阳，以阳生于下，而无阴不回也。然而阳性速，故人参少用亦可成功；阴性缓，熟地非多难以奏效”。

（二）当归

当归，味甘、辛，性温，归肝、心、脾经。功能补血和营，化瘀生新，为补血调经之要药。

《日华子本草》言其“破恶血，养新血”。

《本草纲目》云其“和血补血”。

《本草求真》言“诸书载为入心生血上品。缘脉为血府，诸脉皆属于心，心无血养则脉不通，血无气附则血滞而不行。当归气味辛甘，既不虑其过散，复不虑其过缓。得其温中之润，阴中之阳，故能通心而血生。号为血中气药。故凡一切血证阴虚，阳无所附而见血枯、血燥、血脱、血闭等症，则当用此主治。按：当归头则止血上行，身则养血中守，尾则破血下流，全则活血不走”。

《景岳全书》云其“逐瘀生新”。

（三）白芍

白芍，味苦、酸，性微寒，归肝、脾经。功能养血柔肝，益阴缓急止痛。

《本草备要》谓之“补血，泻肝益脾，敛肝阴，治血虚之腹痛”。

《本草求真》谓其“入肝经血分敛气。缘气属阳，血属阴，阳亢则阴衰，阴凝则阳伏，血盛于气则血凝而不行，气盛于血则血燥而益枯。血之盛者，必赖辛为之散，故川芎号为补肝之气；气之盛者，必赖酸为之收，故白芍号为敛肝之液，收肝之气，而令气不妄行也”。

（四）阿胶

阿胶，味甘，性平，归肺、肝、肾经。功能养血补血，滋阴润肺。

《本草纲目》言其“和血滋阴，除风润燥，化痰清肺”。

《神农本草经疏》云“经曰：精不足者补之以味，味者，阴也，补精以阴，求其属也。此药得水气之阴，具补阴之味，俾入二经而得所养，故能疗如上诸证也。血虚则肝无以养，益阴补血故能养肝气。入肺肾补不足，故又能益气，以肺主气，肾纳气也。气血两足所以能轻身也……皆取其入肺入肾，益阴滋水，补血清热之功也”。

《本草求真》言其“专入肝经养血，何书又言除风化痰，盖以血因热燥则风自生……气味俱阴，既入肝经养血，复入肾经滋水，水补而热自制，故风自尔不生。又胶润而不燥，胶性既能润肺，复能趋下降浊，使痰不至上逆耳。至于痔漏、肠风、衄血、血淋、下痢，暨经枯、崩带、胎动、痈肿，治克有效，亦是因血枯燥，伏热而生，故能得滋而解。此为血分养血润燥、养肺除热要剂”。

（五）何首乌

何首乌，味苦、甘、涩，性微温，归肝、心、肾经。功能养血滋阴。

《本草求真》谓“首乌禀春气以生，而为风木之化，入通于肝，为阴中之阳药，故专入肝经，以为益血祛风之用。其兼补肾者，亦因补肝而兼及也……一系调补后天营血之需，以为常服，长养精神，却病调元之饵……则补血之中尚有化阳之力”。

《得配本草》载其“养血补肝，固精益肾，健筋骨，乌髭发”。

（六）龙眼肉

龙眼肉，味甘，性温，归心、脾经。功能补心脾，益气血。

《本草求真》云其“气味甘温，多有似于大枣，但此甘味更重，润气尤多，于补气之中又更存有补血之力。故书载能益脾长智，养心保血，为心脾要药”。

补血处方常以补血为主要作用的药物作为方中主药，以针对血虚主证起主要治疗作用。另外，补血药亦可为辅药使用，与主药配伍，有相须之义。

二、兼有补血作用的药物

人参，味甘、微苦，性平，归肺、脾、心经。《本草汇言》言其“补气生血，助精养神之药也”。《珍珠囊补遗药性赋》言之“养血，补胃气”。《本草从新》谓其“大补元气，生阴血”。

西洋参，味甘、微苦，性凉，归心、肾、脾经。《医学衷中参西录》载其“能补助气分，兼能补益血分”。

党参，味甘，性平，归脾、肺经。《本草正义》载其“养血而不偏滋腻”。

黄芪，味甘，性微温，归脾、肺经。《日华子本草》谓其“长肉补血”。《本草备要》言其“生血、生肌”。《本草便读》言之“善达表益卫……自然生津生血”。

大枣，味甘，性温，归脾、胃、心经。《食物本草精译》谓其“补气血津液身中不足”。

川芎，味辛，性温，归肝、胆、心包经。《日华子本草》言其“养新血”。《珍珠囊补遗药性赋》言之“养新生之血调经”。《本草纲目》云其“补肝血”。《药类法象》谓其“补血，治血虚头痛之圣药也”。

刺五加，味甘、微苦，性温，归肺、心、肾经。《中药学》载其“补心脾之气，并益气以养血，安神益志”。

大麦，味甘，性温。《食鉴本草》谓其“宽肠胃，调中气，化谷食，壮气血”。

生地黄，味甘、苦，性寒，归心、肝、肾经。《珍珠囊补遗药性赋》云其“凉血，生血，补肾水真阴”。《医学启源》谓之“凉血补血”。《本草经疏》又云其为“补肾家之要药，益阴血之上品”。《用药心法》谓其“生血，凉血，去热”。《本草求真》言其“补阳益阴，强精活血，总不出通督脉补命门之用”。

紫河车，味甘、咸，性温，归肺、肝、肾经。功能补精，养血，益气。《本草纲目》载其“安心养血，益气补精”。《本草求真》云“本人血气所生，故能以人补人也。凡一切虚劳损极，恍惚失志，癫痫肌肉羸等症，用之极为得宜”。

巴戟天，味辛、甘，性温，归肝、肾经。《本草纲目》言之“补血海”。

肉苁蓉，味甘、咸，性温，归肾、大肠经。《本草分经》言其“入肾经血分。补命门相火，润五脏，益精血”。

锁阳，味甘，性温，归肝、肾、大肠经。《本草衍义补遗》言其“大补阴，益精血”。

蛤蚧，味咸，性平，归肺、肾经。《本草纲目》“补肺气，益精血”。

核桃仁，味甘，性温，归肾、肺、大肠经。《本草纲目》“补气养血，润燥化痰”。

明党参，味甘、微苦，性微寒，归肺、胃、肝经。《本草求原》言其“养血生津”。

南沙参，味甘、微苦，性微寒，归肺、胃经。《景岳全书》谓之“滋养血脉”。

黄精，味甘，性平，归脾、肺、肾经。《本草从新》谓其“平补气血而润”。《天宝本草新编》云其“养阴生津，乌须黑发。”

枸杞子，味甘，性平，归肝、肾经。滋补肝肾，明目。《本草求真》载“据书皆载祛风明目，强筋健骨，补精壮阳，然究因于肾水亏损，服此甘润，阴从阳长，水至风息，故能明目强筋，是明指为滋水之味，故书又载能治消渴”。

女贞子，味甘、苦，性凉，归肝、肾经。《本草蒙筌》载“多服补血祛风”。《神农本草经疏》云其“益血”。

桑椹，味苦、酸，性寒，归肝、肾经。《随息居饮食谱》载其“滋肝肾，充血液”。《神农本草经疏》言之“凉血补血益阴”。

桑寄生，味苦、甘，性平，归肝、肾经。《日华子本草》云其“助筋骨，益血脉”。

龟甲，味甘，性寒，归肾、肝、心经。《本草衍义补遗》谓之“治阴血不足”。《本草纲目》云其“补心、补肾、补血”。

酸枣仁：味甘、酸，性平，归心、肝经。功能养血安神。《医宗必读》谓“胆怯者，心君易动，惊悸盗汗之所自来也；肝虚者，血不归经，则虚烦不眠之所由来也。枣仁能补肝益胆，则阴得其养，而诸证皆安矣”。

鹿茸，味甘、咸，性温，归肾、肝经。《本草纲目》载其“生精补髓，养血益阳”。

鹿角胶，味甘、咸，性温，归肝、肾经。功能补肝肾，益精血。

柏子仁，味甘，性平，归心、肾、大肠经。《名医别录》言其“益血止汗”。《本草正》载其为“滋阴养血之佳剂”。

夜交藤，味甘，性平，归心、肝经。《中药学》载其“养血安神，祛风通络”“适用于阴虚血少之失眠多梦，心神不宁。亦可用于血虚心痛”。

合欢皮，味甘，性平，归心、肝、肾经。《神农本草经疏》载其“补心脾，生血脉”。

小蓟，味甘、苦，性凉，归心、肝经。《日华子本草》载其“退热，补虚损”。《医学衷中参西录》言“其凉润之性，又善滋阴养血，治血虚发热”。

大蓟，味甘、微苦，性凉，归心、肝经。《神农本草经疏》谓之“主保精养血”“补血凉血则荣气和”。

血余炭，味苦，性平，归肝、胃、肾经。《医学衷中参西录》言“血余能化瘀血，生新血”。

藕节，味甘、涩，性平，归肝、肺、胃经。《本草纲目拾遗》言其“和血脉，散一切瘀血，生一切新血”。

丹参，味苦，性微寒，归心、心包、肝经。《名医别录》云其“主养血，去心腹痼疾”。《日华子本草》谓其“破宿血，补新生血”。《滇南本草》云其“补心生血，养心定志”。《新修本草》言之“益气，养血”。《本草纲目》亦言其“破宿血，补新血”。《本草便读》谓“丹参，功同四物，能祛瘀以生新”。

红花，味辛，性温，归心、肝经。《珍珠囊补遗药性赋》载之“入心养血”。《本草衍义补遗》云其“多用破留血，少用养血”。

益母草，味辛、苦，性微寒，归肝、肾、心包经。《本草衍义补遗》谓之“行血养血”。《本草蒙筌》亦云“行瘀血，生新血”。

鸡血藤，味苦、微甘，性温，归肝、肾经。《本草纲目拾遗》云其“大补气血……治老人气血虚弱……能生血、和血、补血、破血”。

血竭，味甘、咸，性平，有小毒，归心、肝经。《本草纲目》云其“补心包络，肝血不足”。

白芷，味辛，性温，归肺、脾、胃经。《日华子本草》言其“破宿血，补新生血”。

菊花，味辛、甘、苦，性微寒，归肺、肝经。《珍珠囊补遗药性赋》云其“养目血”。《本草纲目拾遗》云其“益血润容”。《随息居饮食谱》言之“养血息风”。

补血处方选用补血之品为主药治疗血虚主证，又可根据血与气、津、精、神的关系理论选择益气药、生津药、填精药、安神药等为辅药，增强补血处方的补益阴血之效；另随血虚兼夹他证的不同选用解表、活血、理气、清热解毒、化痰等类药物治疗兼证，作为方中佐药。辅药、佐药的选用常以既具有补血之效，亦可治疗兼证的药物为佳，一药多用，使处方药简效全。

第六节　常用补肺血方剂

中医文献中记载了大量补血处方，现对其进行选择摘录并加以分析，作为例方来体现以上所论补血法的处方方法。

一、四物二陈汤

药物组成：当归、川芎、白芍、熟地黄、陈皮、半夏、茯苓、黄芩、薄荷、甘草。

功效：补养阴血，清化痰热。

主治：《济阳纲目》载“治体瘦血虚，而痰火兼盛者”。

方解：方中当归补血和血，为主药。配以熟地黄、白芍滋阴填精，助当归补养阴血；茯苓健脾益气，一者资阴血生化之源，一者杜绝生痰之源，以上共为辅药。佐以川芎与养血之品相配以顺血性，而助补血之效；黄芩、半夏清热化痰；气顺则痰消，配以陈皮理气调中，燥湿化痰，与养血药物配伍，可防其滋腻碍胃；薄荷少许疏散气郁。甘草调和药性，为使药。

二、贞元饮

药物组成：熟地黄、炙甘草、当归。

功效：养阴血，定喘嗽。

主治：《景岳全书》载“治气短似喘，呼吸促急，提不能升，咽不能降，气道噎塞，势剧垂危者”。

方解：肺为气之主，肾为气之根，金水相生。方中熟地黄甘、温，入肾经，滋肾阴，益精血，保养肺金而止咳喘，为主药。辅以当归，助熟地黄补养阴血，又可润肺金之燥，止咳。炙甘草益气和中，润肺止咳，有培土生金之意，且调和药性，为使药。

三、加味二陈汤

药物组成：当归、茯苓、川芎、白芍、白术、半夏、香附、陈皮、甘草。

功效：补血化痰。

主治：《妙一斋医学正印种子编》载“妇人肥盛不能孕育者，以身中有脂膜，闭塞子宫也，肥人多痰无子，治药宜燥”。

方解：妇人血海充盈，方有受孕之机，如痰浊壅塞子宫，则浊邪害清，使胞宫既失血养，又受痰扰，故不能受孕怀子，治以补血化痰为法。方中当归补养肝血以充血海，是为主药。白术、茯苓益气健脾，既资阴血化生之源，又可杜绝生痰之源；白芍协当归补养阴血，共为辅药。佐以川芎与当归、白芍配伍以顺血性，更增补血之效；半夏燥湿化痰；香附、陈皮理气行气，与半夏相配，使气顺痰消；甘草与茯苓、白术益气健脾，且能调和药性，亦为使药。诸药合用，补血不助湿生痰，化痰理气不伤阴血，共奏养血化痰之效。

四、天地煎

药物组成：熟地黄、天冬。

功效：养血滋阴，润肺止咳。

主治：血虚咳嗽。

方解：肺为气之主，肾为气之根，金水相生。方中熟地黄甘、温，入肾经，滋肾阴，益精血，保养肺金而止咳喘，为主药。辅以天冬甘、苦、寒，归肺、肾经，清肺火，滋肾阴，润燥止咳。二药配伍，寒温并用，滋肾益肺，养血益精，润燥止咳，共治血虚咳嗽之证。

五、归芍地黄汤

药物组成：生地黄、当归身、白芍、枸杞子、牡丹皮、知母、人参、甘草、地骨皮。

功效：养血益气，滋阴清热。

主治：血虚咳嗽，盗汗自汗，骨蒸潮热，五心烦热，舌红苔少，脉细数或弦数。

方解：肺为气之主，肾为气之根，金水相生。方中当归身、白芍养血补血；人参、甘草补脾益气补肺，培土生金；生地黄滋阴养血，枸杞子滋补肝肾，金水相生；辅以地骨皮、牡丹皮、知母清热除蒸。诸药配伍，养血益气，滋阴清热，共治血虚咳嗽之证。

六、百合固金汤

药物组成：生地黄、熟地黄、当归、白芍、生甘草、百合、玄参、贝母、麦冬、桔梗。

功效：养阴润肺，化痰止咳。

主治：肺肾阴虚，虚火上炎之咳血证。咳痰带血，咽喉燥痛，手足心热，骨蒸盗汗，舌红少苔，脉细数。

方解：方中百合甘、苦、微寒，滋阴清热，润肺止咳；生地黄、熟地黄并用，既能滋阴养血，又能清热凉血，共为君药。麦冬甘、寒，协百合以滋阴清热，润肺止咳；玄参咸、寒，助生地黄、熟地黄滋阴壮水，以清虚火，均为臣药。当归治咳逆上气，配伍白芍以养血和血；贝母润肺化痰；桔梗载药上行，清利咽喉，化痰散结，均为佐药。生甘草清热泻火，调和诸药，为使药。合而成方，滋肾保肺，金水并调，可使阴血渐充，虚火自清，痰化咳止。

七、金水六君煎

药物组成：当归、熟地黄、陈皮、半夏、茯苓、炙甘草。

功效：滋阴养血，祛湿化痰。

主治：肺肾虚寒，水泛为痰，或年迈阴虚，血气不足，外受风寒，咳嗽呕恶，喘逆多痰。痰带咸味，或咽干口燥，自觉口咸，舌质红，苔白滑或薄腻。

方解：当归、熟地黄滋养肺肾阴血，二陈汤化痰燥湿，燥湿而不致伤阴，滋阴而不助湿。诸药配伍，共奏和胃健脾，运化水谷，输布精微之功效，从而达到肺肾并调的效果。主要用于治疗肺肾阴血亏虚，咳喘湿痰之证。

八、阿胶汤

药物组成：阿胶、蒲黄、生地黄。

功效：养血止血。

主治：《杂病源流犀烛》载“治吐血”。

方解：阿胶滋阴养血，又能止血，为主药。生地黄清热凉血、止血、生血。蒲黄收涩止血，行血祛瘀，与生地黄、阿胶配伍，使止血而无留瘀之弊。三药相配，补血、活血、止血，共治吐血之证。

九、四物加黄芩泽泻汤

药物组成：当归、泽泻、熟地黄、川芎、白芍、黄芩。

功效：补养阴血，利湿通淋。

主治：《不知医必要》载“治妊娠小肠有热，小便不通”。

方解：妊娠期间，湿热壅阻下焦，膀胱气化不利，而见血虚、湿热淋证并见，治宜补养阴血，利湿通淋。方以白芍为主药，其能滋阴养血，又可退热、利小便。肺为水之上源，肺清则水道自利，故配以黄芩清泻肺热；当归、熟地黄补血养血，与白芍共治妊娠血虚，配伍黄芩、泽泻，无补血助湿之嫌，俱为辅药。川芎与白芍、当归、熟地黄相配，顺血性更利补血；泽泻泻热利湿通淋，与补血药物配伍，可防其利水伤阴血之弊。诸药合用，补血不助湿，利水不伤血，补养阴血，利湿通淋，共治妊娠湿热淋证。

十、加味四物汤

药物组成：当归、川芎、白芍、熟地黄、血余炭、白茅根。

功效：养血止血。

主治：妊娠膀胱血热，尿血。

方解：方中熟地黄滋肾填精养血，为主药。配以当归补养肝血，白芍益阴养血，二者共为辅药，与主药相配以增补血之力。血虚生内热，热迫血行，故佐以白茅根清热凉血，利尿通淋；血余炭收敛止血，又能补血。诸药合用，共奏养血清热止血之效。

十一、五福饮

药物组成：人参、熟地黄、当归、白术、炙甘草。

功效：养血益气。

主治：《景岳全书》载“凡五脏气血亏损者，此能兼治之，足称王道之最”。

方解：当归补血和血，为主药。人参益气养血，熟地黄滋阴填精养血，与人参配伍益气以补血，所谓“阴生阳长”之意。佐以白术健脾益气，与人参合用健运脾胃以资气血生化之源。甘草缓和药性，是为使药。

十二、滋血汤

药物组成：人参、黄芪、山药、茯苓、当归、川芎、白芍、熟地黄。

功效：补养气血。

主治：《济阴纲目》载“治妇人心肺虚损，血脉虚弱，月水过期”。

方解：脾虚失运，化血无源；心血不足，无以下充胞宫，以致月水过期不行，治宜健脾养心，补养气血以充血海。方以人参、当归为主药，二药配伍，益脾气养心血。白芍、熟地黄助当归补养阴血，“有形之血生于无形之气”；黄芪助人参健脾益气，以裕生血之源，与当归、白芍、熟地黄相配，以使阳生阴长，气旺血生，俱为辅药。山药、茯苓健脾祛湿，湿去则脾运易复，以杜生痰之源；川芎活血行气，亦能补血，与补益气血药物配伍，使其补而不滞，共为佐药。

十三、补水益元汤

药物组成：熟地黄、生地黄、麦冬、当归、白芍、甘草、五味子、大枣。

功效：养血生津，滋阴润燥。

主治：血虚津亏，面色萎黄无华，皮肤干燥，口渴喜饮，大便秘结。

方解：方中熟地黄滋阴养血，为主药。生地黄、白芍助熟地黄滋养阴血，麦冬养阴生津，是为辅药，主辅配伍，养血生津，润燥止渴。佐以当归补血润肠通便，五味子生津滋阴润燥，以治血虚津亏。配以大枣、甘草益气和中，甘草又能缓和药性，亦为使药。

十四、圣愈汤

药物组成：熟地黄、白芍、川芎、人参、当归、黄芪。

功效：益气补血摄血。

主治：《脉因证治》载“治出血太多”。现代用于治疗女性月经先期而至，量多色淡，精神倦怠，四肢乏力。

方解：方中人参大补元气，亦能生血、摄血；熟地黄滋阴补血，与人参配伍，使气旺血充，阳生阴长，二者共为主药。辅以白芍补养阴血，黄芪益气以生血，黄芪与人参相配，益气以生血，益气以摄血，而治血虚、出血之证。当归、川芎为佐药，二者均能养血活血，且川芎亦能行气，与人参、黄芪、熟地黄、白芍配伍，使其补而不滞。

十五、卫生汤

药物组成：白芍、当归、黄芪、甘草。

功效：益气补血。

主治：营血亏虚。症见面色萎黄，头晕目眩，心悸怔忡，气短乏力，神疲倦怠，舌淡苔白，脉细弱。

方解：方中当归补血和血，为主药。以白芍、黄芪为辅药，白芍滋阴养血，黄芪甘温纯阳功善补气，配伍当归、白芍使阳生阴长，气旺血生。甘草助黄芪益气，又能缓和药性，为佐使药。

十六、六合散

药物组成：当归、白芍、生地黄、甘草、人参、白术。

功效：养血益气止血。

主治：《是斋百一选方》载“治妇人产后下血”。

方解：方中白芍滋养阴血，为主药。生地黄滋阴养血、止血，以治产后血虚、下血之症；人参益气，与生地黄、白芍、当归配伍，益气养血、摄血止血，二者共为辅药。佐以当归补血，又能活血，使止血而不留瘀；白术、甘草助人参益气摄血，且甘草又能调和药性，亦为使药。

十七、当归补血汤

药物组成：黄芪、当归。

功效：补气生血。

主治：《内外伤辨惑论》载“治肌热，燥热，困渴引饮，目赤面红，昼夜不息。其脉洪大而虚，重按全无……此病得之于饥困劳役”。现代用于治疗血虚发热证，症见肌热面赤，烦渴欲饮，舌淡，脉洪大而虚，重按无力。亦治女性经期、产后血虚发热头痛，或疮疡溃后久不愈合者。

方解：方中黄芪甘温纯阳，功善补气固表，本方重用该药，意在取其量大力宏以急固行将散亡之阳气，浮阳若得挽回，则诸危殆之候可缓，此即“有形之血不能速生，无形之气当急固”之理，且其补气亦助生血之功，使阳生阴长，气旺血充，阳气渐可潜涵，则虚热自退。本方冀补气生血之功，以复血虚之本，故尤宜于血虚发热证。

十八、双和散

药物组成：白芍、黄芪、熟地黄、川芎、当归、炙甘草、官桂。

功效：补血益气。

主治：《内外伤辨惑论》载“治虚劳少力”“大病之后，虚劳气乏者，以此调治，不热不冷，温而有补”。现代用于治疗血虚兼有气虚之证。

方解：方中重用白芍滋阴补血，当归补血和血，二者为主药。熟地黄益肾填精补血；黄芪益气生血；官桂温阳通经，与滋补阴血药物配伍，阳中求阴，阴得阳助，则生化无穷，以上三味为辅药。川芎顺其血性，又能补血，与补益药相配，使其补而不滞，为佐药。甘草调和诸药，为使药。

十九、四物汤

药物组成：白芍、当归、熟地黄、川芎。

功效：补血。

主治：《仙授理伤续断秘方》载“凡伤重，肠内有瘀血者用此”。现代用于治疗营血亏虚证。

方解：熟地黄质润而腻，补肾填精以养血，为主药。当归补血和血；白芍益阴养血，二者共为辅约。川芎活血行气，顺其血贵在流通之性，且能补血，为佐药。

二十、芎䓖汤

药物组成：当归、川芎。

功效：补血活血。

主治：《太平惠民和剂局方》载“治产后去血过多，运闷不省，及伤胎去血多，崩中去血多，金疮去血多”。现代用于治疗血虚兼有血瘀之证。

方解：当归辛、甘、温，补血和血，为主药。辅以川芎活血行气，亦能补血。二药配伍，补血而不壅滞，化瘀又不伤血，共奏补养阴血，活血化瘀之效，以治血虚兼有血瘀之证。

二十一、当归黄芪汤

药物组成：当归、黄芪、芍药。

功效：养血补血退热。

主治：《太平惠民和剂局方》载“治产后腰脚疼痛，不可转侧，壮热自汗，体强气短”。

方解：方中当归补血和血，为主药。辅以芍药养血滋阴，缓急止痛，与当归相配，养血滋阴以潜纳浮越之阳。黄芪益气固表，挽回浮阳以退热，并能补血，与当归、白芍同用，阳生阴长，气旺以生血。三药配伍，补血益气，以治产后虚损诸证。

二十二、熟干地黄汤

药物组成：熟地黄、人参、麦冬、瓜蒌根、甘草。

功效：益气生津补血。

主治：《太平惠民和剂局方》载“治产后虚渴不止，少气脚弱，眼昏头眩，饮食无味”。

方解：方中熟地黄补益精血，为主药。人参与熟地黄相配益气以补血；麦冬滋阴生津，与主药配伍滋阴以生血，二药共为辅药。配以瓜蒌根滋阴生津止渴，甘草调和药性，二味俱为佐使药。

二十三、养血助胃丸

药物组成：当归、川芎、白芍、熟地黄、人参、白术、茯苓、甘草、山药、莲肉、扁豆。

功效：健脾养血。

主治：《古今医鉴》载治“呕吐反胃，气短乏力，面黄，心悸，头晕”。

方解：脾为后天之本，气血生化之源，脾所吸收的水谷精微是化生血液的基本物质，若脾胃虚弱，运化失职，水谷不化精微，血液生化无源，则可致营血亏虚，治宜健脾补血。方中白芍、当归补养阴血，共为主药。白术益气健脾；人参、茯苓与白术相配健运脾气，补益后天以化生阴血；熟地黄与当归、白芍相配增其补血之力，为辅药。佐以山药、莲肉健脾益气，扁豆与白术、茯苓配伍健脾祛湿，湿去则脾之纳运易复；川芎行血中之气，与补益药物相配使其补而不滞。甘草益气和中，亦能缓和药性，为使药。诸药合用，健脾养血，培土生金。

二十四、奇效四物汤

药物组成：当归、川芎、白芍、熟地黄、阿胶、艾叶、黄芩。

功效：补血止血。

主治：《济阴纲目》载“治肝经虚热，血沸腾而久不止”。

方解：方以阿胶滋阴养血止血，为主药。配以黄芩苦寒坚阴，清热凉血止血；熟地黄、白芍助阿胶补养阴血，共为辅药。艾叶温经止血，可制约黄芩苦寒之性，而增其止血之效；川芎活血行气，又能补血，与止血之品相配，使止血而无留瘀之弊，俱为佐使药。

二十五、补血汤

药物组成：生地黄、人参、当归、白芍、茯神、陈皮、栀子、酸枣仁、麦冬、五味子、甘草。

功效：养血安神。

主治：《古今医鉴》载“凡遇劳心思虑，损伤精神，头眩目昏，心虚气短，惊悸烦热等症，并宜服之”。

方解：劳心思虑，耗损阴血，阴血不足，易生内热，虚热内扰，心神不安，治宜养血清热安神。当归、白芍补益阴血，共为主药。配以酸枣仁养血补肝，宁心安神；五味子滋阴生津，宁心安神；人参益气生津养血，且具安魂魄之效；茯神安神定志，以上俱为辅药。生地黄养血滋阴清热；麦冬清心除烦；栀子泻心火，火清则神安；陈皮理气，与诸补益之品相伍使补而不滞，以上俱为佐药。甘草益气和中，调和诸药，为使药。

二十六、辛字润肺膏

药物组成：羊肺、杏仁、柿霜、真酥（上色羊乳）、真粉（花粉）、白蜜。

功效：滋补肺阴，调养肺血。

主治：久咳肺燥，肺痿。唐容川认为辛字润肺膏尤其适用于肺之痿燥，可使肺中阴液得补，肺叶下垂，故气不逆上，肺津布泽于下，以“利膀胱，传大肠，诸窍通调，五脏受益”。

二十七、黄芪糯米汤加阿胶麦冬

药物组成：黄芪、糯米、阿胶、麦冬。

功用：滋阴补血。

主治：肺血亏虚证。

方解：脾胃为后天之本，气血生化之源。方中黄芪健脾益气，糯米养护脾胃，共健脾土，脾胃健运则气血生化有源；阿胶滋阴补血，润燥；麦冬甘寒，养阴生津以补阴血之不足。诸药合用则滋阴生津补血。

二十八、人参饮子

药物组成：人参、麦冬、五味子、黄芪、甘草、当归、白芍。

功用：补养肺血。

主治：气虚喘咳，吐血，衄血。

方解：方中人参大补元气，益肺生津；黄芪健脾补中，益气固表，共为君药，发挥补脾益肺功效。麦冬养阴生津、清心润肺，与人参、黄芪相协，气阴双补，为臣药。白芍、当归、五味子养血补血敛阴，既可以防气阴外泄，又能恢复气阴耗损，为佐药。甘草为使药，引药直达肺、脾二脏，并调和诸药。

二十九、清燥养荣汤

药物组成：知母、天花粉、当归、白芍、地黄、陈皮、甘草、灯心草。

功用：清热凉血解毒。

主治：疫病解后阴枯血燥者。《瘟疫论》载“风去燥存，初伤气分，久必入血，化火伤阴，唇干燥裂，两目赤涩，心烦口渴，津不到咽。舌本干红，脉左细急而涩者”。

方解：方中地黄、白芍、当归滋营养血以润燥，为君。知母、天花粉、灯心草清余热以生津液，为臣。陈皮顺气调中以助胃纳，为佐。甘草清火解毒以和诸药，为使。该方具有滋而不腻、寒而不凝、补而不滞的特点。

三十、生脉补精汤

药物组成：人参、麦冬、五味子、熟地黄、当归、鹿茸。

功效：填精补血，养阴生脉。

主治：肺血亏虚。

方解：方中人参、麦冬、五味子三药合用为生脉饮，其中人参益元气，补肺气，生津液；麦冬甘寒，养阴清热，润肺生津，人参、麦冬合用，则益气养阴之功益彰；五味子酸温，敛肺生津止渴，三药合用，一补一润一敛，益气养阴，生津敛汗。熟地黄，甘温味厚质润，长于滋阴养血，为补血要药。当归补血活血，《本草正要》载“当归，其味甘而重，故专能补血；其气轻而辛，故又能行血。补中有动，行中有补，诚血中之气药，亦血中之圣药也”。鹿茸甘咸温，补火助阳，温补精血。诸药合用则填精补血，养阴生脉。

第七节 肺血虚证分病论治

一、肺血虚咳嗽

临床表现：干咳少痰，或痰中带血，午后或夜间嗽多，咽喉干燥，声音嘶哑，皮毛憔悴，毛发泛黄而不泽，细长而不茂，皮肤干枯粗糙，舌淡苔少，脉细无力等。

证候分析：久病阴血暗耗或失血病后，导致肺血亏虚，肺气逆于上，故干咳少痰，血属阴，故午后咳甚。肺外合于皮，其华在毛，若肺血亏虚，不能输布血于皮毛，皮毛失养故见皮毛憔悴，毛发泛黄而不泽，细长而不茂，皮肤干枯粗糙。舌淡少苔、脉细无力等均为肺血亏虚之候。

治法：养血润肺止咳。

方药：四物汤加味。方中当归、地黄、白芍、川芎滋阴养血，润肺止咳，其中当归、川芎活血行气，使全方补而不滞。若见舌质紫暗，或有瘀斑、瘀点者，可加桃仁、红花，改白芍为赤芍，以增强活血祛瘀之力；咽喉干燥者，可加沙参、麦冬、玄参等药物以滋阴润燥。

二、肺血虚喘证

临床表现：喘促短气，动则喘甚，呼多吸少，口咽干燥，面白萎黄无华，皮肤干糙，毛发色憔，严重者可见呼吸急促，气不得续，汗出肢冷，舌淡苔白。脉细濡等。

证候分析：慢性咳嗽、肺痨等肺系病症迁延未愈，耗伤阴血；或各种失血，导致肺血亏虚，气无所主，肺气上逆，则见短气喘促，呼多吸少。肺血亏虚，皮毛失于滋润濡养，则见皮肤干燥或皮毛憔悴，面色萎黄无华，津血不能上承则见口燥咽干。舌淡苔白、脉细濡皆为肺血亏虚之佐证。

治法：养血平喘，润肺化痰。

方药：百合固金汤加减。方由熟地黄、生地黄、当归、白芍、麦冬、百合、玄参、贝母、桔梗等药物组成。诸药合用，共同发挥补养肺血，润肺化痰，降气平喘之功。喘促较甚者，加五味子、紫苏子敛肺平喘。若见呼吸急促，气不得续，汗出肢冷等喘脱危证者，宜急用参附汤送服黑锡丹配合蛤蚧粉等以益气固脱，镇摄肾气。

三、肺血虚肺胀

临床表现：呼吸浅短难续，甚则倚息不能平卧，气怯声低，咳嗽，或喉中痰鸣，痰白如沫，面色萎黄无华或面色淡白，易于感冒，舌质淡，苔薄白或白腻，脉弦细。

证候分析：肺胀痰饮内伏，则见呼吸浅短难续，甚则倚息不能平卧，咳嗽，喉中痰鸣或痰白如沫。反复发作，缠绵难愈，耗伤气血则见气怯声低，易感冒。肺血亏虚，失于濡养则见面色萎黄无华或面色淡白。舌质淡，苔薄白或白腻、脉弦细等皆为肺血亏虚之证。

治法：养血益气，温补肺肾。

方药：养血益气汤。方中重用熟地黄、当归、白芍、川芎滋阴养血，兼以活血；防风解表祛风，细辛、半夏合用温肺化痰，白术、党参、黄芪、淫羊藿等温补中焦，以资气血生化之源，从而纠正肺气、肺血亏虚；甘草既能止咳化痰，又可调和诸药。诸药合用，共奏养血调血，益气固表，温补肺肾之功。若痰量多、色白清稀者，可以配伍半夏燥湿化痰；气短难续，气怯声低，易于感冒等气虚明显者，可以配伍党参、黄芪等以健脾益气。

四、肺血虚感冒

临床表现：头痛身热，微恶寒而无汗，面色无华，唇甲色淡，头晕，周身乏力，或伴有干咳，或少痰，舌质淡，苔白，脉浮无力。

证候分析：因咯血，或肺系疾病迁延不愈，久病耗血，导致肺血亏虚，卫表不固，外邪侵袭所致。

治法：养血解表。

方药：葱白七味饮。方中葱白、淡豆豉为君，发汗解表；地黄、麦冬为臣，养血滋阴，以滋汗源；葛根、生姜、劳水为佐，葛根解肌发表，生姜辛散表邪，劳水滋养脾胃，使汗出表解而又阴血不伤。若血虚重者，可用四物汤加减进行治疗。

第十二章

血运失常与肺系病

第一节　血运失常与间质性肺炎

一、间质性肺炎相关知识介绍

（一）定义

间质性肺炎又称间质性肺疾病，是一组主要累及肺间质和肺泡腔，导致肺泡－毛细血管功能单位丧失的弥漫性肺疾病。临床主要表现为进行性加重的呼吸困难、限制性通气功能障碍伴弥散功能降低、低氧血症及影像学上的双肺弥漫性病变，间质性肺炎可最终发展为弥漫性肺纤维化和蜂窝肺，导致呼吸衰竭而死亡。本病属中医学“肺痹”“肺痿”等范畴，二者分别是间质性肺炎的不同病理阶段。肺之气血运行不畅，痰瘀互结，阻滞肺之络脉时，可称之为肺痹；久病肺脏虚损，肺叶枯萎不用时，可称之为肺痿。

（二）病因病机

1. 脾胃虚弱

脾胃为后天之本，气血生化之源，脾胃虚弱，导致水谷精微化源不足，无法濡养肺脏。

2. 先天禀赋不足

先天精气来源匮乏，无法濡养肺脏。

3. 久病肺气亏虚

肺主一身之气的生成与运行，尤其体现于宗气的生成。宗气由肺吸入的自然界清气与脾胃运化的水谷之精化生的水谷之气在肺中相结合而成。宗气作为一身之气的重要组成部分，在机体生命活动中占有非常重要的地位，关系着一身之气的盛衰。吸入清气不足，肺、脾、肾三脏都会出现虚损不用，从而导致气之生化乏源。

4. 外感邪毒

肺为娇脏，易受邪袭。肺主呼吸，在窍为鼻，外合皮毛，所以外感邪毒，无论是从皮毛还是口鼻而入，都会伤及肺脏。冷空气刺激，工业粉尘，花粉、孢子粉，汽车尾气、高压氧和臭氧等这些外来气体也可引起肺损伤导致间质性肺炎的发生，博来霉素、胺碘酮、环磷酰胺、来氟米特等药物毒及农民经常接触的农药等化学毒，还有外来病毒感染等都可能导致间质性肺炎。

间质性肺炎包括 200 多种急性和慢性肺部疾病，既有临床常见病，也有临床少见病，其中大多数疾病的病因还不明确。

（三）症状和体征

不同间质性肺炎的临床表现不完全一样，多数隐匿起病。呼吸困难是最常见的症状，疾病早期仅在活动时出现，随着疾病进展呈进行性加重。其次是咳嗽，多为持续性干咳，少有咯血、胸痛和喘鸣。如果患者还有全身症状如发热、盗汗、乏力、消瘦、皮疹、肌肉关节疼痛、肿胀、口干、眼干等，通常提示可能存在结缔组织疾病等。有些患者会出现杵状指等特殊体征。

二、血瘀与间质性肺炎

血瘀作为血运失常的一种常见分型，常以不同形式出现在间质性肺炎的各个阶段，有时作为病因影响疾病发生，有时作为病理产物伴随疾病多个过程，甚至全过程。根据疾病不同阶段的特点，我们将血瘀与间质性肺炎的关系分为以下几个方面论述。

（一）病因病机

间质性肺炎的病因相对复杂，其病程也大都偏长。若患者先天禀赋不足，或者后天失养，久病损伤五脏六腑气机，导致肺失宣降，可发为本病，或当外感邪毒，损伤肺脏，影响肺的宣发肃降功能，肺气被郁，也可发为本病。以下根据外感和内伤两大类病因分析本病与血瘀的关系。

1. 内伤病因

其一，间质性肺炎最主要损伤肺脏本身，表现为弥漫性肺纤维化和蜂窝肺，肺的结构发生改变，必然会对肺的功能产生影响，其中就有关于对血液运行方面的影响。肺具有朝百脉、主治节的生理功能。肺朝百脉，指全身的血液都要通过经脉而会聚于肺，经肺的呼吸进行气体交换，而后输布于全身，即肺气助心行血的生理功能，全身血脉统属于心，心气是行血的基本动力。肺吸入自然界之清气与脾胃运化生成的水谷精气在胸中结合，生成宗气，而宗气具有“贯心脉”以推动血液运行的作用。因此，血液运行又依赖肺气助心行血的作用。肺气充沛，宗气旺盛，气机调畅，则血行正常。若肺气虚弱或壅塞，不能助心行血，则可导致心血运行不畅，甚至血脉瘀滞，出现心悸胸闷、唇青舌紫等症；反之，心气虚衰或心阳不振，心血运行不畅，也能影响肺气的宣降，出现呼吸困难、气喘等症。肺对气、血、津液的治理和调节作用称为“肺主治节”，其中在血液方面的表现是肺朝百脉，治理调节血液的运行，故肺脏本身的损伤会导致血液运行出现问题，从而出现血运失常表现之一——血瘀。

其二，间质性肺炎是一类进展性疾病，由于先天禀赋不足，后天失养等原因，很容易损伤肺、脾、肾，导致气的生成不足，久而伤及五脏导致气虚，而血液的正常运行需要依赖气的推动、温煦和固摄作用，其中最重要的就是气的推动作用，气行则血行，气虚则血瘀，气的推动给血行提供动力，使其周而复始，营周不休。气的温煦和固摄作用也发挥着重要作用，气的温煦作用使血液循环不已，而气的固摄作用可以使血液行于脉中而不溢出脉外。所以在间质性肺炎进展的过程中，脏腑损伤，久病耗气，气虚而导致血液运行出现障碍。

2. 外感病因

其一，血液具有遇寒则凝的特点，若外感寒邪，入于肺脉，则血液凝涩而肺脉瘀滞，形成瘀血。

其二，若外感火热邪气，入于血脉，煎灼血中津液，或热邪伤及肺脉，肺热耗气伤津，使血液黏稠运行不畅而形成瘀血；或因热邪灼伤肺络，迫血妄行导致出血，以致血液壅滞于肺络不散而成瘀血。

其三，若外感湿邪阻于肺脏，影响肺的气机升降，进而影响血液运行形成血瘀，或环境毒邪（汽车尾气、工业粉尘等导致间质性肺炎的物质）直入肺脏，影响肺部血液运行。

以上病因形成的瘀血与其病因本身相互影响，日久伤及肺脏，影响血液运行；或与本病日久所形成的病理产物相结合，共同形成留滞于肺间质的浊邪，阻于肺络，加重血瘀的形成。瘀血进一步加重多脏虚衰，在特发性间质性肺炎的终末期，肺泡的结构已经损害严重，取而代之的是弥漫性的无功能的囊性改变。肺虚母病及子，肾气肾精虚衰，肾与肺同司气体之出纳，为气之根。肾虚不能纳摄，气浮于上，以至虚喘动甚。气虚日甚，阳气受累，而至阳虚。阳虚不能制水，水液泛滥，溢于肌肤，且心脉上贯于肺，水气上凌心肺，下络于肾，呼吸之气与先天肾气均影响了心脉的运行，肺肾俱虚，心气亦虚，故患者表现为乏力，呼吸困难严重，动则喘甚，甚至喘促不能平卧，心悸，失眠，健忘，多梦，五心烦躁，杵状指，口唇发绀，甚至阴阳离决而死亡。而血为气之母，血不仅能濡养气，还能运载气，血液运行不畅就会导致气虚、气滞等失常表现。《素问·调经论》云："血气不和，百病乃变化而生。"如此往复，肺络痹阻愈甚，血之营养愈缺乏，肺气愈虚，则瘀血愈甚，从而形成恶性循环，导致瘀血深伏肺络，再难消除。

（二）症状和体征

间质性肺炎在进展过程中常会出现咳嗽咳痰、胸闷憋喘、动则尤甚、神疲乏力、消瘦等主要症状，除此之外还会出现肤色暗褐、皮肤硬化、口唇发绀、指端青紫、表皮瘀血瘀斑、舌质紫暗或有瘀斑、脉细涩等血瘀证表现。因为肺络痹阻，气血不通，津液运行失常，肺主气司呼吸、朝百脉及主治节功能失调，而发为咳嗽咳痰，胸闷憋喘等。肺病及肾，肾气虚弱，主纳气功能失司，气浮于上，故而喘促、动则尤甚。气血津液运行失常，机体四肢百骸失于濡养，可发为神疲乏力、消瘦、杵状指等络虚不荣之象。我们发现，间质性肺炎在进展过程中会出现一系列和血瘀相关的症状，由此我们认为，本病存在瘀血伏于肺络并痹阻肺络的时期。现代医学认为，间质性肺炎Ⅱ期时，病变从早期的肺泡炎症期转变为慢性炎症期。此时，肺泡结构破坏已逐渐变为不可逆转。而发展到了Ⅲ期，病变特征则主要表现为间质胶原的紊乱，肺内大量纤维组织增生，胶原组织断裂，肺泡隔破坏，形成囊性变化。由于肺的络脉分支多，络体细小，其气血为双向流动，不参与经脉循环，所以络脉有着易滞易瘀的特点。这也从侧面证实间质性肺炎在进展过程中确有出现血瘀的可能。亦有研究发现，在本病早期有小动脉和微血管的特征性改变，表现为动脉内膜胶原和基质增殖，甚至管腔严重狭窄；血液流变学表现为血液黏滞度增高，这些均提示血液呈多瘀倾向。

（三）**治疗**

临床上常采取活血化瘀，活血通络的方法治疗间质性肺炎。中医学素有“久虚入络”“久病必瘀”之说。叶天士《临证指南医案》提出了“初为气结在经，久则血伤入络”“病久、痛久则入血络”等络病发病观点，同时提出“大凡络虚，通补最宜”等络病治疗方法。张伟教授认为，肺为血脏，肺易生瘀，间质性肺炎患者病势缠绵，易导致瘀血内停、瘀热结聚。因此，针对间质性肺炎本虚标实、肺络痹阻的基本病机，制订了“络以通为用”的基本治则。

患者或因先天禀赋不足，或因久病伤气，或因年老体衰，导致肺气亏虚，宣肃失职，又因气虚血行不畅，津液气化失司，致痰凝瘀血阻滞肺络，终致间质性肺炎的发生。针对间质性肺炎的病机，临床常选用补阳还五汤、玉屏风散等方药酌情配伍通络之品，药物常选用人参、黄芪、党参、山药等。若因先天或后天因素损伤肺脾，津血化生乏源，濡养功能减退，气血水运化功能减退，可致血凝成瘀，津聚成痰，痹阻肺络，发为本病。或因邪热袭肺伤津，津枯肺燥，阴津大伤，肺叶枯燥失用，血液凝滞不行，与痰浊互结，阻于肺络而成本病。正如《金匮要略》所言，肺痿“或从汗出，或从呕吐，或从消渴，小便利数，或从便难，又被快药下利，重亡津液，故得之”。基于此，临床多选用生脉散、沙参麦冬汤等以滋阴通络，用于肺阴亏虚、络脉痹阻之证；选择补肺通络方如补肺汤、四物汤等以养血通络，用于血液不充，濡养功能减退，血行迟滞的络伤血虚证。

在间质性肺炎血分证阶段，可表现有瘀血或出血倾向。当患者出现唇甲发绀，实验室检查示D-二聚体升高等瘀血痰浊阻肺症状时，治疗原则上以逐瘀化痰通络为主，用药选用丹参、川芎等活血化瘀之品。此期痰浊瘀血胶固难解，可加用蜈蚣、全蝎等通络之虫类药物，加强疗效。对于有出血倾向者，多选用大蓟、小蓟等止血药物。

既往研究表明，肺虚兼络滞型患者占间质性肺炎患者总数的62.5%，此类证型是间质性肺炎的主要中医证型，该证型基本病机为肺气亏虚、痰瘀阻络、络脉痹阻，痰、瘀、虚为其主要病理因素，肺虚为本，痰瘀阻滞为标，病久成瘀生痰，伏于络脉，肺虚络滞相互作用，虚实相互夹杂，故治疗上要兼顾补肺、祛瘀、化痰、扶正。

（四）病案

患者，女，68 岁。2020 年 12 月因“憋喘、咳嗽 4 个月余”初诊。4 个月前曾因“受寒后出现咳嗽、憋喘、发热，体温最高 39℃”就诊于某医院，行胸部 CT 检查，诊断为“间质性肺炎”，给予吸入用乙酰半胱氨酸、注射用甲泼尼龙琥珀酸钠、盐酸溴己新注射液等解痉抗炎、化痰止咳平喘治疗，后好转出院，出院后口服“泼尼松”，每次 40 mg，每日 1 次。现症见憋喘，咳嗽，活动后加重，咯痰，痰白质黏，量少易咳，偶有腹胀、乏力，食欲不佳，睡眠可，二便调，舌淡暗苔白，脉沉涩。中医诊断为肺痹，属肺脾气虚、痰瘀阻络证，西医诊断为间质性肺炎。方选达络肺仙饮（此方为山东中医药大学附属医院肺病科张伟教授自拟方）加减，水煎服，每日 1 剂；泼尼松，每次 15 mg，每日 2 次，并加用百令胶囊。二诊：服用 14 剂后，患者自述除仍感乏力、腹胀外，其余症状均明显减轻，并将泼尼松减量至每次 20 mg，每日 1 次。三诊：患者自述诸症均有所减轻，原方进行加减，继续服用 2 个月，泼尼松减量至每次 10 mg，每日 1 次。四诊：以上方为基础制成膏方，泼尼松改为每次 5 mg，每日 1 次，服用 3 个月。2021 年 6 月电话回访，患者一般情况尚可，无明显不适，自述于当地医院复查胸部 CT 显示肺部弥漫性阴影、磨玻璃样改变有所减轻。根据该例患者的临床表现，其属肺脾气虚、痰瘀阻络证。方中使用川芎、蜈蚣、地龙活血祛瘀通络，患者病情较前明显好转，邪实逐渐消退。

三、出血与间质性肺炎

出血的形成因素主要有：外伤损伤脉络而出血；气虚不摄，血液不循常道而外溢；血分有热，迫血妄行；瘀血内阻，血不归经等。

出血或可兼见间质性肺炎各期，以中、后期为多见。间质性肺炎在发病及进展过程中也可见到血溢出脉外的情况，主要表现为咯血或咯血痰，这主要与外感病邪、病理产物的性质及久病气血运行失常有关，可见于疾病各个时期，但以中、后期多见。初期，风热之邪侵袭肺脏，其性偏热，灼伤脉络，迫血妄行，可致血溢脉外。随着疾病进展，气血运行失常，痰浊、瘀血等病理产物常胶结在一起，可入血入络，阻碍气机，气虚摄血无力，肺为贮痰之器，久则蕴结化热，热伤肺络，络失通畅，血行瘀滞，迫血妄行。疾病终末期，气、血、津液亏虚，肺、脾、肾皆亏，肺络失于濡养，肺脏阴液无以化生输布，虚火内炽，灼津炼液成痰，肺络痹阻，血不循络溢出脉外，虚热久延则伤气，气虚不能摄血可见出血。溢出脉络外的血称为离经之血，若离经之血不能及时消散或排出，蓄积于体内，则称为瘀血，瘀血又可阻碍气机运行，气运不畅又会促进瘀血产生，形成恶性循环，病情缠绵复杂，预后多不良。

当间质性肺炎出现出血倾向时，可根据唐容川《血证论》提出的止血、消瘀、宁血、补虚进行治疗。

首先是止血，应根据病因病机进行辨证。凉血止血，用于血热妄行出血，血得热则行，血凉则自能归经，药用水牛角、牡丹皮、赤芍、白茅根等；收敛止血，用于出血量多不止者，当收敛止血治标为主，但需结合病理表现用药，忌单纯见血止血，而致蓄积成瘀，一般多取炭类药或酸涩药，如侧柏炭、茜根炭、藕节炭、血余炭，以及大蓟、小蓟、白及、仙鹤草等；祛瘀止血，用于离经之血瘀滞体内，血脉涩滞，气血不能循经畅行，血出不止者，药用郁金、蒲黄、三七、花蕊石、血竭、失笑散等。其次是消瘀，出血之后常有留瘀，因此血证之治都应消瘀，应辨证后采取止血祛瘀、祛瘀通络、祛瘀生新等法，也可在止血中兼祛瘀，或在止血之后施以祛瘀。第三是宁血，出血之证，血出虽止，需防再发，应祛病因以图安宁，故谓宁血。根据辨证施以清热泻火、滋阴降火、清气降气、益气养血、祛瘀生新等法。最后为补虚，阴损可以及阳，失血之后不但血虚，还可致气虚，轻者气血两虚，重者阴阳俱虚，因此补虚生血是血证调理善后不可缺少的步骤。气虚应扶脾益气；血虚宜养心补肝，或气血双补，或阴阳兼顾。

四、血虚与间质性肺炎

血虚是间质性肺炎血运失常的必然结果，水谷精微和肾精是血液化生的基础，间质性肺炎后期气血运行失常已久，肺、脾、肾三脏皆虚，脾胃主化生水谷精微，肾主骨生髓，输精于肝，化生血液，精血同源，肾精不足、脾胃虚弱，血液生化乏源，可见血虚。血虚除了全身脏腑功能失养外，还多伴有气虚，气为血之帅，血为气之母，气虚又可加重血运不畅，血虚是间质性肺炎后期血运失常的常见原因。

以下从初、中、末三个时期分析血虚与间质性肺炎的联系。

（一）初期

间质性肺炎初期正气稍虚。《灵枢·百病始生》言：“夫百病之始生也……风雨寒热不得虚，邪不能独伤人。”《灵枢·口问》说：“故邪之所在，皆为不足。”

因此，虚是疾病发生的主要内在因素，人体正气亏虚，无力抗邪，病邪得以乘虚侵袭则发病。由此可见，疾病的发生均是由正气虚弱，机体无力御邪所致。故正虚邪袭、肺失宣肃是肺纤维化发生的起始病机，其主要病因为反复感受六淫或时邪，先天禀赋不足。作为人体正气的肺血具有濡养肺脏、涵养肺气、维持肺的宣发肃降之功，从而起到防御邪气侵入的作用。若肺血充足，肺体得养，则肺具有清肃之性，可保持呼吸道不受邪气的侵袭，六淫、时邪无可乘之机。肺血亏虚、肺体失养时，则肺内因素（如肺部感染、吸入粉尘、放射性损伤等）可直接侵袭肺脏，肺外因素（如免疫异常、药物化学作用等）、他脏病变等亦可影响肺，导致肺失宣肃，引起肺纤维化的发生。

（二）中期

肺泡炎逐渐减弱，成纤维细胞异常增殖，且凋亡抵抗，细胞外基质大量分泌，逐渐向间质纤维化演变。其病机特点为正虚邪实，虚实夹杂。正虚主要为肺阴血亏虚，络脉不荣，邪实主要为痰瘀阻络。《灵枢·天年》谓：“血气虚，脉不通。”肺血亏虚，脉道失濡，血行瘀滞缓慢则形成瘀血，瘀血形成后又阻碍新血的化生，使肺血愈虚。可见肺血虚与肺血瘀互为因果，形成肺血不足、血行瘀滞的病机变化。“血不利则为水”“血积既久，亦能化为痰水”，瘀血形成后，津液运行不畅而生痰，痰瘀互结，深伏、凝结、痹阻肺络，终至因虚致实、因实致虚、虚者更虚、实者更实的恶性循环，导致肺纤维化反复发作、缠绵难愈。另外，肺间质纤维化病理过程中的肺泡壁增厚，渗出物机化，肺泡变形闭锁，间质中的纤维组织收缩及毛细血管数量减少，影响血液循环等的病理变化与中医学肺血不足、痰瘀阻络的病机相似。

（三）末期

间质性肺炎的末期表现为肺泡壁破坏，蜂窝肺形成，中轴间质增粗及小叶内间质增厚混合存在，肺功能下降，肺活量及肺总量较前明显减少，肺体积减小、弹性降低，这与肺痿的肺叶枯萎并痿弱不用是相吻合的。间质性肺炎病程迁延日久，久病肺脏虚损，肺血耗伤；反复急性加重，肺津、气严重耗伤，“津血同源”，津枯肺燥，则肺血生化乏源；气血相依，肺气虚损，则肺血无以化生；间质性肺炎晚期病位亦由肺及脾、肾。肾藏血，脾胃为气血生化之源，后期肺、脾、肾虚，亦可导致血液生化无源，加重肺血亏虚；肺生血，间质性肺炎晚期肺结构破坏，肺泡数量明显减少，肺化生血液功能降低，使肺血愈虚。肺得血的滋润濡养才能保持其肃杀之性，间质性肺炎晚期肺血虚损，气无所主，独聚肺中，肺气不降，肺气上逆而见呼吸困难加重，呼吸浅而快，动则气短、喘促、干咳等症状。临床上应用具有补血作用的方药治疗间质性肺炎取得了良好的疗效，这也反证了间质性肺炎病变过程中肺血虚的存在。

刘新年回顾性分析了 2010 年 2 月—2012 年 1 月共 90 例肺纤维化患者，将其按随机数字表法分成两组，对照组给予现代医学治疗，观察组在对照组的基础上加用 10% 的当归注射液 20 mL 配 5% 葡萄糖注射液 250 mL 静脉滴注，比较两组治疗后的疗效。两组治疗后在显微镜下的表现、纤连蛋白（fibronectin，FN）免疫组织化学染色情况、超微结构和肺间隔宽度、单位面积上肺间质所占百分比、血丙二醛（malondialdehyde，MDA）和肺匀浆 MDA、血羟脯氨酸（hydroxyproline，Hyp）和肺匀浆 Hyp 等方面的比较差异有统计学意义（$P < 0.05$），提示当归注射液可延缓间质性肺炎患者的进展。治疗结果发现应用当归注射液后，急性肺泡炎阶段自由基损伤减轻，炎症细胞渗出明显减少，炎症介质如 FN 含量显著下降，病理上肺纤维化明显减轻，电镜下胶原纤维减少，而且反映胶原纤维含量的 Hyp 明显减少，肺纤维化过程受到阻遏，疗效与激素治疗相比无明显差异，且长期应用无明显不良反应。朱际平等研究表明，温润养血颗粒（当归、人参、蛤蚧）可以有效抑制由急性肺损伤引起的肺纤维化，有效抑制肺纤维化形成过程中胶原纤维含量的增加，明显降低支气管肺泡灌洗液中 TNF-α 浓度，对肺纤维化有治疗作用。刘娜等观察当归补血汤可显著降低博来霉素致肺纤维化模型大鼠血清 MDA 含量，升高超氧化物歧化酶（SOD）、过氧化氢酶、谷胱甘肽过氧化物酶活性，降低肺组织蛋白激酶 D1（PKD1）、核转录因子 -κB（NF-κB）、锰超氧化物歧化酶（MnSOD）mRNA 及蛋白表达（$P < 0.05$，$P < 0.01$），提示当归补血汤可通过调节 PKD1-MnSOD 线粒体核抗氧化通路，提高机体抗氧化能力，减弱氧化损伤，调节氧化 / 抗氧化失衡状态，从而抑制肺间质纤维化的病理进程。肺血虚为间质性肺炎病机变化的重要原因之一，故在间质性肺炎治疗中应重视补肺养血，肺血充盛，则肺体得养，又可涵养肺气，为虚损的肺脏提供物质基础，亦可增强肺主气、主治节的生理功能，从而缓解胸闷憋喘、咳嗽等症状，减少间质性肺炎急性加重的发作并促进肺间质纤维化的恢复。

第二节　血运失常与肺癌

一、肺癌相关知识介绍

（一）定义

肺癌，或称原发性支气管癌或原发性支气管肺癌，世界卫生组织定义其为起源于呼吸上皮细胞（支气管、细支气管和肺泡）的恶性肿瘤，是最常见的肺部原发性恶性肿瘤。根据组织病变，肺癌可分成小细胞肺癌和非小细胞肺癌，发病高峰在 65 岁，男性多于女性，男女发病比例约为 2.1 ∶ 1，临床症状多隐匿，以咳嗽、咳痰、咯血和消瘦等为主要表现，影像学主要表现为肺部结节、肿块影等。肺癌在中医学中属“积聚”等范畴。

（二）病因和发病机制

肺癌的病因和发病机制迄今尚未明确，但有证据显示与下列因素有关。

1. 吸烟

吸烟是肺癌最常见的原因，约 85% 的肺癌患者有吸烟史，吸烟 20 ~ 30 包年（定义为每天 1 包，吸烟史 20 ~ 30 年）者罹患肺癌的危险性明显增加。与从不吸烟者相比，吸烟者发生肺癌的危险性平均高 10 倍，重度吸烟者可高 10 ~ 25 倍。

2. 职业致癌因子

某些职业的工作环境中存在许多致癌物质，其中已被确认的致癌物质包括石棉、砷、双氯甲基乙醚、铬、芥子气、镍，以及铀、镭等放射性物质衰变时产生的氡和氡气，电离辐射和微波辐射等。这些因素可使肺癌发生危险性增加 3 ~ 30 倍。吸烟可明显加重这些危险。

3. 空气污染

城市中的工业废气、汽车尾气等都有致癌物质，如氧化亚砷、放射性物质、二氧化硫、一氧化氮等，另外，燃料燃烧和烹调过程中均可产生致癌物。

4. 遗传和基因改变

遗传和基因与肺癌的相关性也需要重视。有早期肺癌（60 岁前）家族史，则罹患肺癌的危险性升高 2 倍；同样的香烟暴露水平，女性发生肺癌的危险性高于男性。外因可诱发细胞的恶性转化和不可逆的基因改变，包括原癌基因的活化、抑癌基因的失活、自反馈分泌环活化和细胞凋亡抑制。

5. 中医病因病机

肺癌的中医病因病机可分为正气内虚、感受邪毒、情志失调、宿有旧疾等，以上因素综合影响脏腑功能，气血津液运行失常，产生病理变化，形成病理产物，蕴结于肺脏，互相搏结，日久渐积而成。

（三）分类

1. 按解剖学部位分类

（1）中央型肺癌　发生在段及以上支气管的肺癌，以鳞状上皮细胞癌和小细胞肺癌较多见。

（2）周围型肺癌　发生在段支气管下的肺癌，以腺癌较多见。

2. 按组织病理学分类

肺癌的组织病理学分为非小细胞肺癌和小细胞肺癌两大类，其中，非小细胞肺癌最为常见，约占肺癌总发病率的 85%。

（四）临床表现

肺癌临床表现与肿瘤大小、类型、发展阶段、所在部位、有无并发症或转移有密切关系。5% ~ 15% 的患者无症状，仅在常规体检、胸部影像学检查时发现。其余患者或多或少地表现与肺癌有关的症状与体征。

1. 原发肿瘤引起的症状和体征

（1）咳嗽　为早期症状，常为无痰或少痰的刺激性干咳，当肿瘤引起支气管狭窄后可加重咳嗽。多为持续性，呈高调金属音性咳嗽或刺激性呛咳。肺黏液型腺癌可有大量黏液痰。伴有继发感染时，痰量增加，且呈黏液脓性。

（2）痰血或咯血　多见于中央型肺癌。肿瘤向管腔内生长者可有间歇或持续性痰中带血，如果表面糜烂严重侵蚀大血管，则可引起大咯血。

（3）气短或喘鸣　肿瘤向气管、支气管内生长引起部分气道阻塞，或转移到肺门淋巴结致肿大的淋巴结压迫主支气管或隆突，或转移引起大量胸腔积液、心包积液、膈肌麻痹、上腔静脉阻塞，或广泛肺部侵犯时，可有呼吸困难、气短、喘息，偶尔表现为喘鸣，听诊时可发现局限或单侧哮鸣音。

（4）胸痛　可有胸部隐痛，与肿瘤的转移或直接侵犯胸壁有关。

（5）发热　肿瘤组织坏死可引起发热。多数发热的原因是肿瘤引起的阻塞性肺炎，抗生素治疗效果不佳。

（6）消瘦　为恶性肿瘤常见表现，晚期由肿瘤毒素及感染、疼痛所致食欲减退，可表现消瘦或恶病质。

2. 肿瘤局部扩展引起的症状和体征

（1）胸痛　肿瘤侵犯胸膜或胸壁时产生不规则钝痛或隐痛或剧痛，呼吸、咳嗽时加重。肋骨、脊柱受侵犯时可有压痛点。肿瘤压迫肋间神经，胸痛可累及其分布区域。

（2）声音嘶哑　肿瘤直接或转移至纵隔淋巴结后压迫喉返神经（多见于左侧），使声带麻痹，导致声音嘶哑。

（3）吞咽困难　肿瘤侵犯或压迫食管，引起吞咽困难，尚可引起气管－食管瘘，导致纵隔或肺部感染。

（4）胸腔积液　肿瘤转移累及胸膜或肺淋巴回流受阻，可引起胸腔积液。

（5）心包积液　肿瘤可通过直接蔓延侵犯心包，亦可阻塞心脏的淋巴引流导致心包积液。迅速产生或者大量的心包积液可有心脏压塞症状。

（6）上腔静脉阻塞综合征　肿瘤直接侵犯纵隔，或转移的肿大淋巴结压迫上腔静脉，或腔静脉内癌栓阻塞，均可引起静脉回流受阻。表现上肢、颈面部水肿和胸壁静脉曲张。严重者皮肤呈暗紫色，眼结膜充血，视物模糊，头晕、头痛。

（7）霍纳综合征　肺上沟瘤是肺尖部肺癌，可压迫颈交感神经，引起病侧上睑下垂、瞳孔缩小、眼球内陷，同侧额部与胸壁少汗或无汗，称为霍纳综合征。

3. 肿瘤远处转移引起的症状和体征

病理解剖发现，鳞癌患者 50% 以上有胸外转移，腺癌和大细胞癌患者为 80%，小细胞癌患者则为 95% 以上。约 1/3 有症状的患者是胸腔外转移引起的。肺癌可转移至任何器官系统，累及部位出现相应的症状和体征。

（1）中枢神经系统转移　脑转移可引起头痛、恶心、呕吐等颅内压增高的症状，可表现眩晕、共济失调、复视、性格改变、癫痫发作，或一侧肢体无力甚至偏瘫等症状。脊髓束受压迫，出现背痛、下肢无力、感觉异常，膀胱或肠道功能失控。

（2）骨髓转移　表现为局部疼痛和压痛，也可出现病理性骨折。常见部位为肋骨、脊柱、骨盆和四肢长骨。多为溶骨性病变。

（3）腹部转移　可转移至肝脏、胰腺、胃肠道，表现为食欲减退、肝区疼痛或腹痛、黄疸、肝肿大、腹腔积液及胰腺炎症状。肾上腺转移亦常见。

（4）淋巴结转移　锁骨上窝淋巴结是常见部位，多位于胸锁乳突肌附着处的后下方，可为单个、多个，固定质硬，逐渐增大、增多，可以融合，多无疼痛及压痛。腹膜后淋巴结转移也较常见。

4. 肺癌的胸外表现

肺癌的胸外表现指肺癌非转移性的胸外表现，可出现在肺癌发现的前、后，称之为副肿瘤综合征。副肿瘤综合征以小细胞肺癌多见，可以表现为先发症状或复发的首发征象。某些情况下，其病理生理学是清楚的，如激素分泌异常，而在大多数情况下是不清楚的，如厌食、恶病质、体重减轻、发热和免疫抑制。

（1）内分泌综合征　12% 肺癌患者出现内分泌综合征。内分泌综合征指肿瘤细胞分泌一些具有生物活性的多肽和胺类物质，如促肾上腺皮质激素、甲状旁腺激素、抗利尿激素和促性腺激素等，出现相应的临床表现。

（2）骨髓－结缔组织综合征　原发性肥大性骨关节病，30% 患者有杵状指（趾），多为非小细胞肺癌，受累骨髓可发生骨膜炎，表现疼痛、压痛、肿胀，多在上肢、下肢长骨远端。X 线显示骨膜增厚、新骨形成，γ- 骨显像病变部位有核素浓聚。神经－肌病综合征，原因不明，可能与自身免疫反应或肿瘤产生的体液物质有关。

（3）肌无力样综合征　类似肌无力的症状，即随意肌力减退。早期骨盆带肌群及下肢近端肌群无力，反复活动后肌力可得到暂时性改善，体检膝反射减弱，有些患者化疗后症状可以改善。70% 以上病例对新斯的明试验反应欠佳，低频反复刺激显示动作电位波幅递减，高频刺激则引起波幅暂时性升高，可与重症肌无力鉴别。多见于小细胞肺癌。

（4）血液学异常及其他　1%～8% 的患者有凝血、血栓或其他血液学异常，包括游走性血栓性静脉炎、伴心房血栓的非细菌性血栓性心内膜炎、弥散性血管内凝血伴出血、贫血，粒细胞增多和红白血病。肺癌伴发血栓性疾病的预后较差。

其他还有皮肌炎、黑棘皮症，发生率约 1%；肾病综合征和肾小球肾炎发生率≤ 1%。

二、血瘀与肺癌

癌症有“积”“伏梁”“石”等名称。因肺为娇脏，不耐寒热，易受外邪侵袭，当肺气虚弱，或肺气阻闭，津液输布不利，壅结为痰，化毒成瘀，日久逐渐形成肺部的肿瘤。可见，瘀在肺癌的发病机制中既作为肺脏功能失调、邪毒侵袭的病理产物，同时又是导致正气亏虚、肺脏功能失调的致病因素。有研究发现，随着病期的发展、卡氏评分的降低、远处转移的发生，中晚期肺癌患者血瘀证比例有逐步升高的趋势。这可能是因血瘀证患者血液流变学及凝固性异常，表现为异常的凝血机制，血小板激活，从而导致血液高凝状态，形成血栓。

陈群等通过观察纳入的肺癌病例中的舌象发现，肺癌患者出现瘀血相关舌象，且与年龄因素无关。其中，舌下络脉迂曲扩张出现频率最高。因此，在肺癌的临床辨治中，应当重视血瘀这一病理产物。临床中，肺癌多以清热解毒、益气养阴作为治疗原则。因活血化瘀药物常有“耗气伤阴”之嫌，在肺癌治疗中常处于被动地位或应用较少。在补气养阴的治疗中，若不注重活血化瘀，或导致气血壅滞，加重血瘀的生成，而过量的清热解毒药物因寒凉，血液也会因寒而凝。现代医学研究也认为，高凝状态下血流缓慢，容易发生瘀滞，多种因素致使癌细胞从血管轴心向管壁迁移，形成癌栓，使肿瘤细胞易停留在管壁上，增加了肿瘤细胞向其他组织侵袭的机会，从而发生肿瘤的远处转移和扩散。因此，肺癌以补气养阴、清热解毒立法的同时可适当加用活血药物，应该会取得不错的临床疗效。

张红认为，肺癌之病机当从“瘀”论治。痰、虚、毒皆可致“瘀”，“瘀”既为致病因素，亦为一身之病理产物。肿瘤之“瘀”不仅仅是指单一的瘀血，同时包括痰瘀、硬结等于体内流动缓慢或停滞之病理产物或状态。正气亏虚，气血运行无力而瘀；邪毒乘虚而袭，脏腑之气损，脾失健运，肺失宣降，津液输布异常，久聚而为痰，痰可以随一身之气机行于周身，循行困阻滞于肺成一有形硬结而致瘀；一身气血经络失司，气血不行而滞，久而成瘀；外感六邪、饮食内伤、七情劳倦长期作用于人体，脏腑功能紊乱，邪实聚而成毒，毒根深藏，穿孔透里，五脏六腑、气血津液失于濡润，气机经络阻滞而成瘀。虚、痰、毒既各自成瘀，亦可互相兼夹，久成癌毒。张红在既往研究中发现，恶性肿瘤患者普遍处于“低免疫，高凝血”的状态，其体内血液高凝，导致患者血液黏滞度高、血小板聚集等，与中医的血瘀证相似。结合相关学者证实研究发现，肺癌痰症患者血浆流动度减弱，聚集度增高和成分性质改变，由中医津液成痰理论中痰的物质性进一步证实“瘀由痰阻”。肺鳞癌及肺腺癌各有约 1/4 及 1/5 的患者以血瘀证为主要临床表现，故可见血瘀证在非小细胞肺癌患者中占有主要比重。肺癌的发生，病程缓慢，由最初的实邪侵袭，以实证表现为主，渐渐演变为“因实致虚”，而后“虚实夹杂”。不同时期有不同的特点，但究其病机，均离不开一个“瘀”字，瘀毒贯穿肺癌疾病的始终。

早期：早期肺癌患者多以正气亏虚，复受外毒侵袭，致气机阴阳失调，经络阻滞，肺为娇脏，有形之硬结瘀血凝滞于肺，致肺部癌毒形成。故早期肺癌患者常可表现为咳嗽、气急、胸闷、胸部固定部位疼痛等临床特征，甚或未见明显不适。早期肺癌患者病灶局限，常以胸部气滞血瘀为征象。

中晚期：肺朝百脉，肺部癌毒可从血液由其自身之宣降功能输送至全身。随着病情进展，癌毒“毒根深种，穿孔透里”，广泛浸润。上至清窍，传送至脑，清窍受扰，肺癌脑转移，患者可常见头晕、头痛、喷射性呕吐、癫痫等，益气活血药物多以补肺气、益脾气、活血为主要功效，具有维持人体正常免疫，直接促进肺癌细胞凋亡，抑制其转移，改善人体血液高凝状态等作用。

三、出血与肺癌

（一）病因病机

肺癌引起的出血，可归属于“血证”范畴。血证指多种原因导致的血液不循脉道，或上溢于口鼻官窍，或下泄于前后二阴，或渗出于皮肤。关于血证，早在《内经》中已有相关记载，其相关病名包括“血溢”“血泄”“咳血”“呕血”“溲血”等。《灵枢·百病始生》提出血证多为致病因素损伤脉络而致。《济生方·失血论治》认为血证可由正气亏虚、饮食不节、情志不畅等多种因素引起。虽然血证的病因大不相同，但其病机可概括为脉络损伤或血液妄行，引起血液溢出脉外，病症可分虚、实两端。《景岳全书》认为，血证的发生有“火邪亢盛”和“正气亏虚”两方面。火盛多指火邪亢盛迫血妄行，血溢脉外发生血证；气虚多指气不摄血，血溢脉外。李戈认为，感受外邪、情志不畅、饮食不节、劳欲体虚及久病未愈等均是导致血证的原因，病机则可归纳为火热熏灼、迫血妄行和气不摄血、血溢脉外两大类。针对恶性肿瘤合并出血，李戈认为肿瘤血证多与“热邪”“气病”“瘀毒内结”有关，病机主要有三类。其一，癌肿属“癥瘕积聚”范畴，癌肿积于体内，日久化热，放射治疗后，阳热炽盛或久病阴虚，热邪灼伤脉络，血溢脉外，是发生恶性肿瘤血证的病机基础之一。其二，肿瘤患者久病体虚，气血不足，脾气亏虚不能摄血，血溢脉外，亦可发生血证。其三，瘀毒内结或癌肿压迫，血不能循经而动，血溢脉外，且在一定条件下病机可相互转化，如火热之邪引起出血反复不止，导致血随气脱，可致阴虚、气虚的病机改变，阴虚、气虚又可导致邪实更盛，如此循环，亦是血证难以治愈的主要原因。

（二）治疗

肺癌出现的出血症状多为咯血，中医认为，中晚期肺癌咯血多与肺阴亏耗、阴虚毒热，导致热伤血络、血热妄行有关，其证候兼具“正虚”与“热毒”两方面特点，主要发病部位在肺。因肺为气之主，肾为气之根，又有久病及肾，肾虚则精气不足之说。肾精虚损，一方面导致肾阳不振，不能鼓动人体正气。另一方面，肾精亏虚，虚热内生，耗损阴津，日久精枯髓竭，无以化生气血。可见，肾精虚损在肺癌咯血的发病中起着重要作用，是导致气血不足、血溢脉外的根本原因，并贯穿肺癌发病之始终。故肺癌中晚期诸证治疗多肺肾兼顾，治肺以治标，治肾以治本。因此，临床应对肺癌中晚期咯血，可治肺以快速缓解咯血症状，治肾以预防复发。

百合固金汤由熟地黄、生地黄、百合、麦冬、贝母、当归、桔梗、玄参、白芍、甘草组成，功善滋阴润肺，兼可化痰，“阴虚毒热”是该方剂的临床辨证要点。孙桂芝认为，肺癌中晚期多呈现肺肾阴虚之证，百合固金汤是治疗肺肾阴亏的代表方剂，认为百合固金汤加味方具有滋阴润肺、凉血止血、标本兼治的作用，临床可用于治疗肺癌咯血。

治疗肺癌咯血需要注意：急则治其标，缓则治其本，患者咯血急性期应以止血为要，因为肿瘤进展是咯血的主要原因，所以病情缓解后勿妄加清热解毒抗癌药物；止血最易瘀，临床上应加入止血不留瘀的药物，如三七、蒲黄炭、茜根炭、丹皮炭等；勿妄泻肝火，因肝主疏泄，木火易刑金，故泻肝火可助止血，可用黛蛤散、栀子；保持大便通畅，若患者便秘，通腑有助于气降，能够使血不上。

（三）病案

某某，男，56 岁，2018 年 11 月 3 日初诊。咯痰带血 4 个月余。刻诊：咳嗽，咯少量黄痰，痰中血丝，偶咳鲜血，口干，乏力，周身瘙痒，纳呆，寐差，小便黄赤，大便干，舌红，苔薄黄，脉弱。CT 显示右肺占位；骨 ECT 显示多发骨转移；纤微支气管镜病理活检示右肺中分化腺癌；基因检测显示表皮生长因子受体突变型。目前口服“易瑞沙”4 个月，每月应用“唑来膦酸”抗骨转移治疗，复查疗效评价疾病稳定。诊断：肺癌咳血（气阴两虚）。治以养阴清肺，凉血止血。自拟方：生黄芪 30 g，白术 15 g，茯苓 15 g，沙参 30 g，天冬 15 g，麦冬 15 g，百部 10 g，金荞麦 15 g，茜草 15 g，生地榆 15 g，蛇六谷（先煎）30 g，石见穿 20 g，石上柏 30 g，金银花 15 g，连翘 10 g，黄连 8 g，鸡内金 30 g。水煎 400 mL，每日 1 剂，早晚分服，共 14 剂。2018 年 11 月 17 日二诊。咳嗽好转，黄痰好转，周身瘙痒好转，仍偶有痰中带血丝，嘱前方继续服用。随访至今，病灶稳定，未再出现咯血症状。

按：肺癌常见咯血，其中尤以中心型肺癌居多。肺为娇脏，不耐热邪，本患者久嗜烟草，烟毒久积肺内，郁而化热，损伤肺络，积聚日久，耗血伤气，造成气阴两伤。治疗重在滋阴补肺、凉血止血，同时根据正气情况，酌情应用抗瘤之品。蛇六谷为抗肺癌中药，其辛、甘、温，有毒，用药宜先煎，可消肿散结。药理学研究证实，蛇六谷可抑制体外培养的多种肿瘤细胞生长。此外，患者抗肿瘤治疗过程中应用表皮生长因子受体酪氨酸激酶抑制剂，皮疹是其常见不良反应，故患者周身瘙痒，在治疗此类患者时常应用金银花、连翘、黄连清热凉血，对于治疗靶向药物引起的皮肤不良反应效果较好。

四、血虚与肺癌

（一）病因病机

气血亏虚是肺癌之本。现代研究表明，继发于肺癌的血虚与多种因素有关。肺癌病变通过对骨髓的直接侵犯或转移，破坏造血细胞，抑制造血功能、控制未成熟细胞释放的屏障，使外周血红蛋白、红细胞减少；癌组织大量繁殖，造成造血原料叶酸等缺乏，致红细胞生成困难；化疗药物抑制骨髓造血，使红细胞产生困难，机制是红细胞生成素产生受阻，幼红细胞增殖受抑制。特别是化疗药物中的铂类，可能损害人体肾小管细胞，从而导致内源性促红细胞生成素减少；老年人，尤其是男性，性腺萎缩，睾丸素分泌不足，使红细胞生成素减少。长时间咯血造成慢性失血引起血虚，以及食欲减退，摄入不足，造成营养不良，同时肿瘤生长消耗体内的营养物质等引起血虚。

（二）治疗

肺癌血虚的治疗应注意肺、脾、肾兼顾。脾为后天之本，气血生化之源；肾为先天之本，主骨生髓，故补益脾肾对于治疗肺癌血虚十分必要。对于不同证型的肺癌血虚，应注意鉴别并区分治疗。血虚兼气虚患者主要表现为倦怠乏力，面色苍白，头晕眼花，耳鸣，失眠多梦，心悸，言语低微，舌胖质淡，苔薄白，脉沉细无力。治疗上应补血兼顾补气，选用当归、熟地黄、何首乌、桑葚、龙眼肉、白芍、阿胶、紫河车等补血，人参、党参、黄芪、山药、白术、大枣、甘草补气。血虚兼阴虚患者主要表现为面色潮红，咽干口燥，五心烦热。治疗上注意补血配伍补阴药，如枸杞子、山茱萸、女贞子、龟板胶等。血虚兼阳虚患者主要表现为面白虚浮，畏寒肢冷，纳差便溏，舌苔水滑。治疗上应用补血联合温阳药物，如附子、菟丝子、肉苁蓉、鹿角胶等。

第三节 血运失常与慢性阻塞性肺疾病

一、慢性阻塞性肺疾病相关知识介绍

（一）定义

慢性阻塞性肺疾病（COPD）是一种以持续存在的气流受限为特征的肺部疾病，气流受限不完全可逆，呈进行性发展，主要累及肺部，也可引起肺外各器官的损害。但是积极的预防与有效的治疗可延缓、减轻甚至阻止病情的发展。本病属于中医学“肺胀”“咳嗽”“喘证”等范畴。

（二）病因病机

COPD 的病因不外乎内、外二因，病机总属本虚邪实。内虚责之肺肾亏虚，外实在于痰饮瘀血阻滞肺络。现代医学认为造成 COPD 的原因有以下几点。

1. 吸烟

吸烟是重要的发病因素，烟龄越长，吸烟量越大，COPD 患病率越高。

2. 职业粉尘和化学物质

接触职业粉尘及化学物质，如烟雾、工业废气及室内空气污染等，浓度过高或时间过长时，均可产生与吸烟类似的 COPD。

3. 空气污染

大气中的有害气体，如二氧化硫、二氧化氮、氯气等可损伤气道黏膜上皮，使纤毛清除功能下降，黏液分泌增加，为细菌感染创造条件。

4. 感染因素

与慢性支气管炎类似，感染亦是 COPD 发生发展的重要因素之一。

（三）症状体征

1. 症状

本病起病缓慢，病程较长。其主要症状包括以下方面。

（1）慢性咳嗽　随着病程发展或终身不愈，常晨间咳嗽明显，夜间有阵咳或排痰。

（2）咳痰　一般为白色黏液或浆液泡沫样痰，偶可带血丝，清晨排痰较多。急性发作时痰量增多，可有脓性痰。

（3）气短或呼吸困难　这是COPD的典型症状。早期在劳力时出现，后逐渐加重，以致在日常活动甚至休息时也感到气短。

（4）喘息和胸闷　部分患者，特别是重度患者，急性加重时出现喘息。

（5）其他　晚期可出现体重下降、食欲减退等。

2. 体征

早期可无异常，随着疾病进展出现以下体征：桶状胸，呼吸变浅，频率增快，语颤减弱，叩诊呈过清音，心浊音界缩小，肺下界和肝浊音界下降，呼吸音减弱，呼气延长，部分患者可闻及湿啰音和（或）干啰音。

二、血瘀与COPD

（一）病因病机

本病内因为肺肾脏气不足。肺肾金水相生，共司呼吸，同主水液。肺为气主，肾为气根，肾精不足，摄纳无权，则影响肺主气、司呼吸的功能；肺主水液输布，赖肾阳得以温煦，肾阳虚，则寒饮内停，上泛及肺，使肺失肃降。肾中所蕴阴精是固摄元阳的物质基础，营血亏虚，则肾精不足，元阳失去正常的温煦功能；血得温则行，得寒则凝，若发展到肾阳亏虚，则致阳气不能温煦血脉，瘀血由之而生。肺气壅塞，气不能行血、摄血，则血行不畅，日久生瘀。肺肾气虚，继则由气及阳，阳气虚衰不能温煦，脏腑功能减退，不能推动血脉正常循行，血液运行迟滞而瘀阻，造成血瘀。且上焦易因他脏影响而出现出血症状，如因木火刑金，或气阴亏虚，阴虚火旺，或风温袭肺等使血液不循常道，成为离经之血，导致咯血或痰中带血等症状，从而形成瘀血。

COPD患者久咳伤肺，肺气亏虚，行血无力，导致瘀血，又由于病史绵长，病证反复迁延不愈，常深入血络。瘀邪阻滞，肺络不通，宗气不能正常运行，则出现各种气虚气郁症状。现代研究表明，COPD 始由细支气管中的毛细血管基底膜增厚，内皮细胞损伤，形成血栓，血管发生阻塞，使肺循环障碍。当病变发展至肺气肿，大量肺泡周围的毛细血管受肺泡膨胀挤压而退化，使肺毛细血管大量减少，肺弥散面积减少，产生弥散障碍而缺氧。在急性发作期，感染、痰液阻塞、酸碱失衡等均可加重缺氧。而当 COPD 反复感染，肺部长期处于缺氧状态，刺激红细胞增多，血液黏滞度增高，纤维蛋白原生成增多，红细胞表面电荷密度增加，导致血流阻力增加，流动缓慢，血瘀则更为严重。血液流变学改变明显，血浆黏度、全血黏度、血细胞比容、体外血栓形成都有异常改变，血液始终处于高凝状态。

中医学认为，血液流行不止、环周不休有赖于气的推动和阳气的温煦，气虚或气机郁滞或阳失温煦均可致血瘀。COPD 患者大多年事较高，正气渐虚，且 COPD 反复发作，迁延不愈，久病伤正气，正虚推动血行不力而易形成瘀血；心主血脉，肺朝百脉，主治节，调节血液循环，外邪闭肺，或痰郁肺阻，皆可致肺失宣降，不能主治节而形成瘀血；久病脾肾阳虚，甚而累及心阳，不能温煦经脉或鼓动血脉，血液凝滞，形成瘀血。

气血功能失调如气虚血瘀、气滞血瘀、阳虚血凝及久病入络均可导致血瘀形成。气虚而致血瘀，“气为血之帅，气行则血行”，肺朝百脉，主治节，COPD 患者肺虚为本，肺气亏虚，无力助血运行，则血行瘀滞，造成气虚血瘀；肺气若为外邪所壅塞，亦可导致心脉运行不畅，甚而血脉瘀滞。若子病及母，脾气亏虚，导致气血生成减少，可进一步加重血瘀。若患者平素情志不舒，肝的疏泄功能失调，肝气郁结，亦可见气滞血瘀。若平素多痰，痰气互结，阻遏气机，肺气被郁，可使肺气宣降不利，致使百脉不能正常朝会于肺，治节失司，心血营运不畅，导致肺病及心，形成或加重瘀血现象，使瘀血阻碍肺气，瘀滞心脉。阳虚而致血瘀，血得温则行，得寒则凝。COPD 患者久咳久喘，迁延失治或反复不愈，易致气阳虚弱。而气阳虚弱重在肺、脾、肾三脏。肺之气阳虚弱，其宣肃功能失常，不能布津，水津停滞为痰；肺为相傅之官，能助心行血，肺之气阳虚弱，不能助心行血也可致心血瘀阻；脾之气阳虚弱，运化失职，聚湿成痰；肾之气阳虚弱，气化不行，无力蒸化水液，聚液成痰。而痰可阻滞气机，气滞则血行受阻而致血瘀；气阳虚弱，不能温通血脉，可致血瘀。COPD 属久病顽疾，病程缠绵，可直接影响脏腑气血的功能，使正气不足，邪气日盛，气血阴阳失调，血液运行不畅，病理产物与瘀血留于脉中，形成久虚入络之瘀血气滞证候。

COPD是一个缓慢发展的过程，久病入络，病情日久导致痰瘀互结，肺气不畅。因久病正气不足，气血阴阳失调，五脏虚损，气虚则血脉鼓动无力，脉络瘀阻，形成虚瘀夹杂的病理征象。肺气失司，向上不能宣发，向下不能肃降，气机逆乱，水津停聚，呼吸不利，导致咳喘频作。气虚可致血瘀，血瘀又可加重气虚，二者互为因果，故气虚血瘀是主要病情发展过程的主要病理因素。韩明向等通过试验得出，COPD三类中医证候患者的免疫球蛋白、血黏度、白蛋白、肺功能均异常，其中阳虚水泛型损害程度最大。COPD患者存在着不同程度的微循环障碍，血液流变学呈现“浓、黏、聚”的特点，血瘀贯穿COPD的全过程，是COPD合并肺心病的主要病变基础。

有研究表明，COPD的发病率随年龄的增长而增加。中年以后，随着年龄的增长肾气渐衰，如若兼之摄生不慎，或素有痼疾，肾阴亏虚日益明显，肾阳鼓动温煦作用也随之减退，阴血生化乏源，兼之失于温煦，血得寒则凝；或阴虚火旺，煎耗阴血亦使血液凝滞为瘀。所以COPD患者以老年人居多，且多有血瘀存在。

吸烟导致内皮功能障碍，可能与一氧化氮合成酶活性降低、内皮素基因表达增加，血液中自由基浓度升高有关，而内皮功能障碍是血瘀证的重要表现之一。

当职业性粉尘及化学物质（烟雾、工业废气及室内空气污染等）的浓度过大或接触时间过久，可导致与吸烟无关的COPD发生。接触某些特殊的物质、刺激性物质、有机粉尘及变应原能使气道反应性增加。化学气体如氯、氧化氮、二氧化硫等对支气管黏膜有刺激和细胞毒性作用。肺主气，司呼吸，肺气宣发，体内浊气得以呼出，肺气肃降，清气得以吸入。粉尘和化学物质、空气污染等使肺吸入的清轻之气变为浊气，浊气沉积于肺，日久损伤肺络，以致肺气虚弱或壅塞。肺朝百脉，肺气被损，不能助血行，则导致心血运行不畅，以致血脉瘀滞，形成血瘀证候。

（二）治疗

肺有治理调节全身水液代谢及血液运行的作用，此作用是依赖肺主气功能实现的。肺主宣发和通调水道功能是保证“水津四布”的重要环节，又因“气为血之帅”，血液的运行需要气的推动，若肺气亏虚，则肺失治节，水液运行失常，停蓄为痰，血液运行无力，而致瘀血，终成气虚痰瘀互结。肺主气，司呼吸，朝百脉。肺吸入的清气及脾胃运化的水谷精气构成的宗气，有走息道而司呼吸、贯心脉以行气血的作用，气行则血行，气虚则血瘀。故治疗中常根据病证虚实兼顾补气活血化瘀。

1. 活血化瘀法

瘀血是COPD发展过程中的重要病理产物，因此在辨证论治的基础上，应用活血化瘀法治疗COPD可以取得良好效果。李建生等应用该法治疗急性加重期COPD，发现能显著提高氧合指数，降低二氧化碳潴留，从而明显改善临床症状，提高患者的生活质量。笔者所在团队应用活血化瘀法治疗COPD取得了满意疗效，并根据临床经验总结出化瘀勿忘清肺、活血勿忘行瘀、兼顾扶正固本三条治疗原则。代表方太圣肃白方、泰中济肺饮、培元啸天散等，在活血化瘀的同时，注重补气养血，配合党参、熟地黄、黄芪、山药、山萸肉、百合等，达到益肾补肺、固本纳气的效果，从而使五脏安和，喘消咳止。

现代研究也通过临床观察证明活血化瘀法对COPD患者疗效确切。李衬等研究表明COPD急性加重期患者体内存在较高的D-二聚体，纤维蛋白原水平及抗凝血酶Ⅲ水平降低，这为临床应用活血化瘀法提供了理论依据。廖小明等认为活血化瘀法可以通过保护肺血管内皮细胞、降低血液黏滞度及红细胞聚集而起到改善肺微循环和预防肺小动脉血栓形成的作用。吴震东等观察了28例COPD急性发作期患者在服用清金化痰汤的基础上加用杏丁注射液，总有效率为86%，显著高于对照组，且治疗后全血黏度、血浆黏度、血细胞比容、红细胞沉降率等指标均明显下降，有效改善了COPD患者血液的高凝低纤溶活性，对控制COPD的进一步发展有重要的临床意义。连金诗对33例COPD急性加重期患者进行观察，以血栓通注射液干预治疗，血黏度、纤维蛋白原、血细胞比容较治疗前明显下降，疗效优于对照组，血液的流变性得到显著改善。廖小明、钟小兰等研究发现，活血化瘀法可以通过保护肺血管内皮细胞、降低血黏度及红细胞聚集而起到改善肺微循环和预防肺小动脉血栓形成的作用，为活血化瘀法在COPD中的应用提供临床依据。

2. 益气活血法

COPD所涉及的脏腑以肺、肾为主，其证为气虚不运，致痰浊阻肺，二者均能导致血瘀，所以气虚血瘀是COPD的病理基础。根据肺胀病机及气血相关的理论，可以运用益气活血法进行治疗。选用黄芪、黄精、当归、地龙、水蛭、皂角刺、海蛤壳、桔梗等药，通过中西医结合治疗，降低患者肺动脉压及气道高反应性，增加心排血量，改善血液循环及肺微循环。

三、血虚与 COPD

（一）病因病机

COPD 在中医学中属“肺胀”等范畴。肺胀是多种肺系疾病反复发作，久病肺虚，复感外邪导致痰液潴留，痰瘀互结，壅塞肺气，气之出纳失常，肺气胀满不得敛降而出现的以咳、痰、喘、胀、满为主要临床表现的一类疾病。这类疾病在发展过程中往往会有虚实不同的演变，甚至虚实夹杂的复杂情况，同时它会影响多个脏腑，初期在肺，继则影响脾、肾，后期病及于心。肺为人身之藩篱，外邪每多犯肺，久则肺虚，肺之主气功能失常，肺气壅滞，还于肺间，导致肺气胀满不能敛降。继则子盗母气，脾失健运，导致肺脾两虚。脾乃后天之本，为气血生化之源，脾胃虚弱，气血生化乏源，出现气血亏虚表现。肾藏精，精化血，肾精充足，则精血旺盛，若久病肺虚，金不生水，肾失摄纳致肺肾气虚，同时肾失于藏精，精血同源，肾精不能化血；先天之本影响后天之本之化生，日久血虚诸症可见。肺胀患者咳、痰、喘、发绀、失眠等症状与痰瘀密切相关，病初由肺气郁滞，脾失健运，津液不归正化而为痰，渐因肺虚不能化津，脾虚不能转输，肾虚不能蒸化，痰浊愈益停留。肺气虚弱失于治节，行血无力，心脉失畅则血郁为瘀，瘀阻血脉，“血不利则为水”。瘀血不去则新血不生，瘀血日久不散，严重影响气血运行，脏腑失于濡养，生机受阻，势必影响新血的生成。因此，肺胀在其漫长演变的过程中因脏腑相关会出现血虚情况。肺胀病理性质多属标实本虚，正虚邪实多互为因果，相互影响病情。血液的生成主要来源于脾胃化生的水谷精微，血虚则表明脾胃功能减弱，生化无源。“脾为生痰之源，肺为贮痰之器”，肺、脾虚弱使痰浊愈益潴留，痰为 COPD 的病理产物，同时又是主要的致病因素。

（二）治疗

临床上 COPD 多见于中老年人，对于 COPD 血虚的治疗，除养血外还需注意补益肺肾的应用，肺血充盛，则肺体得养，又可濡养肺气，补益肺肾，加速 COPD 的痊愈。临床上兼有血虚的 COPD 患者可加用白芍、黄芪、党参、熟地黄、当归等进行治疗。田梅应用四物合二陈汤加味治疗 COPD 稳定期属肺血亏虚、痰瘀内停者，结果显示，四物合二陈汤加味能显著改善 COPD 患者的症状、体征，CAT 量表评分、改良版圣乔治呼吸问卷评分、6 分钟步行距离等，并能提高

COPD 患者的第一秒用力呼气量水平。

四、出血与 COPD

COPD 为患，痰瘀内停，阻碍气血津液形成，而气血津液之间关系密切，日久皆会影响血液运行。气为血之帅，津血同源，COPD 进展过程中伤津耗气，影响气对血液的统摄作用，血溢脉外，形成出血。另外，瘀血日久，也会出现出血倾向，COPD 的病程之长，病证之复杂，将功能性病变转变为器质性损伤，出血便可能成为其中结果之一。其主要症状包括咳嗽，咯血，气短乏力，面色苍白，舌淡红少津等。临床上治疗应以益气养阴，止血化瘀为主。益气养阴可选用人参、黄芪、党参等滋补气血、益肺生津的药物；止血化瘀可选用生地黄、熟地黄、当归、川芎等活血化瘀、止血的药物。

第四节　血运失常与支气管哮喘

一、支气管哮喘相关知识介绍

（一）定义

支气管哮喘简称哮喘，是一种以慢性气道炎症和气道高反应性为特征的异质性疾病。哮喘的主要特征包括气道慢性炎症，气道对多种刺激因素呈现高反应性，多变的可逆性气流受限，以及随病程延长而导致的一系列气道结构的改变，即气道重构。哮喘的临床表现为反复发作的喘息、气急、胸闷或咳嗽等症状，常在夜间及凌晨发作或加重，多数患者可自行缓解或经治疗后缓解。本病属中医学“哮病”等范畴。

（二）病因病机

哮喘是一种复杂的、具有多基因遗传倾向的疾病，其发病具有家族集聚现象，亲缘关系越近，患病率越高。近年来，点阵单核苷酸多态性基因分型技术（也称全基因组关联分析）的发展为哮喘的易感基因研究带来了革命性的突破。目前采用全基因组关联分析鉴定了多个哮喘易感基因，如 *YLK40*、*IL6R*、*PDE4D*、IL33 等。具有哮喘易感基因的人群发病与否受环境因素的影响较大，深入研究基因 - 环境相互作用将有助于揭示哮喘发病的遗传机制。

环境因素包括变应原性因素，如室内变应原（尘螨、家养宠物、蟑螂）、室外变应原（花粉、草粉）、职业性变应原（油漆、活性染料）、食物（鱼、虾、蛋类、牛奶）、药物（阿司匹林、抗生素）；以及非变应原性因素，如大气污染、吸烟、运动、肥胖等。

中医哮病主要是由外邪侵袭、饮食不当、情志刺激、劳倦体虚等诱因引发，致使痰阻气道，肺气上逆，气道挛急。

（三）临床表现

哮喘的典型症状为发作性伴有哮鸣音的呼气性呼吸困难，可伴有气促、胸闷或咳嗽等症状，可在数分钟内发作，并持续数小时至数天，可经平喘药物治疗后缓解或自行缓解。夜间及凌晨发作或加重是哮喘的重要临床特征。有些患者，尤其是青少年，其哮喘症状在运动时出现，称为运动性哮喘，此外，临床上还存在没有喘息症状的不典型哮喘，患者可表现为发作性咳嗽、胸闷或其他症状。对以咳嗽为唯一症状的不典型哮喘称为咳嗽变异性哮喘；对以胸闷为唯一症状的不典型哮喘，有人称之为胸闷变异性哮喘。

发作时典型的体征为双肺可闻及广泛的哮鸣音，呼气音延长，但非常严重的哮喘发作，哮鸣音反而减弱，甚至完全消失，表现为“沉默肺”，这是病情危重的表现，非发作期体检可无异常发现，故未闻及哮鸣音不能排除哮喘。

二、血瘀与支气管哮喘

（一）病因病机

哮喘病位在肺，除从气、痰论述其病因病机外，因肺实为多血之脏，易致血瘀，影响肺之宣降功能而发为哮喘，故瘀亦是哮喘发生、发展的重要因素，并贯穿病程之始终。李建生等认为血瘀贯穿哮喘病程始终，朱慧华等认为瘀血是哮喘缠绵难愈的重要因素，周钱梅认为瘀与现代医学中的凝血功能亢进、血小板活化因子等因素具有一致性。现代实验研究亦表明哮喘发作时可有不同程度的气道微循环障碍和血液高凝状态，运用活血化瘀类药物可有效改善肺通气及控制临床症状。可见哮喘除有伏痰外，瘀血在其发生、发展中具有重要意义。

1. 气滞痰凝，血停为瘀

肺为华盖，亦为娇脏，六淫邪气、饮食不节、情志内伤、体虚劳倦等内外因素易损伤肺，致肺之功能失调，肺之气血津液运行失常。气滞则津停，聚而为痰，痰伏于肺，郁遏肺气，气机不畅则妨碍血行而致瘀，“血积既久，亦能化为痰水”，痰瘀互为因果，相互转化。如此循环，加重血瘀程度，瘀血壅塞肺络，肺气上逆，则喘哮难平。临床可见喘咳气促、喉间痰鸣、舌质紫暗有瘀斑等症状，多见于哮喘早期或疾病发作期。

2. 反复发作，久病从瘀

哮喘多反复发作，病程较长，缠绵难愈，易耗损脏腑之气，尤以肺、脾、肾三脏为甚，导致阴阳失衡、气血失调、瘀血内生，多见于哮喘中后期或疾病缓解期。肺主一身之气，贯心脉以行血，若心肺气虚则血行推动无力，滞而为瘀，阻于肺络，临床可见呼吸气短、咳嗽无力、咳白痰、自汗等症状。“脾为生痰之源，肺为贮痰之器”，若脾虚水湿运化无权，水液代谢失常，聚而生痰，上干于肺，痰阻气道，则致瘀血内生，临床以喘息气促、喉间哮鸣音频发、大便稀溏、纳差乏力为主要症状。“肺为气之主，肾为气之根”，病久及肾，肾虚则温煦、行水、气化功能失司，气机失调，温煦无力，则水湿内停，血行不畅，痰瘀互结，壅塞肺络，临床以呼吸短浅、动则加重为主要症状。肝主升，肺主降，病久可致肝失疏泄，气机郁滞，血无气之推动则停而为瘀，临床以喘息气急、每于情志失调时加重为主要症状。

（二）哮喘从瘀辨治

瘀在哮喘发生、发展及预后中起着重要作用，不同程度地体现在疾病的每一阶段中，故无论在哮喘的发作期还是缓解期，无论有无血瘀表现，皆宜灵活辨证应用活血化瘀类药物，并注意兼顾肺脏气、血、津液三者之间的关系。又因肺为华盖，为娇脏，故临床用药以轻清为原则，不可过于峻猛，临床常用丹参、当归、川芎、赤芍、红花、桃仁、地龙等药物，有瘀治瘀，无瘀防瘀。气滞血瘀者，常用川芎、赤芍、牡丹皮、柴胡、桔梗等行气活血；气虚血瘀者，常用黄芪、白术、山药等补气以活血；痰凝血瘀者，常用白前、前胡、瓜蒌、葶苈子等化痰以活血；阳虚血瘀者，常用红花、川芎、桂枝等温阳通脉；瘀从热化者，常用牡丹皮、赤芍、地龙等清热活血；血虚成瘀者，常用熟地黄、当归、阿胶等补血活血；肺肾两虚者，常用百合、沙参、蛤蚧等补肺益肾以行血。

现代药理研究表明，桃仁、红花、当归、丹参、川芎、地龙等活血化瘀类药物具有改善血液循环、促进炎症吸收、抗过敏、解除支气管平滑肌痉挛的作用。

"肺为血脏"，决定了肺易生瘀之特性，瘀血阻肺，影响肺之宣降而发为喘，在支气管哮喘的不同阶段都有血瘀之形成，在病程早期或疾病发作期，内外邪损于肺，则血行不畅，瘀血壅塞肺络，肺气上逆，发为哮喘，此时可能尚无瘀血之表现，但仍需辨证辅以活血化瘀类药物；在疾病晚期或疾病缓解期，脏腑之气虚耗，以肺、脾、肾三脏为甚，肺之阴阳失衡、气血失调，则致瘀血内生。故肺之生理、病理特点决定了瘀在哮喘发生、发展过程中具有重要意义，治瘀可贯穿治哮之始终。

三、血虚与支气管哮喘

（一）古代医家论述

对于血虚致哮，历代医家多有论述。宋代王协中云"哮喘一证，古无良方，盖因其病有痰有火，有血虚，有真阴涸竭。若竟消痰清火，病未减而元气日亏"，提出了血虚、阴虚可致哮喘发生。《太平圣惠方》中明确提出肺血亏虚，气无所主，独聚肺中，升降不利则为咳、喘的观点。《医学入门》中云"阴虚喘者，血虚则阳无所依附而上奔，宜四物汤倍芍药，加人参、五味子以收之"，不仅指出了血虚致喘的机制，还明确了治疗的方药。清代沈金鳌《杂病源流犀烛》中对血虚致哮论述较详尽，肺血虚病以四物汤为主，对血虚挟火热，喘咳声音嘶哑者，用芩连四物汤；气血两虚，喘咳短气者，用宁肺汤；肺肾亏虚，血不荣金，相火内动，患者自觉有热气从脐下上冲于肺而喘不休者，用四物汤加知柏、麦冬、五味子，配用六味地黄丸以滋肾润肺，引火归原。

（二）病因病机

1. 肺血虚易引起肺气不降

肺为气之主，气为阳，肺为血脏，血为阴，血能载气，故肺血亏虚可直接影响肺气，导致气无所附而逆于上，则肺气宣发、肃降失常而哮喘作。《素问·经脉别论》已经认识到肺血可以滋养肺脏，涵养肺气，肺血充盈，气有所主，则肺的宣发肃降功能正常，可见肺脏得到血的滋润濡养才能保持其肃杀之性。唐容川《血证论》中载"血虚则火盛津伤，肺叶痿而不下垂，故气不得降，喘息鼻张，甚则鼻敞若无关阑"，指出血虚致哮的病机，并描述了其临床症状。可见临床上因反复咯血、久病等导致肺血不足时，血不养金，肺气宣发肃降失常而哮喘。若肺血充足，则可濡养肺络，涵养肺气，从而增强肺主气的功能。

2. 肺血虚易致外邪侵袭

外邪侵袭是诱发哮喘发作的一个重要原因，如何防邪则成为预防哮喘发作的重要一环。“正气存内，邪不可干”，而血是人体正气的一部分，起着防御外邪侵入的作用，肺血充足，则卫外固表之功正常，邪无外袭之机。如果因产后、术后失血过多；或女性月经失血过多；或久病失于调摄；或用脑过度而阴血消耗太过；或素体脾胃亏虚，化源不足；或因气滞血瘀致肺血亏虚者，则易于感受外邪而导致支气管哮喘的发生。

3. 血虚生风，易受外邪引动而发病

久病或素体阴血亏虚，则血虚生风，阴虚风动而内风上扰，摇钟而鸣。先有虚风内伏易感之体，易受外邪引动，外邪袭肺，外邪引动内风上扰于肺，肺失宣降，气不布津，聚液生痰，风盛痰阻，气道挛急。另外，血虚日久，血枯不荣，无以充脉，则脉道涩滞、血行不畅而形成瘀血，瘀血夹痰阻于气道，则气道挛急而导致哮喘发作。

（三）现代临床对肺血虚所致哮喘的认识

据近年来文献报道，治疗支气管哮喘时，适当运用补血法，以熟地黄、当归等养血药治之者屡见不鲜，并收到满意的疗效。张建明提出“哮喘有因血虚论”，认为哮喘也不乏血虚者，并提出养血之品施以哮喘，量皆以重为宜。张伟教授等认为，在支气管哮喘临床治疗中适当应用养血法可显著提高临床疗效，并经临床及动物实验证实，养血方（当归、熟地黄、白芍、川芎）具有显著提高血清 IgG、IgA 水平，改善用力肺活量、第一秒用力呼气量、最大呼气中期流量的功能。李娜通过研究支气管哮喘证素分布特点，指出女性哮喘与血虚的相关性高，可能与“女子以肝为先天”有关。关杉指出，支气管哮喘病性证素集中分布于气虚、阳虚、阴虚、血虚及痰、湿、饮、水停周围。可见血虚，尤其肺血虚在支气管哮喘的发病过程中存在，亦是引起支气管哮喘的原因之一。因此，对血虚致哮这一病机应该加以重视，既可以丰富支气管哮喘的病机学说，又为其治疗提供了新的方法及思路，从而提高其临床疗效。

第五节　血运失常与呼吸系统感染性疾病

一、呼吸系统感染性疾病相关知识介绍

呼吸系统感染性疾病包括急性气管支气管炎、肺炎、肺脓肿（肺部感染）等。

（一）急性上呼吸道感染

1. 定义

急性上呼吸道感染，简称上感，为鼻腔、咽或喉部急性炎症的总称。其主要病原体是病毒，少数是细菌。本病发病不分年龄、性别、职业和地区，免疫功能低下者易感。本病通常病情较轻、病程短、有自限性，预后良好。但由于其发病率高，不仅可影响工作和生活，有时还可伴有严重并发症，特别是在有基础疾病的患者、婴幼儿、妊娠期女性和老年人等特殊人群中有一定的传染性，应积极防治。

2. 病因病机

大约有 200 种病毒可以引起上呼吸道感染。急性上感有 70%～80% 由病毒引起，包括鼻病毒、冠状病毒、腺病毒、流感和副流感病毒及呼吸道合胞病毒、埃可病毒和柯萨奇病毒等。另有 20%～30% 的上感为细菌引起，可单独发生或继发于病毒感染后，多见口腔定植菌、溶血性链球菌，其次为流感嗜血杆菌、肺炎链球菌和葡萄球菌等，偶见革兰氏阴性菌。但接触病原体后是否发病，还取决于传播途径和人群易感性。淋雨、受凉、气候突变、过度劳累等可降低呼吸道局部防御功能，致使原存的病毒或细菌迅速繁殖，或者直接接触携带病原体的患者，由喷嚏、空气及污染的手和用具诱发本病。

3. 临床表现分型

（1）普遍感冒　普通感冒由病毒感染引起，起病较急，主要表现为鼻部症状，如喷嚏、鼻塞、流清水样鼻涕，也可表现为咳嗽、咽干、咽痒或烧灼感甚至鼻后滴漏感。后三种表现与病毒诱发的炎症介质导致的上呼吸道传入神经高敏状态有关。2～3 天后鼻涕变稠，可伴咽痛、头痛、流泪、味觉迟钝、呼吸不畅、声嘶等，有时可由咽鼓管炎致听力减退。严重者有发热、轻度畏寒和头痛等。体检可见鼻

腔黏膜充血、水肿、有分泌物，咽部可轻度充血。一般 5 ~ 7 天痊愈，伴并发症者可致病程迁延。

（2）急性病毒性咽炎和喉炎　由鼻病毒、腺病毒、流感病毒、副流感病毒及肠病毒、呼吸道合胞病毒等引起。临床表现为咽痒和灼热感，咽痛不明显，咳嗽少见。急性喉炎多为流感病毒、副流感病毒及腺病毒等引起，临床表现为明显声嘶，说话困难，可有发热、咽痛或咳嗽，咳嗽又使咽痛加重。体检可见喉部充血、水肿，局部淋巴结轻度肿大和触痛，有时可闻及喉部的喘息声。

（3）急性疱疹性咽峡炎　多发于夏季，多见于儿童，偶见于成人。由柯萨奇病毒 A 引起，表现为明显咽痛、发热，病程约 1 周。查体可见咽部充血，软腭、悬雍垂、咽及扁桃体表面有灰白色疱疹及浅表溃疡，周围伴红晕。

（4）急性咽结膜炎　多发于夏季，由游泳传播，儿童多见。主要由腺病毒、柯萨奇病毒等引起。表现为发热、咽痛、畏光、流泪、咽及结膜明显充血。病程 4 ~ 6 天。

（5）急性咽扁桃体炎　病原体多为溶血性链球菌，其次为流感嗜血杆菌、肺炎链球菌和葡萄球菌。起病急，咽痛明显，伴发热、畏寒，体温可达 39℃以上。查体可发现咽部明显充血，扁桃体肿大和充血，表面有黄色脓性分泌物，有时伴有颌下淋巴结肿大、压痛，而肺部查体无异常体征。

（二）急性气管支气管炎

1. 定义

急性气管支气管炎是由生物性或非生物性致病因素引起的支气管树黏膜急性炎症，为一个独立病症，与慢性支气管炎不存在内在联系。本病属常见病、多发病，尤以小儿和老年多见。多由上呼吸道病毒感染引起，受凉为主要原因，秋冬为多发季节，寒冷地区多见，在流感流行时，本病的发生率更高。另外，经常与理化刺激因子接触的人群均易罹患本病。

起病往往先有上呼吸道感染的症状，如鼻塞、流涕、咽痛、声音嘶哑等。在成人中，流感病毒、腺病毒和肺炎支原体感染可有发热，伴乏力、头痛、全身酸痛等全身症状，而鼻病毒、冠状病毒等引起的急性支气管炎常无这些表现。

2. 病因病机

急性气管支气管炎是由生物、物理、化学刺激或过敏等因素引起的气管支气管黏膜的急性炎症，临床主要症状有咳嗽和咳痰，常见于寒冷季节或气候突变时，也可由急性上呼吸道感染蔓延而来。

（1）微生物　可以由病毒、细菌直接感染，也可因急性上呼吸道感染的病毒或细菌蔓延引起本病。常见病毒为腺病毒、流感病毒、冠状病毒、鼻病毒、单纯疱疹病毒、呼吸道合胞病毒和副流感病毒。常见细菌为流感嗜血杆菌、肺炎链球菌、卡他莫拉菌等，衣原体和支原体感染有所增加。也可在病毒感染的基础上继发细菌感染。

（2）理化因素　吸入冷空气、粉尘、刺激性气体或烟雾（如二氧化硫、二氧化氮、氨气、氯气等），对气管支气管黏膜产生急性刺激和损伤而引起本病。

（3）过敏反应　常见的吸入致敏原包括花粉、有机粉尘、真菌孢子等。对细菌、蛋白质等过敏，也可引起气管支气管炎症反应。

3. 临床表现

（1）症状　全身症状一般较轻，可有发热，38℃左右，多于 3 ~ 5 天降至正常。咳嗽、咳痰，先为干咳或有少量黏液性痰，随后可转为黏液脓性或脓性痰，痰量增多，咳嗽加剧，偶可痰中带血，咳嗽可延续 2 ~ 3 周消失，如迁延不愈，可演变成慢性支气管炎。如支气管发生痉挛，可出现程度不等的气促，伴胸骨后发紧感。

（2）体征　体征不多，呼吸音常正常，可以在两肺听到散在的干、湿啰音。啰音部位不固定，咳嗽后可减少或消失。

（三）肺炎

1. 定义

肺炎指终末气道、肺泡和肺间质的炎症，可由病原微生物、理化因素、免疫损伤、过敏及药物所致。细菌性肺炎是最常见的肺炎，也是最常见的感染性疾病之一。在抗菌药物应用以前，细菌性肺炎对儿童及老年人的健康威胁极大，抗菌药物的出现及发展曾一度使肺炎病死率明显下降。但近年来，尽管应用强力的抗菌药物和有效的疫苗，肺炎的病死率并未进一步降低，甚至有所上升。

2. 病因病机

正常的呼吸道免疫防御机制（支气管内黏液 - 纤毛运载系统、肺泡巨噬细胞等细胞防御的完整性等）使下呼吸道免于细菌等致病菌感染。是否发生肺炎取决于两个因素：病原体和宿主。如果病原体数量多、毒力强，或宿主呼吸道局部和全身免疫防御系统损害，即可发生肺炎。病原体可通过下列途径引起社区获得性肺炎：空气吸入；血行播散；邻近感染部位蔓延；误吸上呼吸道定植菌。医院获得性肺炎则更多是通过误吸胃肠道的定植菌（胃食管反流）和（或）通过人工气道吸入环境中的致病菌引起。病原体直接抵达下呼吸道后繁殖，引起肺泡毛细血管充血、水肿，肺泡内纤维蛋白渗出及细胞浸润。除金黄色葡萄球菌、铜绿假单胞菌和肺炎克雷伯菌等可引起肺组织的坏死性病变易形成空洞外，肺炎治愈后多不遗留瘢痕，肺的结构与功能均可恢复。

3. 临床表现

细菌性肺炎的症状可轻可重，决定于病原体和宿主的状态。常见症状为咳嗽、咳痰，或原有呼吸道症状加重，并出现脓性痰或血痰，伴或不伴胸痛。病变范围大者可有呼吸困难、呼吸窘迫。大多数患者有发热。早期肺部体征无明显异常，重症者可有呼吸频率增快，鼻翼扇动，发绀。肺实变时有典型的体征，如叩诊浊音、语颤增强和支气管呼吸音等，也可闻及湿啰音。并发胸腔积液者，患侧胸部叩诊呈浊音，语颤减弱，呼吸音减弱。

二、血瘀与肺炎

瘀血是肺炎发病过程中的重要病理产物，从瘀论治肺炎早已受到古代医家的重视，正如清代唐容川在《血证论》中道“盖人身气道，不可有壅滞。内有瘀血，则阻碍气道，不得升降，是以壅而为咳”，指出了瘀血可导致肺炎常见的咳嗽、咳喘等症，主张从瘀论治肺炎。

肺为气之主，朝百脉，主治节。外感风热病邪，多从口鼻或皮毛而入，侵袭肺脏，导致肺气失司，气为血之帅，气行则血行，气机阻滞，血液迟滞不畅，则停蓄成瘀，此“气滞则血瘀”之谓也。除此之外，外感风热病邪炽盛，化为热毒，热毒蕴结在里，煎灼津血，或血热互结，灼伤脉络，血溢脉外亦可成瘀，正如王清任所言“温毒在内烧炼其血，血受烧炼，其血必凝”。

痰浊亦是肺炎发生、发展过程中的重要致病因素及病理产物，虽与瘀血成因不同，但形成之后往往相互影响。痰浊可阻滞气机，影响血运，导致瘀血的产生，亦可直接阻滞脉络，在致病之因的基础上形成瘀血。

此外，肺炎患者体内多有热毒之邪，清热解毒药物性属寒凉，血得寒则凝，故亦可导致瘀血的发生。

现代研究发现，肺实质的炎症导致肺泡间隔内的毛细血管扩张充血、水肿、肺泡内纤维蛋白渗出，组织缺血、缺氧，炎症细胞浸润，炎症的存在使中性粒细胞趋化、渗出，变形能力差，黏附性高，肺小动脉痉挛等引起肺循环淤血。张建新等研究表明，肺炎患者 D- 二聚体水平升高，且升高程度与患者病情及预后相关。在肺炎的发病过程中，瘀可贯穿始终，因此，治疗时可在清热解毒化痰的基础上酌加红花、桃仁、丹参、川芎、延胡索、赤芍等活血化瘀药物。

三、出血与肺炎

从中医角度来看，肺炎出现出血倾向时可以考虑虚、实两方面。虚证：肺炎反反复复，迁延难愈，营卫功能失调，气血津液生化不足，肺经失养，损伤肺脉，出现出血倾向。实证：气火亢盛，损及肺络，血热妄行而致出血，火热上炎清窍则为鼻衄，齿衄，咯血，咽喉肿痛；若邪热侵入营血，迫血妄行，血溢脉外，渗于肌肤之间，则可见皮肤紫斑。

从现代医学角度分析，当肺炎发展至重症、危重症时，机体内产生大量的细胞因子可致血管内皮损伤、血管壁通透性增加，致使微循环中播散性的微血栓、凝血机制障碍及继发性的纤溶亢进，常可导致广泛性的出血，严重者可引起休克。

在治疗方面，唐容川《血证论》提出的止血、消瘀、宁血、补虚仍是当今治血应当遵循的四原则。唐容川认为，血证治血“惟以止血为第一要法。血止之后，其离经而未吐出者，是为瘀血。既与好血不相合，反与好血不相能……必亟为消除，以免后来诸患，故以消瘀为第二法。止吐消瘀之后，又恐血再来潮动，则须用药安之，故以宁血为第三法。邪之所凑，其正必虚，去血既多，阴无有不虚者矣。阴者阳之守，阴虚则阳无所附，久且阳随而亡，故又以补虚为收功之法”。

在临证用药时应注意以下几点。第一，治疗时应清热凉血，但不能过用苦寒之药。因为苦寒之药耗伤脾胃，耗气伤阴。脾胃为气血生化之源，脾胃耗伤，则气血生化无源，会加重阴血不足。所以用生地黄、牡丹皮等清热凉血，少量用黄芩、黄连等苦寒之品。第二，应滋阴养血，如生地黄、玄参、阿胶、麦冬等，慎用熟地黄、当归等温补药，补益过剩则助长热势。第三，要适当活血散血，以防止血留瘀，可用赤芍、三七等，慎用收涩止血药如白及、棕榈炭、血余炭等，以防止加重血瘀。第四，若疾病进行性加重，出血持续增多，日久则血海空虚、气随血脱，阴阳气不相顺接，出现“面白肢冷，脉微欲绝”等症，即为厥脱，此时在止血的同时应以益气固脱为治疗原则，方选参附汤加减。

四、血虚与肺炎

《素问·经脉别论》云："经气归于肺，肺朝百脉。"前文论述肺血虚证有两种由来，一是肺循环（小循环）之血虚，可由失血等导致血容量的绝对减少或由贫血造成血容量的相对减少所致。二是供养肺脏之营养血液减少，导致肺脏功能衰减。现代医家对于肺血虚有多种见解，如肺血不足濡养功能减退；肺气亏虚无力推动气血生化，以致肺血虚；肺病日久，脉络瘀阻，瘀血不去，新血不生，从而血虚。因肺炎造成的血虚也不外乎失养、失血之类。肺炎迁延，反复发作，缠绵难愈，营卫失调，影响气血津液的生成，肺脉失养，出现血虚征象。肺炎过程中出现出血，造成损耗，反反复复，以致血虚发生。

肺血不足则血营养和滋润作用减弱，可表现为面白无华或萎黄，唇、舌、爪甲淡白，皮毛憔悴，毛发泛黄而不泽，细长而不茂，皮肤干枯粗糙，精神萎靡，气短懒言，咳嗽，喘，哮，舌质淡，脉细等。

《明医杂著·咳嗽》言"咳嗽者……须分新久虚实……气虚则补气，血虚则补血，兼郁则开郁，滋之、润之、敛之、降之，则治虚之法也"，对肺炎伴随的血虚证可通过补肺生血、润肺生津等原则治疗。血虚日久耗气伤津，临床上常加用人参、黄芪、天冬、款冬花、麦冬、五味子等配伍养血生血等药物治疗。

参考文献

［1］王晓玲．中医“脾主统血”核心名词的理论研究［D］．沈阳：辽宁中医药大学，2016.

［2］杨明会，马增春，窦永起，等．四物汤对血虚证患者血清蛋白质的影响［J］．中国中药杂志，2008，33（4）：420–423.

［3］王春玉，钱采半，黎明涛，等．阿尔茨海默病血清蛋白质组学研究［J］．中华神经医学杂志，2007，6（3）：297–300.

［4］赵红彬，陈川，林水淼．“精血”概念的发展与演变［J］．上海中医药杂志，2017，51（8）：40–42.

［5］高晖，申洁婷，蓝海冰．基于“精血同源”理论结合祛风之法辨治脂溢性脱发［J］．北京中医药，2022，41（5）：532–535.

［6］周艳艳，高瞻，丁家森，等．基于气血理论辨治女性压力性尿失禁［J］．北京中医药大学学报，2022，45（12）：1277–1281.

［7］陈剑梅，钱先，金实．基于津血同源理论辨治原发性干燥综合征［J］．南京中医药大学学报，2018，34（3）：242–244.

［8］潘伟娜，孙蓬远，高明利．基于“津血同源”理论探究干燥综合征合并肺间质的病机［J］．西部中医药，2023，36（4）：43–45.

［9］吴君璇，刘伟，张国丽，等．血与神的关系探讨［J］．中医杂志，2018，59（13）：1110–1114.

［10］邱佳慧，纪立金．“血者，神气也”之探析［J］．江西中医药，2022，53（10）：18–20.

［11］杨振平．补益心气心血法对心血虚患者左心室收缩时相的影响［J］．中医药通报，2002（2）：22–23.

［12］宋月晗，李峰，刘燕，等 . 中医诊断学“心脉痹阻证”教学内容梳理［J］. 中医临床研究，2011，3（3）：1-2.

［13］杨莹莹，王天芳，赵丽红 . 脾不统血证的研究进展［J］. 中医药导报，2019，25（18）：108-110，118.

［14］张书河，陈明，郭爱银，等 . 肝血虚证文献整理分析［J］. 医学信息，2008（7）：1168-1170.

［15］田梅 . 论肺血［D］. 济南：山东中医药大学，2015.

［16］苏新民 . 肺藏象基本术语规范化基础研究［D］. 济南：山东中医药大学，2009.

［17］苏新民 . 历代少提肺血的原因再探［J］. 时珍国医国药，2009，20（7）：1816-1817.

［18］魏凤琴 . 五脏精气血津液理论及其指导意义［J］. 中医药学刊，2006，24（5）：897-898.

［19］张伟，郭梦倩 . 试论“肺为血脏”与活血化瘀法［J］. 吉林中医药，2012，32（7）：649-651.

［20］田梅，张伟 . 论肺为血脏［J］. 中华中医药杂志，2014，29（3）：680-682.

［21］李浩然. 略论肺阳虚［J］. 中医杂志，1988（12）：16-17.

［22］田梅，张伟 . 浅论肺生血［J］. 新中医，2013，45（7）：1-2.

［23］陈艳华 . 再论肺病之瘀［J］. 吉林中医药，2008（1）：5.

［24］王维民 . 试论“肺朝百脉”［J］. 山东中医药大学学报，2002，26（4），256-257.

［25］王景明，张振勇 . 对“肺朝百脉”的再认识［J］. 云南中医学院学报，2000，23（2）：7-9.

［26］林穗爱 . 慢性阻塞性肺疾病从瘀论治的探讨［J］. 江苏中医药，2010，42（2）：11-12.

［27］张伟，邵雨萌 . 再论哮喘从瘀论治［J］. 湖南中医学院学报，2004，24（3）：24-25.

［28］李道睿，张培彤，胡晓梅，等 .300 例中晚期原发性支气管肺癌血瘀证分布规律的调查研究［J］. 中国中医药信息杂志，2007，14（3）：19-21.

[29] 陈群，徐志伟，路艳 .79 例肺癌患者瘀血舌象临床观察研究［J］. 国医论坛，2005，20（3）：10–11.

[30] 左明焕，王芬，孙韬 . 晚期肺癌的中医证候研究［J］. 北京中医药大学学报，2003，10（4）：7–9.

[31] 刘永惠，邓景元，杨晓峰，等 . 肺癌及其转移患者微观血瘀证的临床研究［J］. 河北中医药学报，2003，18（2）：1–2.

[32] 金莉 . 血液高凝状态、血小板与恶性肿瘤及其转移的关系［J］. 实用癌症杂志，2003，18（5）：559–560.

[33] 苏惠萍，吴华阳，关秋红，等 . 慢性阻塞性肺疾病稳定期血瘀证候特点［J］. 中医杂志，2008，49（10）：922–923.

[34] 张清奇 . 化瘀定喘汤治疗顽固性哮喘 46 例临床观察［J］. 内蒙古中医药，2006（4）：14–15.

[35] 张才擎，黄探，张伟 . 急性支气管哮喘患者血中 NO 水平及血液流变性特征的研究［J］. 山东医药，2002，42（4）：3–4.

[36] 陈江华，顾向明 . 哮喘血瘀证的凝血功能状态临床研究［J］. 山西中医，2008，24（1）：39–40.

[37] 焦扬，周平安 . 肺间质纤维化的病因病机和辨证论治述要［J］. 北京中医，2007，26（10）：651–652.

[38] 艾进颖，王红阳 . 凝血系统的变化与肺间质纤维化关系的研究进展［J］. 华北煤炭医学院学报，2009，11（3）：332–333.

[39] 徐文杰 . 活血化瘀治疗肺部感染性疾病 120 例疗效观察［J］. 中国社区医师，2004（20）：39.

[40] 王守富 . 中医药治疗老年人肺炎的思路与方法［J］. 中医研究，2008，21（3）：10–11.

[41] 蒋红红 . 中西医结合治疗老年喘息型慢性支气管炎急性发作临床观察［J］. 四川中医，2004，22（6）：56.

[42] 申冬珠，马健 . 中西医结合动物实验模型研制问题的探讨［J］. 中国中西医结合医学杂志，1994，14（2）：115–116.

[43] 许幸仪 .96 例急性中风患者的舌象观察［J］. 吉林中医药，2004，24（7）：8.

［44］王霞，丁海琪.血府逐瘀汤加减对哮喘证的治疗作用［J］.山西中医学报，2003，4（2）：36-37.

［45］唐永祥，陈群，王晓玲.慢性支气管炎血瘀证的病机研究探要［J］.实用中医内科杂志，2003，17（3）：154.

［46］陈群，徐志伟，路艳.79例肺癌患者瘀血舌象临床观察研究［J］.国医论坛，2005，20（3）：10-11.

［47］唐永祥，陈群，王晓玲.慢性阻塞性肺病急性发作期瘀血舌象的相关性研究［J］.广西中医药，2004，27（2）：8-9.

［48］王阶，姚魁武.血瘀证证候实质研究进展与思考［J］.中国医药学报，2003，18（8）：490-493.

［49］张磊，于海亮，尹荟萃，等.《黄帝内经》血虚浅析［J］.中医学报，2011，26（3）：309-310.

［50］李艳彦.论肾与血生成的关系［J］.山西中医学院学报，2009，10（5）：5-6.

［51］王少华，赵德喜，刘霞.慢性肾衰竭血虚机制浅析［J］.山东中医杂志，2002，21（3）：134-135.

［52］龚文君，沃兴德.血虚证的现代研究概述［J］.现代生物医学进展，2007，7（6）：934-937.

［53］张少崇，李灿东，黄守清.气虚、血虚与红细胞、血红蛋白值相关性研究［J］.甘肃中医学院学报，2006，23（5）：21-23.

［54］刘时觉."气常有余血常不足"辨［J］.山东中医学院学报，1983，7（3）：50-51.

［55］Lefrançais E，Ortiz-Muñoz G，Caudrilier A，et al.The lung is a site of platelet biogenesis and a reservoir for haematopoietic progenitors［J］.Nature，2017，544（7648）：105-109.

［56］赵兴峰.四物汤的临床应用浅析［J］.中医临床研究，2015，7（23）：21-22.

［57］曹长恩，皮寒义，刘德洪.古方四物汤的现代研究与应用［J］.中成药，1999，21（6）：46-47.

［58］王正引，郭明章，陈燕.四物汤对血虚证小鼠肝细胞凋亡相关分子

Caspase3 及 Caspase8 表达的影响［J］. 陕西中医药大学学报，2017，40（6）：98-102.

［59］杨明会，马增春，窦永起，等. 四物汤对血虚证患者血清蛋白质的影响［J］. 中国中药杂志，2008，33（4）：420-423.

［60］谭洪玲，马增春，肖成荣，等. 四物汤对 3 种血虚证动物细胞周期的影响［J］. 解放军药学学报，2010，26（2）：158-161.

［61］王正引，张小如，梁海凌. 四物汤的补血机理与 T 细胞凋亡的关系初探［J］. 中华中医药学刊，2011，29（7）：1611-1612.

［62］陈艳红，李达，胡永珍，等. 参芪四物汤减少重度贫血患者输血的临床研究［J］. 中国输血杂志，2010，23（3）：235-237.

［63］张志谦. 四物汤加味治疗月经过少 65 例［J］. 河南中医，2014，34（9）：1806-1807.

［64］谢东杰，王爱迪，刘宝山. 当归补血汤在血液疾病中作用机制的研究进展［J］. 中华中医药杂志，2018，33（6）：2488-2490.

［65］冯璟，于远望. 当归补血汤对 ^{60}Co-γ 射线辐照小鼠造血功能损伤的防护作用［J］. 中医药导报，2016，22（10）：18-21.

［66］黄丽萍，陈耀辉，吴素芬，等. 当归补血汤含药血清对血虚小鼠骨髓造血功能的影响［J］. 中药药理与临床，2014，30（2）：18-20.

［67］任德旺，叶渟渟，倪必辉，等. 当归补血汤对药物介导小鼠氧化性溶血的疗效及作用机制［J］. 中国实验方剂学杂志，2014，20（16）：135-137.

［68］陈自然. 职业性慢性苯中毒白细胞减少症的中西医结合治疗［J］. 中国当代医药，2013，20（7）：138-139.

［69］杨利芳. 针对肿瘤患者应用当归补血汤对骨髓抑制的预防效果观察［J］. 世界最新医学信息文摘，2015，15（14）：99-100.

［70］马霖，刘宝山. 刘宝山治疗再生障碍性贫血经验［J］. 实用中西医结合临床，2015，15（5）：58-59.

［71］冯明芬，冯树林，王永兰. 归脾汤加味治疗缺铁性贫血 60 例疗效分析［J］. 中国医药导报，2007，4（35）：89.

［72］殷丽娟，刘立，许瑞，等. 归脾汤对苯中毒小鼠骨髓造血干细胞表型 Sca-1 和 $CD34^+$、细胞分裂周期的影响［J］. 北京中医药大学学报，2014，37（4）：

255-258.

［73］李龙龙，刘立，高丽娟，等.归脾汤对苯中毒小鼠外周血、骨髓有核细胞及细胞凋亡蛋白 Fas、FasL 表达的影响［J］.中医临床研究，2018，10（3）：31-35.

［74］高丽，聂中标，柴智，等.归脾汤含药血清对骨髓细胞增殖的影响［J］.光明中医，2011，26（5）：913-915.

［75］刘立，杨欢，许瑞，等.归脾汤对苯中毒小鼠血清中 CD_3、CD_4 和 CD_8 的影响［J］.时珍国医国药，2014，25（6）：1534-1536.

［76］李保健，吴晓阜，杨金山.归脾汤减轻非小细胞肺癌化疗骨髓抑制临床观察［J］.山西中医，2011，27（9）：23.

［77］臧传国，陈术红.归脾汤加减治疗慢性特发性血小板减少性紫癜 87 例［J］.中国民间疗法，2015，23（1）：49.

［78］翟华强，张六通，邱幸凡.肺血病证的理论探讨［J］.新中医，2005，37（11）：6-9.

［79］周兆山.慢性支气管炎血分失常病机探析［J］.山东中医杂志，1997，16（5）：195-196.

［80］曹科，文小敏.浅谈肺血虚证［J］.新疆中医药，2004，22（5）：3-4.

［81］朱文峰.中医诊断学［M］.上海：上海科学技术出版社，1996.

［82］孙广仁.中医基础理论［M］.北京：中国中医药出版社，2010.

［83］张伟，周兆山，贾新华.养血益气温阳法治疗慢性支气管炎及其免疫指标影响［J］.中华中西医杂志，2001，2（14）：1266-1267.

［84］张伟，周兆山，贾新华.养血益气法对慢性支气管炎大鼠血液流变学的影响［J］.中国中医药科技，2002，9（2）：95.

［85］张伟.慢性阻塞性肺疾病证治规律及系列方药的实验研究［D］.天津：天津大学，2006.

［86］程运文，来雅庭.《血证论》从肺补血初探［J］.四川中医，1989（2）：7-8.

［87］钱志平.四物汤对血虚大鼠血管内皮损伤的干预作用［D］.济南：山东中医药大学，2009.

［88］刘卫民，韩艳欣."发为血之余"的理论探讨［J］.中国中医基础医学

药志，2003，9（8）：6-9.

［89］刘建文，陈如泉.发与血关系的实验研究［J］.河南中医,1994,14（2）：82-83.

［90］陈昌华，石林阶，陈国林，等.肝血虚证患者36例的血液流变学测定［J］.湖南中医杂志，1996，12（1）：38-39.

［91］石林阶，陈昌华，罗团连，等.肝血虚证患者血液流变学、红细胞变形性检测与分析［J］.湖南医科大学学报，1996，21（2）：131-133.

［92］邓成珊，周霭祥，杨经敏.血液病血虚患者74例甲皱微循环初步观察［J］.中国医药学报，1987，2（2）：20-22.

［93］欧敏，陈如泉.血虚家兔模型红细胞变形性与SOD、LPO变化的实验研究［J］.湖北中医杂志，1996，18（3）：52-54.

［94］袁栎，吴敏毓，孙瑞元，等.复方六一汤及其拆方组分对血虚小鼠细胞免疫功能的影响［J］.中国临床药理学与治疗学，2002，7（1）：35-36.

［95］梁春敏，王贤喜，袁栎，等.复方六一汤对血虚小鼠脾重和组织学结构的影响［J］.皖南医学院学报，2000，19（1）：13-15.

［96］王燕平，李晓玉，宋纯清，等.当归补血汤中不同组分对正常及血虚小鼠免疫功能的影响［J］.中草药，2002，33（2）：41-44.

［97］杨耀芳，彭名淑，杨翊雯，等.土鳖虫对血虚小鼠红细胞免疫功能的实验研究［J］.中国免疫学杂志，2003，19（10）：686-689.

［98］陈如泉，梁毅，欧敏，等.血虚证红细胞免疫功能和变形性、淋巴细胞转化功能及自由基代谢的研究［J］.中西医结合实用临床急救，1999，6（4）：151-153.

［99］方邦江，陈如泉.血虚证血谷胱甘肽过氧化酶、血硒改变的临床研究［J］.四川中医，1994（12）：5.

［100］陈昌华，石林阶，舒毅刚，等.肝血虚证15项实验指标同步检测的分析［J］.湖南医科大学学报，2001，26（4）：337-339.

［101］王蕾.肝调节血量的理论和实验研究［J］.山东中医学院学报，1994，18（2）：91-93.

［102］柴琳，张俊，杨海燕，等.微量元素铜、铁、锌与中医血虚证和气虚证的相关性研究［J］.检验医学与临床，2020，17（3）：381-383.

［103］梁毅，方碧琴，鲁新华，等．血虚证小鼠模型骨髓细胞红系祖细胞、粒单系祖细胞变化规律及中药复方对其的影响［J］．湖北中医学院学报，2001，3（3）：13−15.

［104］刘卫民，韩艳欣，陈如泉．血虚证病因学的流行病学调查［J］．中国中医基础医学杂志，1995，1（2）：48−49.

［105］杨章福．中医治疗 237 例虚证感冒临床报导［J］．新疆中医药志，1987（1）：38.

［106］张琳．血虚感冒［J］．湖南中医杂志，1999（2）：44.

［107］岳美中医案医话［M］．北京：中医古籍出版社，1981.

［108］刘伟．肺系病之虚的特征性研究［D］．济南：山东中医药大学，2011.

［109］黄丽娜，张伟．从“肺为血脏”探讨血瘀与肺间质纤维化关系［J］．中华中医药杂志，2018，33（9）：3859−3861.

［110］田梅，张伟．浅述肺血虚证的存在性［J］．新中医，2013，45（11）：3−4.

［111］田梅，张伟．浅谈血虚从肺论治［J］．中医药信息，2013，30（5）：10−11.

［112］栗庆林，郭敏．浅论哮病缓解期血燥生风型证治［J］．中国民间疗法，2012，20（2）：5−6.

［113］张建明．哮喘有因血虚论［J］．中医杂志，1992，33（9）：57.

［114］李娜．支气管哮喘证素分布特点及其易患因素的临床研究［D］．福州：福建中医药大学，2014.

［115］关杉．支气管哮喘慢性持续期及临床缓解期中医证素分布和证候学特点的临床研究［D］．北京：北京中医药大学，2013.

［116］马坤．养血益气法在防治慢性支气管炎中的作用及其对小鼠免疫功能的影响［D］．济南：山东中医药大学，2010.

［117］李文霞，张念志．张念志教授从虚痰瘀毒治疗肺痿经验［J］．陕西中医药大学学报，2019，42（5）：19−21.

［118］周素贞，王丁超，李瀚．李建生教授“气阴两补”治疗肺纤维化临床探要［J］．深圳中西医结合杂志，2020，30（20）：39−40.

［119］薛晓彤，姚凤，张元君．止咳化痰汤联合糖皮质激素治疗特发性肺间质纤维化疗效分析［J］．中药药理与临床，2020，36（3）：219−223.

[120] 张丹. 基于“肺毒理论”研究清热解毒药在间质性肺病的临床应用[D]. 济南：山东中医药大学，2018.

[121] 欧阳丽，陈丽娟，金其花，等. 活血通络方联合N-乙酰半胱氨酸胶囊治疗肺纤维化患者的临床疗效[J]. 云南中医学院学报，2020，43（2）：50-54.

[122] 王艳梅，董浩然，孟泳，等. 基于益气活血法治疗气虚血瘀型特发性肺纤维化疗效Meta分析[J]. 世界科学技术-中医药现代化，2020，22（9）：3110-3115.

[123] 郭平. 血虚证病理研究进展[J]. 山东中医杂志，2006，25（9）：643-645.

[124] 张文卓. 参红补血颗粒对血虚动物模型造血及免疫功能影响的作用机理研究[D]. 长春：长春中医药大学，2014.

[125] 田丽，张伟. 从少火壮火论浅析中药对糖皮质激素的增效减毒作用[J]. 长春中医药大学学报，2019，35（1）：13-15.

[126] 钟长军，李琳，李俊，等. 氧化应激在特发性肺纤维化中的作用及其机制研究进展[J]. 中国药理学通报，2012，28（2）：169-172.

[127] 王艳琴，王晓琴，张晓明，等. 当归多糖对肺纤维化大鼠肺功能和肺系数的影响[J]. 甘肃中医，2010，23（11）：28-31.

[128] 郭广松，汪虹. 当归对大鼠肺纤维化间质成纤维细胞的干预作用[J]. 武汉大学学报（医学版），2007，28（5）：560-563，691.

[129] 朱际平，丁蓉，曹世宏. 温润养血颗粒对肺间质纤维化模型大鼠肺泡灌洗液TNF-α浓度的影响[J]. 浙江中医杂志，2003，38（6）：266-267.

[130] 刘娜，王杰鹏，鲁辰希，等. 当归补血汤对博莱霉素致肺纤维化大鼠PKD1/NF-κB/MnSOD信号通路的影响[J]. 中国实验方剂学杂志，2020，26（13）：66-72.

[131] 彭欣，宋月芹，张增敏，等. 贫血大鼠模型瘀血出血改变与其临床意义的研究[J]. 山东中医药大学学报，2006，30（3）：62-65.

[132] 金翔，时乐，汪珊珊，等. 桃红四物汤不同提取部位对血虚血瘀模型大鼠血象的影响[J]. 陕西中医学院学报，2010，33（3）：68-69.

[133] 彭欣，秦林. 血虚证瘀血出血微观病机探究[J]. 山东中医杂志，

2012，31（6）：387-388.

［134］姚乃礼．中医证候鉴别诊断学［M］．北京：人民卫生出版社，2002.

［135］王加锋．补血法探讨［D］．济南：山东中医药大学，2006.

［136］金若敏，宁炼，陈长勋，等．血虚模型动物制备及当归补血汤的作用研究［J］．中成药，2001，23（4）：268-271.

［137］王勇，王亚平，祝彼得．人参总皂甙对小鼠造血细胞增殖的影响［J］．解剖学杂志，1995，18（2）：153-156.

［138］陈玉春，高依卿，王碧英．加味当归补血汤影响红细胞生成素产生的实验研究［J］．中国医药学报，2002，17（5）：308-310.

［139］张跃林，刘茹，李军，等．部分补益剂对小白鼠失血性贫血治疗的实验观察［J］．陕西中医学院学报，1986，9（2）：40-41.

［140］朱跃岚，孙伟正．补髓生血胶囊治疗慢性再生障碍性贫血临床研究［J］．北京中医药大学学报，1998，21（5）：48-49，71.

［141］朱跃岚，侯德明，陈密文，等．补髓生血颗粒对小鼠实验性再生障碍性贫血病理形态变化的影响［J］．北京中医药大学学报，2002，25（5）：30-32.

［142］刘玉芹，高菁，任可，等．保元生血饮治疗肾性贫血的临床观察［J］．北京中医药大学学报，1997，20（1）：62-63.

［143］刘文励，黄伟．复方活血汤对辐射损伤小鼠骨髓基质细胞粘附功能的影响［J］．中国中西医结合杂志，1997，17（6）：354-355.

［144］孙汉英，董凌莉，刘文励，等．复方活血汤对再生障碍性贫血小鼠骨髓造血细胞粘附分子及细胞周期蛋白表达的作用［J］．中国中西医结合杂志，1999，19（2）：100-102.

［145］舒砚君，孙汉英，刘文励，等．复方活血汤对免疫诱导再生障碍性贫血小鼠骨髓微环境的作用研究［J］．中国中西医结合杂志，1998，18（6）：359-361.

［146］舒砚君，孙汉英，董凌莉，等．川芎嗪对免疫介导再生障碍性贫血小鼠骨髓细胞 CD_{34} 抗原表达的影响［J］．中国中西医结合杂志，1998，18（2）：107-108.

［147］张玲端，王祥麟，陈素美，等．益元生血方对慢性再生障碍性贫血患者外周血 γ- 干扰素与肿瘤坏死因子 -α 的影响［J］．中国中西医结合杂志，1999，19（10）：599-601.

[148] 沈映君 . 中药药理学 [D] . 北京：人民卫生出版社，2003.

[149] 金翔，时乐，汪珊珊，等 . 桃红四物汤不同提取部位对血虚血瘀模型大鼠血象的影响 [J] . 陕西中医学院学报，2010，33（3）：68-69.

[150] 黄茜，金朝晖 . 从“木火刑金”论治支气管扩张伴咯血 [J] . 中国民族民间医药，2022，31（5）：107-109.

[151] 安培祯 . 试述手太阴肺经及临床证治 [J] . 针灸临床杂志，1996，12（2）：5-7.

[152] 张卫华 . 经脉首起肺经之我见 [J] . 陕西中医，1989，10（11）：527.

[153] 张光霁 . 论十二经脉气血运行始自手太阴肺经 [J] . 中华中医药杂志，2006，21（12）：717-718.

[154] 邱幸凡，陈刚 . 络脉的气血流注特点 [J] . 天津中医药，2003，20（4）：53.

[155] 吴以岭，贾振华 . 中医络病理论指导血管病变防治研究的思路探讨 [J]. 第二军医大学学报，2007，28（7）：748-752.

[156] 邱幸凡 . 经络之气脉血脉两大系统探讨 [J] . 湖北中医杂志，2006，28（3）：22-24.

[157] 姜萍 . 营卫与脉络关系探微 [J] . 山东中医药大学学报，2005，29（6）：431-432.

[158] 龚诒芬，费丽华，吴德昌 . 大鼠肺泡巨噬细胞的更新时间 [J] . 中国应用生理学杂志，1988，4（3）：234-237.

[159] 方肇勤 . 中医辨证标准制定的若干关键问题 [J] . 上海中医药杂志，2006，40（1）：11-13.

[160] 孙广仁 . 中医基础理论 [M] . 北京：中国中医药出版社，2007.

[161] 张焱，秦艳虹，贾六金 . 贾六金“治肺六杰十二法”经验述要 [J] . 中华中医药杂志，2016，31（9）：3586-3588.

[162] 王付 . 肺病治法与辨治用方 [J] . 河南中医，2008，25（10）：1-4.

[163] 崔红生，陈会娟，武维屏 . 试论通法在肺系疾病中的应用 [J] . 北京中医药大学学报，2013，36（4）：286-288.

[164] 马晶洁，李晓峰 . 肺癌相关性贫血研究近况 [J]. 长春中医药大学学报，2008，24（5）：565-566.

［165］文砚璇，张红．张红从“瘀”论治肺癌经验撷要［J］．中医药临床杂志，2022，34（10）：1834-1837.

［166］李璐玮，李戈，赵岩．李戈辨治恶性肿瘤出血［J］．实用中医内科杂志，2019，33（5）：1-3.

［167］李建生，李彬，余学庆，等．活血化瘀方药治疗血瘀证慢性阻塞性肺疾病急性加重期的临床疗效评价［J］．中国中西医结合急救杂志，2011，18（1）：9-13.

［168］李衬，李月川．慢性阻塞性肺疾病急性加重期患者血浆 D- 二聚体、抗凝血酶Ⅲ、纤维蛋白原检测的临床意义［J］．湖北中医学院学报，2007，9（3）：39.

［169］廖小明，钟小兰．活血化瘀法在慢性阻塞性肺疾病中的运用［J］．中国民族民间医药，2009，18（9）：119-120.

［170］吴震东，李可坚．清金化痰汤合杏丁注射液治疗慢性阻塞性肺疾病急性期疗效观察［J］．现代中西医结合杂志，2007，16（24）：3500-3501.

［171］连金诗．血栓通注射液对 COPD 急性加重期患者血液流变学影响的临床观察［J］．现代中医药，2007，27（6）：18-19.

［172］李建生，王至婉，余学庆，等．支气管哮喘不同分期证素演变规律研究［J］．中医杂志，2015，56（13）：1131-1135.

［173］朱慧华，虞坚尔．从痰瘀论治儿童支气管哮喘机理初探［J］．上海中医药杂志，2006，40（11）：40-41.

［174］周钱梅．从“瘀”论治哮喘［J］．中医研究，2006，19（4）：9-11.

［175］张伟，周兆山，贾新华．养血益气温阳法治疗迁延期慢性支气管炎 51 例［J］．中国民间疗法，2001，9（8）：46-47.

［176］张建新，郝同琴，石金河，等．血清降钙素原与血管内皮生长因子和凝血 / 纤溶指标对急诊肺炎的进展及预后的分析［J］．中华医院感染学杂志，2017，27（15）：3435-3437，3445.